新編
基礎栄養学

栄養素のはたらきを理解するために

共著　川端輝江／庄司久美子

アイ・ケイ コーポレーション

まえがき

　人々が生命を維持し，身体的に健康であるためには，適切に栄養素を摂取することが必要となります。また，栄養は画一的なものではなく，対象となる人の遺伝的背景，年齢，疾病の状況，生活環境に合わせて，柔軟に対応していかなければなりません。さまざまな対象に対して，何をどれくらい食べるべきかの正しい判断をするためには，まず栄養の意義を知ったうえで，人体と栄養の関わりをよく理解することが重要です。本書は，管理栄養士・栄養士コースで学ばれる方々を念頭におき，栄養の基本的概念，栄養素に対する応答の個人差，各栄養素の消化吸収，エネルギー・栄養素の代謝とその生理的意義，望ましい摂取量（食事摂取基準）等について記述しました。

　本書の特徴を以下に記します。
　① 章立ては，「管理栄養士養成のための栄養学教育モデル・コア・カリキュラム（2019年3月）」に準拠しました。
　② 管理栄養士国家試験ガイドライン「基礎栄養学」（2023年1月）の大・中・小項目に含まれる内容を網羅しました。
　③ 栄養学の歴史を，各章の関連ページにそれぞれ配置しました。
　④ 知っておくと知識の幅が広がる内容を「もっと知りたい」で解説しました。
　⑤ わかりにくい用語については，解説を巻末にまとめました。
　⑥ 各章（SECTION）末に，管理栄養士国家試験過去問とその解答・解説を載せました。

　管理栄養士・栄養士養成課程ならびにフードスペシャリスト，フードコーディネーター，フードアドバイザー等関連分野の方々の学習に，本書が役立つことを心より願っています。今後も読者の方々のご批判を仰ぎながら，より充実した教科書に改善したいと考えておりますので，皆様からの忌憚のないご意見をいただければ幸いです。
　編集にあたっては，東京医療保健大学准教授 神田裕子先生のご意見を賜ると同時に，一部執筆にも加わっていただきました。この場を借りて，御礼申し上げます。
　最後に，本書の出版にあたり多くの方々の著書を参照させていただき，また，多大なご尽力をいただきましたアイ・ケイコーポレーションの編集部に感謝申し上げます。

2024年12月

著　者

目　次

1章　栄養の意義

- A　栄養と栄養素 …………………………………………………………………… 2
- B　栄養素の役割 …………………………………………………………………… 2
  - （1）栄養素の種類とそのはたらき ………………………………………… 2
  - （2）体組成と食事との関わり ……………………………………………… 3
- C　栄養と健康・疾患 ……………………………………………………………… 4
  - （1）日本での栄養政策の変遷 ……………………………………………… 4
  - （2）日本の疾病構造の変化 ………………………………………………… 5
  - （3）栄養の過不足によって起こる疾病 …………………………………… 7
- D　適切な栄養素摂取量のめやす ………………………………………………… 8
  - （1）エネルギー ……………………………………………………………… 8
  - （2）エネルギー産生栄養素バランス ……………………………………… 9
  - （3）栄養素 …………………………………………………………………… 9
    - （1）推定平均必要量，推奨量，目安量，耐容上限量 ………………… 9
    - （2）目標量 ………………………………………………………………… 10
  - （4）活用に関する基本的事項 ……………………………………………… 11

2章　摂食行動の仕組み

- A　空腹感と食欲 …………………………………………………………………… 13
  - （1）空腹感と満腹感 ………………………………………………………… 13
  - （2）食　欲 …………………………………………………………………… 13
  - （3）味　覚 …………………………………………………………………… 13
  - （4）摂取量の調節 …………………………………………………………… 14
    - （1）中枢での摂食量の調節 ……………………………………………… 15
    - （2）末梢からの摂食量の調節 …………………………………………… 16
    - （3）自律神経系による調節 ……………………………………………… 18
    - （4）その他の調節因子 …………………………………………………… 18
- B　食事のリズムとタイミング …………………………………………………… 18
  - （1）日周リズムと栄養補給 ………………………………………………… 18
    - （1）日周リズムとは ……………………………………………………… 18
    - （2）給餌性リズム ………………………………………………………… 19
  - （2）夜食，欠食 ……………………………………………………………… 20

3章　栄養素等の消化・吸収と排泄のメカニズム

- A　消化過程の概要 ………………………………………………………………… 22
  - （1）3つの消化方式 ………………………………………………………… 22

  （2）　口腔での消化···23
  （3）　咽　頭···24
  （4）　食　道···24
  （5）　胃での消化··24
   ①　胃···24
   ②　胃　腺··24
   ③　胃　液··24
  （6）　小腸での消化···25
   ①　小　腸··25
   ②　膵　臓··25
   ③　肝　臓··26
   ④　胆　汁··26
   ⑤　小腸液··26
   ⑥　大　腸··26
B　管腔内消化の調節···26
 （1）　脳相・胃相・腸相···27
 （2）　自律神経による調節··27
 （3）　消化管ホルモンによる調節··27
C　膜消化・吸収··28
 （1）　管腔内消化と膜消化··28
 （2）　膜消化酵素··28
 （3）　吸収の方式··29
D　栄養素別の消化・吸収···30
 （1）　炭水化物··30
 （2）　脂　質···32
 （3）　たんぱく質··33
 （4）　ビタミン··35
 （5）　ミネラル(無機質)···37
E　栄養素の体内動態··38
 （1）　門脈系···38
 （2）　リンパ管系··39
F　排便の仕組み··39
G　生物学的利用度···40

4章　炭水化物の栄養学的役割

A　炭水化物の種類と分類···43
 （1）　多糖類···43
 （2）　少糖類(オリゴ糖)···43
 （3）　単糖類···45
B　糖質の体内動態···45
 （1）　糖質の体内分布··45

- （2） 血糖の重要性················45
- （3） 食後の糖質代謝················46
  - （1） 組織へのグルコース取り込み促進················47
  - （2） エネルギー代謝促進················47
  - （3） グリコーゲン合成促進················48
  - （4） トリアシルグリセロール合成促進················48
- （4） 空腹時の糖質代謝················49
  - （1） グリコーゲンの分解促進················49
  - （2） 糖新生促進················49
  - （3） 脂肪組織からの遊離脂肪酸放出促進················50
- （5） 糖質代謝の臓器差················50
  - （1） 肝　臓················50
  - （2） 筋　肉················51
  - （3） 脂肪組織················51
  - （4） 赤血球················51
- C　エネルギー源としての利用················52
  - （1） 炭水化物エネルギー比率················52
  - （2） たんぱく質節約作用················52
- D　糖質と他の栄養素との関係················52
  - （1） 糖質と脂質の相互交換················52
  - （2） 糖質とアミノ酸の相互変換················52
  - （3） ビタミン B_1 必要量の増加················53
- E　食物繊維・難消化性糖質················53
  - （1） 発酵・吸収················53
  - （2） 食物繊維の生理効果················55
  - （3） 食物繊維と食事摂取基準················55

5章　脂質の栄養学的役割

- A　脂質の栄養学的役割················58
  - （1） 脂質の種類と構造················58
    - （1） 中性脂肪················58
    - （2） コレステロール················58
    - （3） リン脂質················59
    - （4） 脂肪酸················59
  - （2） 体内における生理作用················61
    - （1） 貯蔵エネルギーとしての作用················62
    - （2） 細胞成分としての役割················62
- B　脂質の体内動態················62
  - （1） 脂質の臓器間輸送················62
    - （1） 血液中での脂質の形態················62
    - （2） リポたんぱく質とは················63
  - （2） 食後の脂質代謝················64

	（3）	空腹時の脂質代謝	65
	(1)	ホルモン感受性リパーゼ	65
	(2)	脂肪酸のエネルギーへの利用	65
	(3)	脂肪酸酸化とケトン体産生	66
C		コレステロール代謝の調節	67
	（1）	コレステロールの臓器間輸送	67
	（2）	コレステロールの合成	67
	（3）	フィードバック調節	68
	（4）	ステロイドホルモン	69
	（5）	胆汁酸の腸肝循環	69
D		脂質と他の栄養素との関係	70
	（1）	ビタミン B_1 節約作用	70
	（2）	エネルギー源としての糖質の節約	70
	（3）	その他	70
E		摂取する脂質の量と質の評価	70
	（1）	脂肪エネルギー比率	70
	（2）	必須脂肪酸	71
	（3）	脂肪酸由来の生理活性物質	71
	（4）	望ましい脂肪酸摂取	72
	（5）	食事性コレステロール	72

6章　たんぱく質の栄養学的役割

A		たんぱく質の栄養学的役割	76
	（1）	体内における生理作用	76
	（2）	たんぱく質の構造とアミノ酸の種類	76
B		たんぱく質・アミノ酸の体内動態	78
	（1）	食後・食間期のたんぱく質・アミノ酸代謝	78
	（2）	たんぱく質・アミノ酸の臓器による代謝の違い	78
	（3）	グルコース・アラニン回路	79
	（4）	たんぱく質の代謝回転	80
	（5）	アミノ酸代謝	81
	(1)	アミノ酸プール中のアミノ酸の出入り	81
	（6）	窒素出納（窒素バランス）	82
C		食事たんぱく質の栄養価評価法	84
	（1）	良質のたんぱく質とは	84
	（2）	たんぱく質の栄養価を判定する方法	85
	(1)	生物学的評価法	85
	(2)	化学的評価法	86
D		アミノ酸と他の栄養素との関連	91
	（1）	アミノ酸代謝とビタミン B_6	91

（2）　糖原性アミノ酸とケト原性アミノ酸……………………………………91
　　　（3）　たんぱく質節約作用……………………………………………………91
　E　成人におけるたんぱく質の必要性……………………………………………92

7章　ビタミンの栄養学的役割

　A　ビタミンの種類……………………………………………………………………95
　B　ビタミンの代謝と生理作用，欠乏と過剰……………………………………95
　　（1）　脂溶性ビタミン……………………………………………………………95
　　　（1）　ビタミン A（レチノイド）……………………………………………95
　　　（2）　ビタミン D（カルシフェロール）……………………………………98
　　　（3）　ビタミン E（トコフェロール，トコトリエノール）……………100
　　　（4）　ビタミン K（フィロキノン）………………………………………101
　　（2）　水溶性ビタミン…………………………………………………………103
　　　（1）　ビタミン B_1（チアミン）……………………………………………103
　　　（2）　ビタミン B_2（リボフラビン）………………………………………105
　　　（3）　ナイアシン（ニコチン酸）…………………………………………105
　　　（4）　ビタミン B_6（ピリドキシン）………………………………………106
　　　（5）　パントテン酸…………………………………………………………107
　　　（6）　葉　酸…………………………………………………………………108
　　　（7）　ビタミン B_{12}（コバラミン）…………………………………………109
　　　（8）　ビオチン………………………………………………………………111
　　　（9）　ビタミン C（アスコルビン酸）……………………………………111
　C　ビタミンの栄養学的機能………………………………………………………113
　　（1）　ビタミンのホルモン様作用……………………………………………113
　　　（1）　レチノイド（ビタミン A）とホルモン様作用……………………113
　　　（2）　活性型ビタミン D のホルモン様作用………………………………113
　　（2）　抗酸化ビタミン…………………………………………………………113
　　　（1）　ビタミン C……………………………………………………………114
　　　（2）　ビタミン E……………………………………………………………114
　　　（3）　カロテノイド…………………………………………………………114
　　（3）　造血作用とビタミン B_{12}，葉酸………………………………………114
　　（4）　ホモシステインとビタミン B_{12}，葉酸，ビタミン B_6……………115
　D　ビタミンの生物学的利用度……………………………………………………115
　　（1）　脂溶性ビタミンと脂質の消化吸収の共通性…………………………115
　　（2）　水溶性ビタミンの組織飽和と尿中排泄………………………………115
　　（3）　腸内細菌叢とビタミン…………………………………………………115
　E　ビタミンと他の栄養素との関係………………………………………………116
　　（1）　糖質代謝とビタミン……………………………………………………116
　　（2）　脂質代謝とビタミン……………………………………………………117
　　（3）　たんぱく質代謝とビタミン……………………………………………117
　　（4）　カルシウム代謝とビタミン……………………………………………117

8章　ミネラル（無機質）の栄養学的役割

- **A** ミネラルの分類と栄養学的機能 ……………………………………………120
  - （1） 多量ミネラルと微量ミネラル ………………………………………120
  - （2） ミネラルの体内における役割 ………………………………………120
- **B** 硬組織とミネラル ……………………………………………………………122
  - （1） カルシウム ………………………………………………………………122
    - （1） 体内のカルシウム量 …………………………………………………122
    - （2） 血液カルシウム濃度の調節 …………………………………………122
    - （3） カルシウムの吸収 ……………………………………………………123
    - （4） カルシウムの不足と過剰 ……………………………………………124
  - （2） リ　ン …………………………………………………………………124
    - （1） 体内のリン量 …………………………………………………………124
    - （2） 血液リン濃度の調節 …………………………………………………124
    - （3） リンの欠乏症と過剰症 ………………………………………………125
  - （3） マグネシウム …………………………………………………………125
- **C** 電解質ミネラル ………………………………………………………………125
  - （1） ナトリウム ……………………………………………………………125
  - （2） 塩　素 …………………………………………………………………126
  - （3） カリウム ………………………………………………………………126
- **D** 鉄代謝と栄養 …………………………………………………………………126
  - （1） 鉄 …………………………………………………………………………126
    - （1） 鉄の体内代謝 …………………………………………………………127
    - （2） ヘム鉄と非ヘム鉄 ……………………………………………………128
    - （3） 鉄の吸収率 ……………………………………………………………128
    - （4） 鉄欠乏性貧血 …………………………………………………………128
    - （5） 鉄の過剰症 ……………………………………………………………129
- **E** 必須微量ミネラル ……………………………………………………………129
  - （1） 亜　鉛 …………………………………………………………………129
  - （2） 銅 …………………………………………………………………………130
  - （3） マンガン ………………………………………………………………130
  - （4） ヨウ素 …………………………………………………………………130
  - （5） セレン …………………………………………………………………131
  - （6） クロム …………………………………………………………………132
  - （7） モリブデン ……………………………………………………………132
  - （8） コバルト ………………………………………………………………132
  - （9） フッ素 …………………………………………………………………132
- **F** ミネラルの必要量 ……………………………………………………………133
  - （1） カルシウムの必要量 …………………………………………………133
  - （2） 鉄の必要量 ……………………………………………………………133
  - （3） ナトリウムの必要量 …………………………………………………134
  - （4） その他のミネラルの必要量 …………………………………………134

G	ミネラルと他の栄養素との関連	134
（1）	ビタミンCと鉄吸収	134
（2）	食品中の共存物質	135
（3）	生体内での相互作用	135

9章　水・電解質の栄養学的役割

A	生体内の水の分布	138
（1）	水の体内分布	138
（2）	体液中の成分	138
（3）	水分出納	140
（4）	水分必要量	140
（5）	水の代謝と体温調節	140
(1)	水の代謝	140
(2)	水の欠乏	141
(3)	水の過剰	141
(4)	体温の調節	141
(5)	熱中症	142

B	電解質代謝と栄養	142
（1）	酸塩基平衡の調節	142
(1)	アシドーシスとアルカローシス	142
(2)	体液pHを一定に保つ仕組み	142
（2）	高血圧とナトリウム・カリウム	143
(1)	血圧調節の機序	143
(2)	高血圧とナトリウム・カリウム	143

10章　エネルギー代謝

A	エネルギーの概念	145
（1）	エネルギーの定義	145
(1)	エネルギーとは	145
(2)	エネルギーの単位	145
(3)	エネルギー代謝	146
（2）	炭水化物・脂質・たんぱく質の燃焼値	146
(1)	物理的燃焼値	146
(2)	生理的燃焼値	147

B	生体の利用エネルギー	148
（1）	基礎代謝量	148
(1)	基礎代謝量とは	148
(2)	基礎代謝量に与える影響	149
（2）	安静時代謝量	150
（3）	睡眠時代謝量	150

（4）	食事誘発性体熱産生……………………………………………………150
（5）	活動代謝量……………………………………………………………150

C	臓器別エネルギー代謝……………………………………………………153
（1）	筋　肉…………………………………………………………………153
（2）	肝　臓…………………………………………………………………154
（3）	脂肪組織………………………………………………………………154
（4）	脳………………………………………………………………………155

D	エネルギー代謝の測定法…………………………………………………155
（1）	エネルギー消費量の測定法…………………………………………155
①	直接エネルギー測定法…………………………………………155
②	間接エネルギー測定法…………………………………………155
③	呼気ガス分析……………………………………………………157
（2）	呼吸商（呼吸比）……………………………………………………157
①	エネルギー産生栄養素のRQ……………………………………158
②	非たんぱく質性呼吸商…………………………………………158

E	エネルギー必要量…………………………………………………………159

11章　遺伝子と栄養

A	遺伝形質と栄養の相互作用………………………………………………162
（1）	ヒトゲノム・遺伝子とは……………………………………………162
（2）	遺伝子発現に関わる因子……………………………………………163
（3）	遺伝子発現と栄養成分との関わり…………………………………165
（4）	内臓脂肪蓄積はなぜわるいか………………………………………166

B	生活習慣病と遺伝子多型…………………………………………………166
（1）	遺伝子多型……………………………………………………………166
（2）	栄養素に対する応答の個人差………………………………………167
（3）	倹約（節約）遺伝子仮説……………………………………………168

練習問題　—国家試験対策……………………………………………各章末
参考文献………………………………………………………………………171
用語解説………………………………………………………………………172
付図：エネルギー産生経路…………………………………………………178
索　引…………………………………………………………………………179

1章　栄養の意義

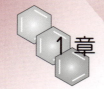

　ヒトは生まれてから死ぬまで，食物を摂取し続ける。ヒトが，「人間らしく」生きていくために必要なものとして「衣食住」がしばしばあげられるが，このなかでも「食」は，すべての生物に必須であり，最も重要で，最も本質的な生命活動といえよう。

A　栄養と栄養素

　「栄養」と「栄養素」の意味は異なる。わたしたちヒトは，物質を外から取り入れ，消化・吸収し，体内で利用，さらに，不要となった物質を排泄している。このような外界からの物質の取り込みを中心とした生命活動を栄養（nutrition）という。栄養素（nutrient）はその取り入れる物質そのものをいう。つまり，わたしたちは食物として

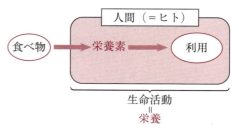

図1-1　ヒトと食べ物との関わり

「栄養」を外からとり入れ，そのとり入れた「栄養素」を生きるために利用している（図1-1）。
　戦後，日本人の食を取り巻く環境は激変し，さまざまな食品を手に入れることが可能となった。また，加工食品も増え，食事は外食産業に大きく委ねることになりつつある。ヒトにとっては，楽しむため，生活を豊かにするため，さらには，健康的な生活活動を営むための要因等が，「栄養」に大きく関わっている。
　本書では，栄養素の取り込みから始まり，取り込んだ栄養素をどのように生命活動に利用しているかについて学ぶ。栄養素の利用を正しく知ることで，食事として摂取すべき栄養素の種類や量を理解することが可能となる。

　栄養は「こと」，栄養素は「もの」。「こと」と「もの」の違いですね。

B　栄養素の役割
（1）栄養素の種類とそのはたらき

　体内での栄養素の利用には，エネルギー，体構成成分への利用，代謝の調節等があげられる。それに関わる栄養素は，炭水化物，脂質，たんぱく質，ミネラル（無機質），ビタミンが挙げられる（図1-2）。
　さらに，炭水化物，脂質，たんぱく質は体内で燃焼して，エネルギーをつくることができるため，「エネルギー産生栄養素」とよばれている。このうち，エネルギー源として重要なのは，炭水化物と脂質である。炭水化物は食事中の含有量が多く，体内に取り込まれると，ただちにエネルギーに変換され利用される。一方，脂質はトリアシルグリセロールとして皮下や内臓周囲に貯蔵され，必要に応じてエネルギーとして利用される。

たんぱく質とミネラルは体の構成成分となる。たんぱく質は体重の14〜17％程度を占め，筋肉，内臓，骨組織等に多く含まれる。ミネラルは体重の4〜6％と少ないが，骨組織や体液の重要な成分となっている。
　ミネラル，ビタミン，また一部のたんぱく質は，体内で代謝を円滑にすすめる役割をもつ。たんぱく質は酵素やホルモン等の本体であり，ミネラル，ビタミンは生理活性物質として代謝に関与する。いずれも体内では，ごく微量で効果を有している。

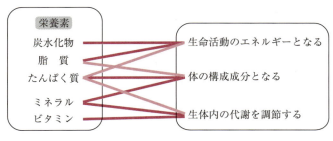

図1-2　栄養素とその役割

（2）体組成と食事との関わり

　日本人の一般的な栄養素摂取量を重量比率（水分を除く）にすると，炭水化物66.0％，脂質13.5％，たんぱく質17.5％，ミネラル3.0％となる。ヒトの体は摂取した栄養素に基づいて構成されるが，体組成と食事中の栄養素の組成とは，図1-Ⅰ-3のようにかなり異なる。

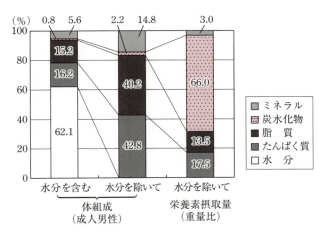

図1-3　体組成と食事からの栄養素摂取量

　食事中の炭水化物量は多いのに，からだの構成成分としては，ごくわずかしか含まれません。これはなぜですか？

　食事のなかに最も多く含まれる炭水化物は，体内では2.2％と少ない。摂取された炭水化物は，ただちにエネルギーとなり利用され，最終的には，二酸化炭素と水に変換され体外へ排泄される。あるいは，余剰分のほとんどは炭水化物そのままの形態ではなく，コンパクトに多量のエネルギーを蓄積できる形態，すなわち，脂質に変換されて蓄積される。そのため，体内の炭水化物蓄積量は，わずかとなる。

体内のたんぱく質，脂質，ミネラルの割合は，食事中の割合より多く，摂取したこれらの栄養素が体内構成成分として，蓄積・利用されていることがわかる。なかでも，食事中のミネラルは微量であるが，体内には14.8％（乾物当たり）も蓄積されている。例えば，カルシウムは典型的な例であり，1日の摂取量は0.5〜0.7g程度に対して，体内カルシウムの総量は約1,000gである。これは，成長の過程で，少しずつ体の構築材料として蓄積してきたことを示すものである。

C 栄養と健康・疾患

健康に影響を及ぼす要因は，遺伝要因，外部環境要因（病原体，有害物質，事故，ストレス要因など），内部環境（生活習慣）要因（食生活，運動，喫煙，飲酒，休養など）に大別される。いずれも大切な要因であるが，このなかでも，内部環境（生活習慣）要因は健康への影響が最も大きい。しかも，個人の努力によってよい方向へ変えていくことが可能な要因である。

(1) 日本での栄養政策の変遷

戦後食生活や疾病構造の変化に伴い，日本における栄養政策は大きく変化してきた（図1-4）。第二次世界大戦前とその直後は，まさに栄養欠乏対策であった。脚気は日本で最も多くみられたビタミン欠乏症である。感染症に対する抵抗力も栄養失調状態では不十分となる。たんぱく質不足，食塩過多は脳血管疾患の原因となる。当時は，食塩を減らし，良質のたんぱく質，ミネラル，ビタミンを必要量摂取することが目標とされた。

その後，虚血性心疾患や脳梗塞の発作につながる肥満症，糖尿病，脂質異常症，動脈硬化症，高血圧症予防に対策の重点は置かれるようになる。つまり，食生活が豊かになり，動物性食品の摂取量が増加するなか，一部の栄養素の過剰が問題となってきたためである。そのためエネルギー摂取量の適正化，動物性脂肪，食塩，砂糖の摂りすぎを防ぐなどの栄養指導が主になされてきた。

 最近，食育という言葉をよく聞きます。食育が大切といわれる背景はどこにあるのでしょうか？

近年，家庭で食事をつくる機会が減り（食の外部化），その結果，ある一部の個人では食に対しての興味や選択する能力が低下してきている。また，食生活も多様化され，なかには，極端にバランスを欠いた食生活をしている人もしばしばみられるようになっている。サプリメントや栄養補助食品に頼り，自然な食品からの栄養素摂取を軽視する向きもある。このような背景のなか，健康を維持するための食生活についての知識と技術の習得が個人レベルで必要となってきている。さらに，健康増進に前向きに取組む意欲をもち，行動変容を容易に起こすことができるような環境づくりも必要とされている。

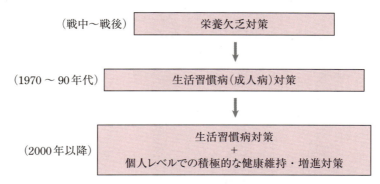

図1-4　日本における栄養政策の変遷

（2）日本の疾病構造の変化

戦後，日本人の平均寿命は上昇し，今では，世界でも最長寿国の一つとなっている（図1-5）。これは結核による死亡が減少し，乳児死亡率が低下したことが大きく影響して

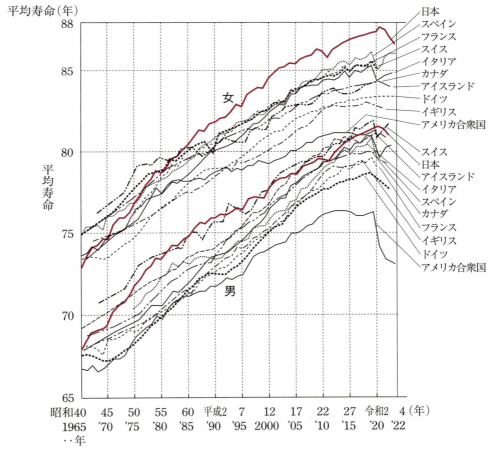

資料：国連「Demographic Yearbook」等
注）：1) 1971年以前の日本は，沖縄県を除く数値である。
　　 2) 1990年以前のドイツは，旧西ドイツの数値である。

図1-5　諸外国の平均寿命の比較

いる。一方，悪性新生物や心疾患などの生活習慣病による死亡率が増加してきた（図1-6）。また，高齢者が増えてきたため老衰による死亡も増大してきた。悪性新生物の種類としては，近年，肺がん，大腸がん，膵臓がん，女性ではこれら3つのがんに加え，乳がんが急増してきている（図1-7）。

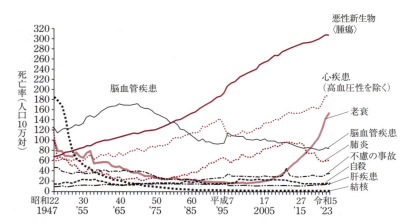

注） 1） 平成6年までの「心疾患（高血圧性を除く）」は，「心疾患」である。
　　 2） 平成6・7年の「心疾患（高血圧性を除く）」の低下は，死亡診断書（死体検案書）（平成7年1月施行）において「死亡の原因欄には，疾患の終末期の状態としての心不全，呼吸不全等は書かないでください」という注意書きの施行前からの周知の影響によるものと考えられる。
　　 3） 平成7年の「脳血管疾患」の上昇の主な要因は，ICD-10（平成7年1月適用）による原死因選択ルールの明確化によるものと考えられる。
　　 4） 平成29年の「肺炎」の低下の主な要因は，ICD-10（2013年版）（平29年1月適用）による原死因選択ルールの明確化によるものと考えられる。

出典：令和5年（2023）人口動態統計月報年計（概数）の概況（厚生労働省）

図1-6　主要死因別にみた死亡率（人口10万対）の推移

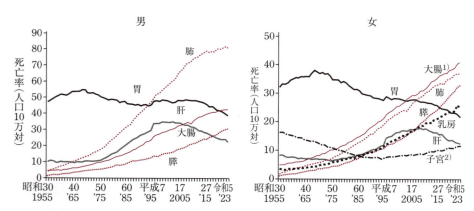

注） 1） 大腸の悪性新生物〈腫瘍〉は，結腸の悪性新生物〈腫瘍〉と直腸S状結腸移行部及び直腸の悪性新生物〈腫瘍〉を示す。ただし，昭和42年までは直腸肛門部の悪性新生物を含む。
　　 2） 平成6年以前の子宮の悪性新生物〈腫瘍〉は，胎盤を含む。

出典：令和5年（2023）人口動態統計月報年計（概数）の概況（厚生労働省）

図1-7　悪性新生物〈腫瘍〉の主な部位別死亡率（人口10万対）の年次推移

（3） 栄養の過不足によって起こる疾病

　全世界をみれば，世界人口75億人のうち，8億人近い人々が栄養不足に陥っているとされる。特に，開発途上国の子どもたちにみられる代表的な栄養失調症としては，クワシオルコル（kwashiorkor）とマラスムス（marasmus）である。

*クワシオルコル
　主として，たんぱく質が量的，質的に不足することで生じる低栄養状態。エネルギー不足が深刻でないため，体たんぱく質の分解は少ない。体たんぱく質由来のアミノ酸供給が減少するため，血清アルブミンは低下し浮腫（腹部の膨れ）が出現する。

*マラスムス
　主として，エネルギー欠乏による低栄養状態。欠乏したエネルギーを補うために，体たんぱく質や体脂肪が分解し，体重減少が顕著にみられる。体たんぱく質の分解によりアミノ酸が供給されるため，血清アルブミンは正常値を示し浮腫は出現しにくい。

*マラスムス型クワシオルコル
　実際には，マラスムスとクワシオルコルがそれぞれ単独で起こることはむしろまれであり，多くはマラスムス型クワシオルコルである。血清アルブミンが低下し，さらに体重減少も著しい。

 日本では栄養の過不足によって，どのような疾病が問題になっていますか？

　数々の食品が豊富に手に入る日本においても，一部の栄養素については不足しやすく，それに伴う栄養欠乏症が認められている。例えば，日本人のカルシウム摂取量は低く，そのため，中年期以降の女性では骨粗鬆症が多くみられる。鉄の不足による鉄欠乏性貧血は，若年者や女性で多く認められる。高齢者では，咀嚼力の低下や嚥下障害なども伴いやすく，また，食欲低下を起こすさまざまな原因により摂食量が低下することで，低栄養に陥りやすい。

　現在，悪性新生物（がん），心臓病と脳血管疾患を合わせると，日本人の死因の2/3をこれらの疾患が占めている。このいずれもが，食事を含めた生活習慣との関わりが深い。先進国においては，メタボリックシンドローム（内臓脂肪症候群）が問題となっている。過食と運動不足による内臓脂肪蓄積が，血糖・血圧を上昇させ，脂質代謝異常を引き起こす。このようにメタボリックシンドロームは，心臓病や脳血管疾患等の動脈硬化性疾患をまねきやすい複合病態を称したものである。

栄養学の歴史 1

国立栄養研究所の創始者，佐伯矩

　佐伯矩（ただす）（1876〜1959）は，1876年（明治9），松山藩の医家に生まれ，京都帝大で医化学を学び，1902年上京して内務省伝染病研究所において脚気患者の窒素出納を調べた。1905年，エール大学に留学し栄養学を学び，帰国後に私立の栄養研究所を設立した。1920年，内務省栄養研究所（現，国立健康・栄養研究所）が設立され，初代所長に任命された。研究所では，米の消化吸収率や，熱量計を用いた代謝量測定などが行われ，そこで多くの栄養の専門家が育った。

　彼は，栄養は生化学ではない，生化学を基礎にした，大衆の中に入る実践の学であるという信念をもっていた。また，安くて手に入りやすい食品を使って，それらを組合せ，おいしく食べる，このことが，高価な食事と価値を等しくするという「経済栄養法」を提唱した。研究所の設立，栄養士制度の発展に寄与し，日本の栄養学の教育と研究を推進した。

若い女性では，ダイエット志向が強く，低体重が多くみられる。無理なダイエットはエネルギー摂取量を減らすだけではなく，たんぱく質やカルシウム，鉄等の大切な栄養素も不足する要因となる。一方，単身者では，コンビニ弁当や出来合いの惣菜，ファストフードの購入が多いことが示されている。脂質や食塩の過剰摂取はエネルギー過剰等による肥満，糖尿病，高血圧症等を招き，ビタミンやミネラルの欠乏による代謝障害をもたらす。

　さまざまな食材を自由に入手することのできる現代社会においてこそ，その選択方法は適切でなければならない。エネルギーバランスをコントロールすること，そのうえで，他の栄養素の特性を理解しながら，適正量を摂取することが健全な食生活の第一歩といえよう。

D　適切な栄養素摂取量のめやす

　わが国では，望ましい栄養素摂取量の基準が，「日本人の食事摂取基準（厚生労働省）」として公表されている。これは，健康な個人及び集団を対象として，国民の健康の保持・増進，生活習慣病の予防のために参照するエネルギー及び栄養素の1日当たりの摂取量の基準を示したものである。また，欠乏症の予防だけでなく，栄養素の過剰摂取による健康障害も視野に入れた，広い意味での健康増進を目的としている。

　さらに，高齢化の進展や糖尿病等有病者数の増加等を踏まえ，健康の保持・増進，生活習慣病の発症予防及び重症化予防に加え，高齢者の低栄養予防やフレイル予防も念頭に置いた策定となっている。健康な人だけではなく，生活習慣病等に関する危険因子を有していたり，また，高齢者においてはフレイルに関する危険因子を有していたりしても，おおむね自立した日常生活を営んでいる者，およびこのような者まで対象に含まれる。

QRコード：エネルギー・栄養素の食事摂取基準

食事摂取基準に示されている数値は，習慣的な摂取量を1日当たりに換算したものですね！

　食事摂取基準値は，食事として経口摂取される通常の食品に含まれるエネルギーと栄養素を対象とし，一般の食品はもちろん，いわゆる健康食品やサプリメント等も含めて考える。

　エネルギーの指標については「体格（body mass index; BMI）」を，栄養素の指標については，摂取不足の回避を目的とした「推定平均必要量」「推奨量」「目安量」を，過剰摂取による健康障害の回避を目的とした「耐容上限量」を，生活習慣病予防を目的に「目標量」を，それぞれ策定している。また，これらに加え，2015年版からはエネルギー産生栄養素バランスが新たに目標量として算定されている。さらに，2020年版からは，高齢者を65歳以上とし，年齢区分については，65〜74歳，75歳以上の2区分を設けた。

（1）エネルギー

　エネルギーの摂取量および消費量のバランス（エネルギー収支バランス）の維持を示す指標として体格（BMI）を用いている（QRコード：p.2付表-1）。観察疫学研究において報告された総死亡率が最も低かったBMIの範囲に，日本人のBMIの実態などを総合的に検証し，目標とする範囲を設定している。目標BMIは，成人を年齢によって4区分している。

65歳以上の年齢層においては，BMIの範囲が22.5～27.4で最も総死亡率が低い（観察疫学研究結果）。しかし，現状は，65歳以上の高齢者の約半数は，BMI 22.5未満である。このように，総死亡率が最も低いBMIと実態との間には乖離がみられる。そのため，65歳以上については，フレイルの予防及び生活習慣病の発症予防の両者に配慮する必要があることも踏まえ，目標とするBMIの範囲を21.5～24.9 kg/m²としている。

（2） エネルギー産生栄養素バランス

　たんぱく質，脂質，炭水化物摂取量の総エネルギー摂取量に占める割合（%エネルギー）が，エネルギー産生栄養素バランスとして示されている（QRコード：p.7付表-10）。炭水化物のなかには，アルコールに由来するエネルギーが含まれる。また，脂質はその質にも配慮が必要であることから，特に，生活習慣病の発症に大きく影響する飽和脂肪酸のエネルギー比率も設定されている。

（3） 栄養素

（1） 推定平均必要量，推奨量，目安量，耐容上限量（図1-8）

　健康の維持・増進と欠乏症予防のために，「推定平均必要量」と「推奨量」の2つの値を設定し，この2指標を設定することができない栄養素については，「目安量」を設定している。また，過剰摂取による健康障害の回避を目的として，「耐容上限量」を設定している。さらに，生活習慣病の発症予防を目的として食事摂取基準を設定する必要のある栄養素については，「目標量」を設定している。

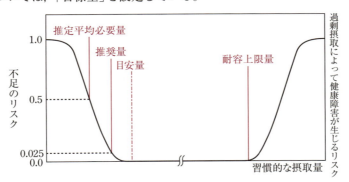

　縦軸は，個人の場合は不足または過剰によって健康障害が生じる確率を，集団の場合は不足状態にある者または過剰摂取によって健康障害を生じる者の割合を示す。不足の確率が推定平均必要量では0.5（50%）あり，推奨量では0.02～0.03（中間値として0.025）（2～3%又は2.5%）あることを示す。耐容上限量以上の量を摂取した場合には過剰摂取による健康障害が生じる潜在的なリスクが存在することを示す。そして，推奨量と耐容上限量との間の摂取量では，不足のリスク，過剰摂取による健康障害が生じるリスク共に0（ゼロ）に近いことを示す。
　目安量については，推定平均必要量及び推奨量と一定の関係を持たない。しかし，推奨量と目安量を同時に算定することが可能であれば，目安量は推奨量よりも大きい（図では右方）と考えられるため，参考として付記した。
　目標量は，ここに示す概念や方法とは異なる性質のものであることから，ここには図示できない。

図1-8　食事摂取基準の各指標を理解するための概念図

● 推定平均必要量（estimated average requirement; EAR）
　ある対象集団に属する50%の人が必要量を満たす（同時に，50%の人が必要量を満

たさない)と推定される摂取量。個人では不足の確率が50%であり，集団では半数の対象者で不足が生じると推定される摂取量である。

- 推奨量(recommended dietary allowance; RDA)

  ある対象集団において測定された必要量の分布に基づき，母集団に属するほとんどの人(97〜98%)が充足している量

  *理論的には，「推定必要量の平均値＋2×推定必要量の標準偏差」として算出

  推奨量は，個人の場合は不足の確率がほとんどなく，集団の場合は不足が生じていると推定される対象者がほとんど存在しない摂取量である。

- 目安量(adequate intake; AI)

  特定の集団における，ある一定の栄養状態を維持するのに十分な量。「推定平均必要量」が算定できない場合に算定する。目安量付近を摂取していれば，個人の場合は不足の確率がほとんどなく，集団の場合は不足が生じていると推定される対象者はほとんど存在しない。

- 耐容上限量(tolerable upper intake level; UL)

  健康障害をもたらすリスクがないとみなされる習慣的な摂取量の上限。耐容上限量は「これを超えて摂取してはならない量」というよりもむしろ，「できるだけ接近することを回避する量」と理解すべきであり，健康食品やサプリメントをとっている場合に，留意すべき基準値である。

(2) 目標量

生活習慣病の予防を目的として，特定の集団において，その疾患のリスクや，その代理指標となる生体指標の値が低くなると考えられる栄養状態が達成できる量。現在の日本人が当面目標とすべき栄養素摂取量である。栄養素の摂取不足や過剰摂取による健康障害に比べると，生活習慣病は非常に長い年月の食習慣やその他の生活習慣の結果として発症する。したがって，厳しく短期間の中で管理するものではなく，長期間を見据えた管理が重要である。

栄養学の歴史 2

食事摂取基準(栄養所要量)の歴史

日本の栄養所要量(現，食事摂取基準)としては，1940年(昭和15)に，食糧報国連盟が東京の専門家を集めて，当時，"国民食"とよばれた案を発表したものが最初である。1941年(昭和16)，厚生科学研究所国民栄養部(現在の国立健康・栄養研究所)は，「日本人栄養要求量標準」を公表した。また，日本学術振興会(第16章委員会)が実験的研究の結果に基づいて，国民の熱量，たんぱく質の需要量を決定した。これを1943年(昭和18)の人口に乗じて1人1日あたりに換算すると，熱量2,150kcal，たんぱく質97gとなる。戦後の食糧難の時代，1946年(昭和21)には，当時の栄養問題の解決に資するため，日本人1人1日あたり所要量が報告された。その後，栄養所要量の作成作業は一本化され，昭和44年より厚生省の所管事項となり今日に至っている。

熱量に関しての労作強度(現，身体活動レベル)の分類は，古くは，軽労作，中労作，強労作，重労作，激労作の5つに分類されていた。しかし，国民の活動が軽減され，激労作に相当する職業がなくなってきたため，1969年の改定から4つの強度に分類された。現在では，身体活動レベルとして3分類されている。

（4） 活用に関する基本的事項

　食事摂取基準は，健康な個人または集団を対象として，健康の保持・増進，生活習慣病の発症予防及び重傷化予防のための食事改善に活用できる。その際，PDCAサイクルに基づく活用を基本とする（図1-9）。

① **PDCAサイクル**：食事摂取基準を活用する際，最初に行うことは，対象者（対象集団）の食事評価による摂取量推定である。これにより，エネルギー・栄養素の摂取量が適切かどうかを評価しなければならない。そのうえで，Plan（食事改善計画の立案），Do（食事改善の実施），Check（評価・検証），Act（計画や実施の内容の改善），すなわち，PDCAを回していく。

② **食事摂取状況アセスメント**：最初に行う食事評価による摂取量推定は，必ず実施しなければならない。エネルギーに対しては体重の変化（またはBMI）の測定であり，栄養素に対しては食事摂取状況のアセスメントである。食事摂取状況に関する調査法には，食事記録法，24時間食事思い出し法，陰膳法，食物摂取頻度法，食事歴法，生体指標による評価などがある。それぞれの調査法の長所と短所を知り，目的や状況に合わせて適宜選択する必要がある。なお，エネルギーの過不足を，食事調査法等で評価してはいけない。体重の変化を測るのがもっとも適している。

③ **摂取期間**：食事摂取基準は，習慣的な摂取量の基準を与えるものである。「1日当たり」を単位として表現したもので，短期間（例えば1日間）の食事の基準を示すものではない。したがって，食事摂取基準の活用におけるアセスメントでは，習慣的な摂取量の推定可能な食事調査法を選択する必要ある。

④ **個人差**：エネルギーや栄養素必要量には，体格や体質などによる個人差が存在する。それを踏まえたうえでの活用が望まれる。

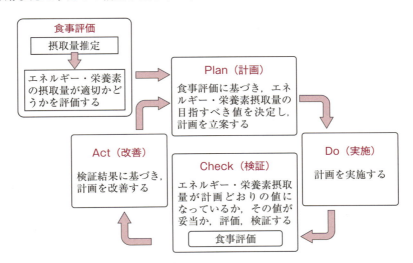

図1-9　食事摂取基準の活用とPDCAサイクル
資料：厚生労働省「日本人の食事摂取基準2025年版」

練習問題 ── 国家試験対策

1章　栄養の意義

第37回（2023年）　68番

1　栄養学の歴史上の人物と，関連する事柄の組合せである。最も適当なのはどれか。1つ選べ。
(1)　ルブネル（Rubner M）…………呼吸が燃焼と同じ現象であることを証明
(2)　クレブス（Krebs HA）…………たんぱく質の窒素定量法を開発
(3)　ケルダール（Kjeldahl J）…………食事誘発性熱産生（DIT）を提唱
(4)　アトウォーター（Atwater WO）……消化吸収率を考慮した栄養素の生理的熱量を提唱
(5)　ラボアジェ（Lavoisier AL）…………クエン酸回路を発見

解答：4

(1)　×　ドイツの生理学者ルブネル（Rubner M）（1854-1932）は，食事誘発性体熱産生（DIT）を提唱した。さらに，エネルギー消費量測定の計算法の確立に貢献した
(2)　×　ドイツの生化学者のクレブス（Krebs HA）（1900-81）は，尿素回路やクエン酸回路を発見し，栄養学の基礎に大きな影響を与えた。
(3)　×　ケルダール（Kjeldahl J）（1849-1900）は，湿式窒素定量法を開発し，粗たんぱく質の窒素定量法を開発した。
(4)　○　アトウォーター（Atwater WO）（1844-1907）は，ルブネルの係数に消化吸収率を考慮した栄養素の生理的熱量を提唱した。
(5)　×　ラボアジェ（Lavoisier AL）（1743-94）は，呼吸が燃焼と同じ現象であることを証明した。

第36回（2022年）　68番

2　栄養素とその過剰摂取による健康障害の組合せである。最も適当なのはどれか。1つ選べ。
(1)　ビタミン E…………頭蓋内圧亢進
(2)　ビタミン B_1…………血液凝固障害
(3)　ビタミン B_2…………胎児奇形
(4)　カルシウム…………尿路結石
(5)　マグネシウム………高血圧症

解答：4

(1)　×　頭蓋内圧亢進は，ビタミンAの慢性毒性として生じる。急性毒性は脳脊髄液圧の上昇が，慢性毒性では頭蓋内圧亢進，皮膚の落屑，脱毛，筋肉痛が起こる。
(2)　×　ビタミンE（α-トコフェロール）を低出生体重児に補充投与した場合，出血傾向が上昇することが報告されている。
(3)　×　妊娠女性のビタミンAの過剰摂取によって胎児奇形が起こる。
(4)　○　カルシウムの過剰摂取によって，高カルシウム血症，高カルシウム尿症，軟組織の石灰化，腎臓結石，尿路結石，前立腺がん，鉄や亜鉛の障害，便秘などが起こる。
(5)　×　ナトリウムの過剰摂取は高血圧を引き起こす。一方，マグネシウムの過剰では下痢が生じる。これは，マグネシウムの腸管からの吸収が抑制され，速やかに排泄されたことによって起こる症状である。

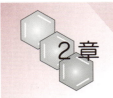

2章　摂食行動の仕組み

　ヒトは，空腹を感じると摂食し，満腹を感じると摂食を止める。このほとんど無意識ともいえる行動によって，私たちは自分自身に必要なエネルギー量をバランスよく上手に調節しているのである。しかし，近年，過食による肥満や拒食による神経性摂食障害等，摂食行動そのものが関与した疾病も問題視されつつある。このような疾病を理解するうえでも，摂食行動の基本的な調節機構を理解しておかなければならない。

A　空腹感と食欲

(1)　空腹感と満腹感

　空腹感とは，食後，数時間経過して食べ物を強く食べたいと感じる感覚のことである。体内の栄養素が枯渇することで生じる摂食に対する欲求をいう。一方，満腹感とは，おなかがいっぱいになったという感覚のことであり，摂食を停止させる機能を司る。いずれも，生命維持のために備わった本能的な感覚で，通常，空腹感は不快感を，満腹感は満足感を伴う。

(2)　食　欲

　食欲とは，健康状態や好みに応じて特定の食べ物を食べてみたいと感じる感覚のことである。出生以後の食経験によって形成される快い感覚をいう。心理的および精神的な要因に影響を受け，過去に食べたときのおいしさや香り，舌触りや，そのときの楽しかった状況等によっても，目の前の食べ物に対しての食欲は左右される。

 空腹感と食欲は，なぜ，このように呼び分けるのでしょうか？

　通常食欲は，空腹のときに起こる。しかし，時には空腹でなくても食欲のわくことがあることから，空腹感や満腹感とは，本質的に異なるものと考えられる。食欲は，生命維持のための「食べる」という行為の初期段階である。その現象を生理面からだけではなく精神面を含めて捉えなければならない。

(3)　味　覚

　食物の味や色，香りは食欲に大きく影響を与える。なかでも，味覚は最も食欲に関係する感覚である。
　味を感じる受容器は味蕾である（図2-1）。味蕾は舌の粘膜表面が折れ込んで生じた小突起状の乳頭に散在している。乳頭は，形態や存在部位により，茸状乳頭（じじょうにゅうとう），葉状乳頭，有郭乳頭，糸状乳頭の4種に区別されるが，味蕾があるのは前から3種までで，糸状乳頭にはみられない。この他，軟口蓋，喉頭蓋，咽頭などにも存在する。味蕾の直径は約40μm，高さ約70μmの大きさで，その数は約10,000個とされている。

一つの味蕾の中には約50個の細胞があり，味細胞，支持細胞，基底細胞からなる。味細胞は味蕾の中に玉ねぎの皮状に配置され，その基底部は味神経線維とシナプスを介してつながっている。

　ヒトでは，甘味，塩味，うま味，苦味，酸味，の5つの基本味を感じるが，それぞれ異なる味細胞で感知される。各味質の生体での役割としては，甘味は糖（エネルギー），塩味はミネラル，うま味はたんぱく質（アミノ酸）や核酸，苦味は毒物，酸味は腐敗物を感じることにある。甘味や塩味に比べて，酸味や苦味は低い濃度でも識別が可能である。味への感受性を表したものが閾値である。閾値とは味覚を感じるために必要な刺激の最小値をいい，高いほど味覚に対して鈍感であることを意味する。味覚閾値は加齢に伴って上昇し，高齢になるほど高くなる。基本5味のうち，特に塩味の閾値の上昇が顕著とされる。

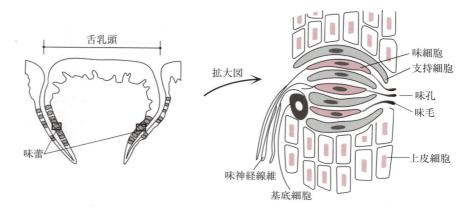

図2-1　舌乳頭と味蕾

（4）摂食量の調節

　ヒトは，生体のエネルギー要求量に応じた栄養素を補給するために，摂食行動を調節している。**間脳**の**視床下部**には空腹感や満腹感に関わる中枢が存在し，摂食行動を調節している（図2-2）。また，飲水中枢も存在し，血漿浸透圧の上昇によって刺激を受け，その刺激によって渇きを感じ飲水行動が起こる。この他視床下部には，睡眠，日内リズム，体温，ストレスなどに関する中枢も存在しており，そのため，摂食量の調節は睡眠

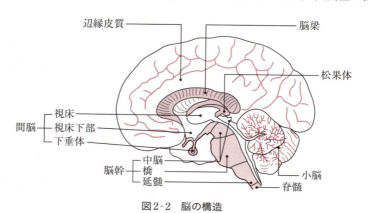

図2-2　脳の構造

や日内リズムの変化等によっても大きく影響を受ける。

摂食量の調節には、さまざまな要因が関与している。視床下部には、肝臓や消化管、膵臓、脂肪組織、筋肉等からのエネルギーの蓄積状態、栄養素、消化管ペプチド、アディポサイトカインによるシグナル、さらには、視覚、嗅覚、味覚、食後の快感や満足感等の情報が集まり、それにより摂食量は調節される。また、脳内や末梢臓器には、摂食の促進あるいは抑制の作用を持つ、多数の制御物質が発現しており、神経系や血液を介して相互に関連し合いながら摂食の調節を行っている。

表2-1 主な摂食調節関連因子

	物質の種類	摂食促進関連物質	産生部位	摂食抑制関連物質	産生部位
中枢での摂食量の調節	ペプチド	オレキシン	外側野	α-メラニン細胞刺激ホルモン(α-MSH)	弓状核
		メラニン凝集ホルモン(MCH)	外側野	コルチコトロピン放出ホルモン(CRH)	室傍核
		アグーチ関連ペプチド(AgRP)	弓状核	甲状腺刺激ホルモン放出ホルモン	室傍核
		ニューロペプチドY(NPY)	弓状核	副腎皮質刺激ホルモン放出ホルモン	室傍核
				ウロコルチン	室傍核
	モノアミン	ノルアドレナリン	下位脳幹	セロトニン	下位脳幹
				ヒスタミン	結節乳頭核
	アミノ酸	GABA	弓状核		
末梢からの摂食量の調節	代謝物質	遊離脂肪酸	脂肪細胞	グルコース	小腸・肝臓
	ホルモン	グレリン	胃	インスリン	膵臓ランゲルハンス島B細胞
				レプチン	脂肪細胞
				グルカゴン様ペプチド(GLP-1)	下部小腸
				コレシストキニン	十二指腸
				ペプチドYY(PYY)	下部腸管、直腸

(1) 中枢での摂食量の調節(表2-1)

脳の視床下部には多数の**神経ペプチド**やモノアミン、ホルモン類が存在し、摂食量の調節にはたらいている。

① 視床下部外側野:オレキシンやメラニン凝集ホルモン(melanin-concentrating hormone:MCH)等の神経ペプチドが存在し、摂食促進にはたらく。

② 視床下部弓状核:視床下部弓状核は、視床下部の中でも、特に基底の脳血流関門の近傍に存在する部位である。ここには、摂食の促進にはたらくアグーチ関連ペプチド(Agrouti-related peptide:AgRP)神経細胞が存在し、AgRPが産生されている。AgRP神経細胞はAgRPだけでなく、ニューロペプチドY(Neuropeptide Y:NPY)とGABA(Gamma-Aminobutyric acid)という計3種の摂食亢進ペプチドを産生するという特徴をもつ。

弓状核には摂食の抑制にはたらくプロオピオメラノコルチン（pro opio melano cortin：POMC）神経細胞が存在する。POMC神経細胞からはα-メラニン細胞刺激ホルモン（α-melanocyte stimulating hormone：α-MSH）が産生され摂食を抑制する。

AgRP神経細胞とPOMC神経細胞にはレプチン受容体が発現しており，レプチンにより，前者は抑制性に，後者は促進性に制御されている．弓状核は，サーカディアンリズムを調節する視交叉上核や，体温を調節する中枢との間にも，神経回路網が存在し，サーカディアンリズムや体温も摂食調節に影響を与えている。

③　視床下部室傍核：室傍核には，コルチコトロピン放出ホルモン（corticotropin-releasing hormone：CRH）神経細胞が存在し，CRH分泌により摂食の抑制を引き起こす。一方，室傍核の神経細胞には，メラノコルチン4受容体（MC4R）が発現している。MC4Rは，弓状核に存在するAgRP神経細胞で産生されたAgRPによって抑制，POMC神経細胞で産生されたα-MSHによって活性化される。このため，室傍核の神経活動はMC4Rを標的として，摂食亢進シグナル（AgRP）と摂食抑制シグナル（POMC）によって拮抗的に制御されている。甲状腺刺激ホルモン放出ホルモン，副腎皮質刺激ホルモン放出ホルモン，ウロコルチンといったペプチド類も，室傍核で産生される。

上記の他，**モノアミン類に属するノルアドレナリンは摂食促進に，セロトニン，ヒスタミンは摂食抑制に作用する。いずれも神経細胞から分泌される。**ヒスタミンは，咀しゃくと関係があるとされる。よく噛むことでその刺激が視床下部にあるヒスタミン神経の中枢核に伝えられ，ヒスチジンからヒスタミンの生成が高まる。分泌されたヒスタミンは視床下部のヒスタミン神経細胞を刺激し，食欲の抑制と内臓脂肪の燃焼を促す。

 咀しゃくが健康に良いといわれる理由ですね。

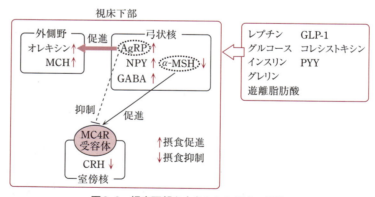

図2-3　視床下部を中心とした摂食の調節

（2）　末梢からの摂食量の調節（表2-1）

肝臓，小腸，脂肪組織等の末梢組織から放出された栄養成分やホルモンは，脳に存在する摂食量調節に関連した中枢に影響を与える。ここでは，摂食量に影響を与える主な栄養素成分とペプチドホルモンについて取り上げる。なお，末梢組織で産生されるホルモンのうち，胃で産生・分泌されるグレリンのみが唯一の食欲亢進作用をもち，それ以外は食欲抑制に作用する。

①　グルコース：食後は血中グルコース濃度の増加によって，グルコース受容ニューロンの活動が亢進，グルコース感受性ニューロンの活動が低下されることにより満腹感が生じる。一方，空腹時は血中グルコース濃度の低下によってグルコース感受性ニューロンの活動が亢進，グルコース受容ニューロンの活動は低下されることにより空腹感が生じる。
②　インスリン：食後，血糖値上昇に伴い血中インスリン濃度も高まるが，このインスリンが食欲抑制作用にはたらく。

　炭水化物を摂取すると，血中グルコースおよびインスリン濃度の増加よって，満腹感が生じるが，脂質の摂取では，このような反応は起きにくい。そのため，炭水化物が少なく脂質を多量に含んだ食事の場合，摂食の中止が遅れ，食べ過ぎにつながる可能性が大きい。
③　遊離脂肪酸：空腹時に血中濃度が高値となり，食欲亢進に作用する。

　血中遊離脂肪酸は脂肪組織のトリアシルグリセロールの分解で生じたものでしたね！

　空腹になると，グルカゴン等のホルモン作用によって脂肪組織中のトリアシルグリセロールが分解され，遊離脂肪酸として血中に放出される。この遊離脂肪酸は摂食に対して促進的にはたらきかける。その結果，空腹を感じるようになる
④　レプチン：体脂肪の増減によって，長期的に摂食量が調節されている。脂肪組織からはペプチドホルモンであるレプチンが分泌される。レプチンは，食欲を抑制し，エネルギー消費を亢進させる。すなわち，これ以上体脂肪が蓄積されないように，食欲とエネルギー代謝の調節役を担っている物質である。

　レプチンは，レプチン受容体を介して脳に移行し，視床下部に存在するNPYやAgRPの産生・放出を抑制する。さらに，POMC神経細胞に作用して食欲を抑制し，また，自律神経系や内分泌系を介してエネルギー代謝亢進に作用する．
⑤　グレリン：胃から分泌されるグレリンは，強力な摂食促進作用を持つ消化管ペプチドホルモンである。グレリンの空腹に関する情報は，迷走神経を介して脳へ伝達されることが知られている。また，視床下部弓状核のAgRP神経細胞の活性やPOMC神経細胞の抑制などを介して食欲亢進に作用する。
⑥　グルカゴン様ペプチド（Glucagon-like peptide-1：GLP-1）：下部腸管に存在するL細胞から分泌される消化管ペプチドホルモンである。その作用は，高血糖時のインスリン分泌の促進とグルカゴン分泌の抑制，胃排泄の抑制の他，摂食の抑制である。
⑦　コレシストキニン：十二指腸のI細胞で産生され，脂質とたんぱく質の腸管刺激によって分泌が促進される消化管ペプチドホルモンである。腸管末端の受容体に結合し，迷走神経を介して視床下部に働きかけ，摂食を抑制する。消化酵素を豊富に含む膵液の分泌を増やし，胆のうを収縮することで胆汁分泌を亢進させる作用ももつ（3章）。
⑧　ペプチドYY（Peptide YY：PYY）：PYYは36アミノ酸残基からなり，主に小腸と大腸のL細胞から分泌される消化管ペプチドホルモンである。摂食抑制に，はたらく。食物摂取後，迷走神経を介して，視床下部へ満腹情報を伝達し，視床下部弓状核のPOMC神経細胞を活性化する。

＊＊＊ もっと知りたい！ レプチンはやせ薬？

　レプチンは食欲を抑制する！発見された当初，レプチンはやせ薬として使用できるのではないかと考えられた。レプチンの分泌量は脂肪組織の量に比例するため，多くの肥満症の人では血中レプチン濃度が高いことが知られている。それなのに，肥満症の人では，なぜやせないのか？これは，肥満者では一般にレプチンの受容機構に障害があり，そのためにレプチンのはたらきがわるい状態（レプチン抵抗性）が生じていると考えられる。血中レプチンは高値を示していてもレプチンのはたらきがわるい，すなわち，レプチン抵抗性がみられる。このような人にレプチンを投与してもやせることはない。

＊＊＊

（3）自律神経系による調節

　食後，胃に内容物がたまると胃壁が伸展し，胃に分布している迷走神経（消化管等の機能を調節する副交感神経の最大のもの）を通して，刺激が視床下部に伝えられて満腹を感じる。

　胃内が空の状態で時間が経過すると，胃は収縮を起こす（飢餓収縮）。この刺激が迷走神経を通して，視床下部に伝えられて空腹を感じるようになる。

（4）その他の調節因子

　寒冷刺激，飲食物に対する視覚，臭覚，味覚は摂食促進にはたらき，体温の上昇は摂食抑制にはたらく。また，ほどほどのストレスは食欲を増進させるが，強いストレスでは消化管のはたらきが低下し食欲がなくなる。

B　食事のリズムとタイミング

　すべての生命現象は，時間の流れのなかで生じている。生命現象を時間の切り口でとらえようとするのが時間生物学で，その主要なテーマは，昼夜や季節に代表される環境サイクルへ生物がどのように適応しているのかを解明することにあるといわれている。時間栄養学とは，栄養学を時間生物学の視点から研究するこれからの学問といえる。

（1）日周リズムと栄養補給

① 日周リズムとは

　私たちは，毎日の生活を種々のリズムのなかで過ごしている。例えば，朝起きて夜眠るという1日のリズム，月曜から学校や職場にでかけて週末に休むという週間単位のリズム，もっと長いのは，女性の生理周期のように1か月単位のリズム，春夏秋冬という1年単位のリズムがある。このように，生物は本能的に時刻を知り，さまざまな時間（周期）を測る仕組みをもっている。

　1日単位の周期を，サーカディアン・リズム（概日リズム；Circadian rhythm）という。サーカディアン・リズムについては，近年体内時計が発見され，分子的メカニズムがかなり解明されつつある。このリズムの特徴は，第1に自律的に動くこと，第2は外から調整できること，第3には時間の針が1周するのに約24時間かかること，第4は温度変化などの環境変化に対して周期が安定していることである。

　ヒトを含む哺乳類の場合，サーカディアン・リズムの中枢は，脳の視床下部にある視

交叉上核（suprachiasmatic nucleus; SCN と略す）に存在している（図2-4）。ここでは、時計遺伝子のはたらきの下、1日周期でつくられては壊されているたんぱく質が存在し、このたんぱく質によって体内リズムが形成される。そもそも時計遺伝子の周期は25時間とされる。そのため、毎朝、朝の強い光を受けることで、24時間周期に修正され、日内リズムは保たれる。

SCNには、光のほか、気温や騒音などの外的な環境、食事、さまざまな化学物質ホルモンが、日内リズムに影響を与えている。睡眠や体温も時計遺伝子によって支配されており、例えば、夜眠らなくても、あるいは1日中真っ暗な部屋にいても、体温は深夜に最低になり、昼頃に最高になる。このほか、いくつかのホルモンについても、その量が24時間周期で変化している。代表的なものがメラトニン（松果体ホルモン）である。メラトニンは眠気を起こす作用をもち、日中の強い光で分泌は低下、夜間、暗くなると分泌は上昇する。

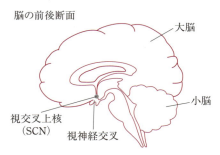

図2-4　視交叉上核

心筋梗塞や喘息などの疾病が起こるタイミングも1日のうちで変化する。例えば、心筋梗塞や心不全による突然死は、午前中（起床後3時間まで）の発症頻度が高く、脳内出血や脳梗塞も午前中に多い。これらは、交感神経の機能が午前中の時間帯に急激に亢進する

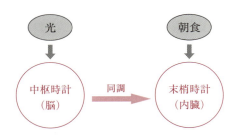

図2-5　末梢時計の概日リズム形成機構

ことが原因とされ、したがって、こうした突然の発作を防止するためには、危険度が最も高い時間に最も効果を発するように薬を投与することが求められている。また、骨がカルシウムを蓄積する時間帯は夕方以降であることがわかっており、骨粗鬆症の予防としての牛乳は夕方に飲むほうが効果的である。

(2) 給餌性リズム

脳のSCNにある中枢時計は、毎朝日光を浴びて1日24時間の日周リズムを刻み始める。一方、主時計遺伝子とは別に、光ではなく、食事で位相（時計の針）を合わせる末梢時計が、肝臓や小腸など、ほとんどすべての組織にあることがわかってきた。この末梢時計遺伝子に関わるリズムを「給餌性リズム」という。例えば、ラットに対して1日のうちの決まった時間にだけ餌を与えるように習慣づけると、たとえ真っ暗にした状態のなかでも、餌をもらえるはずの時間になると、ラットの行動が活発になる。その時間に合わせて消化酵素が分泌され、消化管機能が活発になるためと考えられる。

副腎皮質ホルモンの一つである糖質コルチコイド（コルチゾール、コルチコステロン）は、血糖値上昇などの糖質代謝を調節している。毎日一定の時刻に食事を食べていると、血中コルチゾールレベルは日内リズムを保ちつつ増減することが知られている。消化管を経由した規則正しい栄養成分補給が重要と考えられる。

中枢時計と末梢時計が同じ周期ではたらくことを同調という。体内代謝が活発に行われ、生体機能が滞りなくはたらくためには、この同調がスムーズに行われることが大切

となる(図2-5)。同調には朝の食事が大切な役目を果たすといわれている。正しい日周リズムを刻むためには朝日の強い光刺激が必要となり，さらに，中枢時計に合わせて末梢時計がリセットし正しいリズムを刻んでいくためには，朝食が必要とされる。

(2) 夜食，欠食

　1日3食の食事のなかで，からだのリズムと関係がある朝食は，最も重要とされる。体温，ホルモン分泌，運動能力，記憶力など，私たちのからだは，1日24時間のリズムをきざみながら変化している。就寝前の食事から長時間の空腹を経た後に食べる朝食の刺激は，からだ全体に目覚めの信号を送ることになる。「全国体力・運動能力，運動習慣等調査」(スポーツ庁)において，朝食を毎日摂取する子どもに比べて食べない子どもでは，肥満が多く体力テストの得点が低いことが示されている(図2-6)。

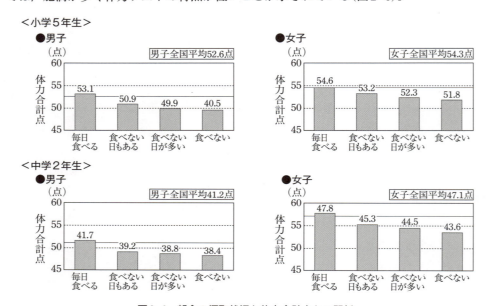

図2-6　朝食の摂取状況と体力合計点との関係

参照：令和5年度全国体力・運動能力，運動習慣等調査結果

　朝食を欠食すれば，午前中の血糖値は低下し，体温が低くなり，脳のはたらきやエネルギー産生量が低下する。エネルギーを補給するために，糖新生反応による筋肉たんぱく質の分解と体力低下が起こる。さらに，時計遺伝子の防御機構がはたらき，昼食や夕食量が増加し，引き続いて，血糖値の急上昇，非常時に備えての脂肪合成促進が亢進する。

　栄養教育の現場において，これまでは「何を食べるか」「どのくらい食べるか」の指導が，主に重視されてきた。しかし，時間栄養学の進歩によって，「いつ食べるか」という要素も重要になってくると考えられる。時計遺伝子のはたらきを乱す生活習慣が，運動能力や耐糖能を低下させ，代謝を狂わせ，肥満を増加させる。時間栄養学とメタボリックシンドローム，さらには生活習慣病の発症との間には，深い関連性があることを認識していくことが大切である。

練習問題 —— 国家試験対策

第2章 摂食行動の仕組み

第38回（2024年） 69番

---

1 レプチンに関する記述である。最も適当なのはどれか。1つ選べ。
  (1) 主に線維芽細胞から分泌される。
  (2) 肥満者では，血中濃度が低下している。
  (3) エネルギー消費を抑制する。
  (4) 摂食を促進する。
  (5) 体脂肪率が上昇すると，レプチン抵抗性が増大する。

解答：5

　　レプチンとは，脂肪組織（脂肪細胞）から分泌される肥満抑制作用をもつペプチドホルモンのことである。視床下部の満腹中枢にある弓状核という部位に作用し，摂食促進性の神経ペプチドYの活性を低下させて食欲を抑制する。さらに，交感神経を介してエネルギー消費を亢進させる。

  (1) × 主に脂肪細胞から分泌される。
  (2) × 肥満者では，血中濃度が上昇している。レプチンの分泌量は脂肪組織の量に比例するため，多くの肥満者では血中レプチン濃度が高いことが知られている。
  (3) × エネルギー消費を促進する。
  (4) × 摂食を抑制する。
  (5) ○ 肥満になると視床下部にレプチンが効きにくくなる「レプチン抵抗性」と呼ばれる現象が生じる。

第36回（2022年） 69番

---

2 食欲を促進する要因である。最も適当なのはどれか。1つ選べ。
  (1) 満腹中枢の興奮
  (2) 血中グルコース濃度の上昇
  (3) 血中遊離脂肪酸濃度の上昇
  (4) レプチン分泌量の増加
  (5) 胃壁の伸展

解答：3

  (1) × 空腹感や満腹感を感じる中枢は，間脳の視床下部にある。空腹感を感じ，食欲を促進する作用は，摂食中枢の興奮によるものである。
  (2) × 食後は血中グルコース濃度が上昇し，それにより満腹感が生じる。逆に，空腹時は血中グルコース濃度が低下し，それにより空腹感が生じ食欲は促進される。
  (3) ○ 空腹になると，体脂肪中に蓄えられていたトリグリセリドがホルモン感受性リパーゼによってグリセロールと脂肪酸3分子に分解され，血中に放出される。そのため，血中遊離脂肪酸濃度は高くなる。
  (4) × レプチンは，脂肪組織から分泌されるペプチドホルモンである。血中レプチン濃度の上昇により，食欲は抑制され，エネルギー消費は亢進される。
  (5) × 食後，胃に内容物がたまると胃壁は伸展し，胃に分布している迷走神経を介して，刺激が視床下部に伝えられて満腹を生じる。

3章 栄養素等の消化・吸収と排泄のメカニズム

　口から取り入れた食物は最終的に体内に取り込まれて栄養素として利用される。口腔から肛門までの消化管は全長9mの管で，このなかを通過する間に，食物は砕かれ消化液と混ざり，目には見えないが高分子の栄養素が低分子に分解されて消化管の**粘膜**を通り抜ける（図3-1）。このように消化管粘膜を通過させ生体内に吸収させやすくするまでの変化の過程を消化といい，消化された物質が体内に取り込まれる過程を吸収という。

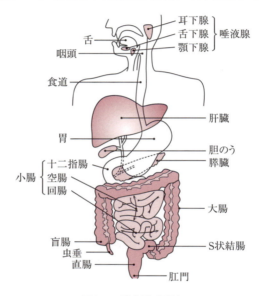

図3-1　消化器系器官

A　消化過程の概要
（1）3つの消化方式
　食物成分は次の3つの内容の消化作用を受ける。
① **機械的消化**：口腔内での咀しゃく，嚥下（飲み込み），胃腸での**蠕動運動**や**分節運動**による消化をいう。これにより，食物は砕かれ，消化液と混ぜ合わされ，消化管内を移行していく。
② **化学的消化**：唾液，胃液，膵液等の消化液中の**消化酵素**による消化をいう。ヒトの体を構成する細胞の大きさは20～30μmと小さい。消化酵素は加水分解とよばれる方法によって，食物成分を高分子から低分子へ分解する。これにより，栄養素は極小の細胞に取り込まれることができるようになる。
③ **生物学的消化**：大腸内での腸内細菌による**発酵**，腐敗をいう。ヒトが消化できなかった一部の成分は，腸内細菌のはたらきによって代謝を受ける。例えば，腸内細菌の発酵によって，糖質から生じた短鎖脂肪酸は，ヒトのエネルギー源として利用されている。

＊＊＊ もっと知りたい！　小腸の表面積はバトミントンコートの約半分

　小腸には輪状ひだ，さらに，ひだ上には小突起である絨毛（長さ1mm）が存在する。絨毛は単層の吸収（上皮）細胞によって覆われており，さらに，吸収細胞の管腔側表面には微絨毛とよばれる小突起がある。微絨毛は直径約0.1μm，長さ約1μmであり，吸収細胞1個当たり600本も存在する。

　小腸粘膜の表面は，輪状ひだによって1.6倍に，さらに，絨毛と微絨毛によって60～120倍に拡大され，小腸全体の表面積は約30㎡となる。表面積を広くすることで，吸収効率は著しく上昇する。絨毛は吸収のさかんな空腸上部で特に発達しており，回腸にいくに従い，絨毛の高さと数は減少する（図3-2）。

＊＊＊

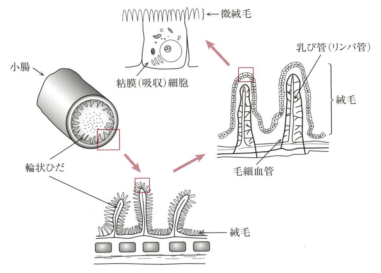

図3-2　小腸壁と絨毛・微絨毛の構造

（2）口腔での消化

　食物の消化吸収は口での咀しゃくから始まる。咀しゃくとは，摂取した食物を歯で噛み，破砕し，舌を使っただ液と混ぜ合わせることをいい，次に続く嚥下（飲み込み）を可能とする。咀しゃくによって食物を細かくすることは，消化酵素が作用する食物の表面積を増やし，口腔内での化学的消化を促進することにもつながる。成人の永久歯は全部で32本，すなわち切歯2本，犬歯1本，小臼歯2本，大臼歯3本が左右上下にそれぞれ位置する。舌の表面は粘膜に覆われており，食物の味を感じる。また，舌の筋肉を自由に動かすことで，咀しゃくや嚥下を助ける。

　唾液腺は口腔内に唾液を分泌する組織であり，左右2対の大唾液腺（耳下腺，顎下腺，舌下腺）と，口腔内全体に分泌する多数の小唾液腺（漿液と粘液の混合腺）から成る。耳下腺液はさらさらとした漿液性であり，α-アミラーゼという消化酵素を多く含む。α-アミラーゼは，でんぷんを消化してデキストリンに分解する。舌下腺からは粘液を多く含む唾液が分泌され，食物を飲み込みやすくする作用をもつ。顎下腺はα-アミラーゼと粘液の両方を含む。1日の唾液分泌量は1～1.5L，pHは6～7である。

（3） 咽　頭

　　　咽頭はのど(咽喉)の一部で，口腔と食道の中間にある。口腔の食物は咽頭を通り，食道に送られる。一方，鼻や口から入った空気も咽頭を通り，喉頭から気管に送られる。このように，食物と空気との交差点に当たる部分を咽頭という。咽頭は，食物が気管に入ってしまうことのないよう，正しく食道に送り込む役割を担っている。

（4） 食　道

　　　食道は咽頭の下に続く長さ約25 cmの管で，胃の噴門部につながっている。咽頭から食道に入った食塊は，重力で下に流れるとともに，自動的な蠕動運動によって胃に送られる。食道は，頸部，胸部，腹部の3つに区別され，胸部と腹部は横隔膜で隔てられている。食道の入り口，気管支との分岐点，横隔膜を貫くところは狭くなっており，狭窄部とよばれ，通過障害を起こしやすい。食道と胃のつなぎ目部分には，輪状の筋肉である下部食道括約筋が存在する。下部食道括約筋は，嚥下時には弛緩し食物を胃に通過させる。一方，嚥下時以外は一定の強さで収縮し，胃内のものが食道に逆流するのを防いでいる。加齢等によって，この括約筋が正常に機能しなくなると，胃食道逆流症を引き起こしやすくなる。

（5） 胃での消化
（1） 胃
　　　胃は食道に続く臓器である。左上腹部にあり，消化管のなかで最も膨大している。胃は飲食物を一時貯留し，その温度を体温と同一にするとともに，蠕動運動によって食塊をかゆ状にし，これを少量ずつ十二指腸に送り出す。その間，胃液によって，主にたんぱく質の消化が行われる。胃粘膜の表面には，多くのひだがあり食物を撹拌するのに都合のよい構造となっている。胃では，アルコールや一部の薬剤が吸収される。
（2） 胃　腺
　　　胃粘膜は1層の円柱上皮細胞で覆われている。その面に無数の胃小窩があり，これは粘膜細胞が陥入したものであり，胃腺の開口部となり，胃液が分泌される。部位によって次の3種類に分けられる。
① 噴門腺：噴門部に存在し，粘液を分泌する。
② 胃底腺(固有胃腺ともいう)：胃の大部分(上方2/3)に分布する。主細胞，壁細胞，副細胞(頸部粘液細胞)の3つの腺細胞からなる。主細胞からは主に消化酵素のペプシノーゲン，壁細胞からは塩酸，副細胞(頸部粘液細胞)からは粘液が外分泌される。
③ 幽門腺：幽門部に存在し，粘液を分泌している。また，G細胞も存在し，消化管ホルモンのガストリンが内分泌される(図3-3)。
（3） 胃　液
　　　胃液は，1日当たり2〜2.5 L分泌される。pHは1〜2の強酸性である。胃液分泌は，食物のにおいや味，噛む運動，胃のなかに入った食物による胃壁の伸展等，さまざまな刺激によって，副交感神経(迷走神経)が興奮することで起こる。
　　　胃液中には，主に，ペプシノーゲンと胃酸(塩酸)が含まれている。ペプシノーゲンは胃の主細胞から分泌されるたんぱく質分解酵素である。分泌直後は，たんぱく質の分解作用をまだもたない不活性型であるが，その後，塩酸により活性化を受けペプシンとな

る。胃酸(塩酸)は胃内を強酸性状態に保ち、ペプシンがはたらきやすい環境をつくっている。また、口腔から送られてきた食物は塩酸によって殺菌を受ける。

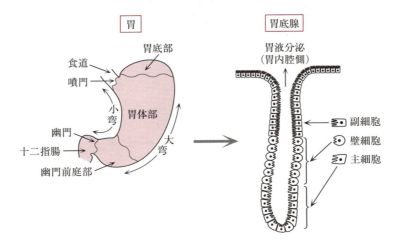

図3-3　胃と胃底腺の構造

(6) 小腸での消化

(1) 小　腸

小腸は、口腔側から順に、十二指腸、空腸、回腸とよばれる。十二指腸は、胃に続く小腸の起始部であり、約25cmの短い長さで湾曲している。空腸は残りの約2/5、回腸は約3/5を占める。十二指腸は、膵臓から外分泌された膵液と、肝臓でつくられた胆汁が、合流して注ぎ込まれ、消化がさかんに行われる場である(図3-4)。

十二指腸に続く空腸では、吸収の約90%が行われている。小腸の運動には、蠕動運動、分節運動、振子運動の3種が

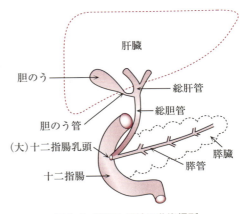

図3-4　膵液と胆汁の分泌場所

ある。蠕動運動は小腸内容物を肛門側へ移行する役目を、分節運動、振子運動は食塊と消化液を混ぜ合わせる役目をもつ。小腸の内壁表面には、輪状ひだ、さらに、ひだ上には小突起である絨毛(長さ1mm)が存在する。小腸の絨毛には、吸収された栄養素を運ぶための毛細血管やリンパ管が入り込んでいる。

(2) 膵　臓

膵臓は、胃の後ろに位置し、長さ15cm、重さ80〜160gの器官である。膵臓容積の大部分は消化液(膵液)を分泌している外分泌部である。膵液には、炭水化物分解酵素のα-アミラーゼ、脂質分解酵素のリパーゼ、たんぱく質分解酵素のトリプシン、キモトリプシン、カルボキシペプチダーゼ等の消化酵素が含まれる。また、アルカリである重炭酸イオン(HCO_3^-)が含まれ、それにより胃酸は中和され、十二指腸内部のpHは中性(約pH8)に変えられる。膵液は、1日約1L分泌される。膵液や胆汁の分泌は、神経

性の刺激とセクレチンやコレシストキニン等の消化管ホルモン刺激によって促進される。

膵臓は，消化器官であると共に内分泌器官の役割も有する。膵臓の内部の数％の割合で含まれる細胞塊をランゲルハンス島（膵島）という。**ランゲルハンス島は約100万個以上存在し，ホルモンであるインスリンやグルカゴンを内分泌している。**

(3) 肝　臓

肝臓は，重さが約1.2～1.5kg（体重の2％）あり，身体のなかでは最も大きい臓器である。横隔膜の直下の右上腹部にあり，右葉と左葉に分かれている。約50万個もの肝小葉は，肝臓の基本的な単位であり，肝細胞で構成されている。毛細血管は，肝小葉の中心部を構成している中心静脈に集まり，次第に太い静脈となり，ついには2～3本の肝静脈となって下大静脈に注ぐ。肝臓下面のほぼ中央部には肝門があり，ここでは，門脈と固有肝動脈が進入し，総肝管が進出している。

(4) 胆　汁

胆汁は，肝臓でつくられる。肝臓からの分泌量は1日0.5～1Lであるが，途中，胆のうにおいて濃縮を受ける。食塊が十二指腸に入ると，その刺激によってコレシストキニン（消化管ホルモン）が分泌，胆のうは，収縮し，胆汁は，十二指腸に分泌される。胆汁には，消化酵素は含まれないが，胆汁酸，胆汁色素（ビリルビン），レシチン，コレステロール等が含まれる。胆汁酸は肝臓でコレステロールからつくられる強力な**界面活性物質**であり，脂肪の消化吸収に必須の成分である。

(5) 小腸液

腸液は，小腸から分泌される弱アルカリ性の粘液である。十二指腸にあるブルンネル腺や小腸全体にあるリーベルキューン腺から分泌される。消化酵素は含まれていないが，1日の分泌量は1.5～3.0Lに達し，消化液のなかでも分泌量は多い。消化粥をさらに水溶化し，pHや浸透圧を調整することで胃から移動してきた酸性の内容物から小腸壁を保護している。

(6) 大　腸

大腸の全長は約1.6m，直径は5～7cmで小腸の2倍程太い。盲腸，結腸，直腸に分かれ，さらに，結腸は上行・横行・下行・S状結腸に分かれる。大腸壁は小腸壁より薄く，内壁には輪状ひだや絨毛がない。また，大腸には，約100種類，100兆個の腸内細菌が住み着いている。小腸から移送された粥状の内容物からは水分やミネラルが吸収され，消化されなかった栄養素は腸内細菌のはたらきによって発酵を受ける。上行結腸に移行した内容物は，蠕動・分節・振子運動によって撹拌され，さらに，肛門側に移行される。大腸の蠕動運動の頻度は少ないが，運動は大きく，持続時間は長い。

上行結腸では逆蠕動（逆方向へ内容物が移動すること）も起こる。横行結腸より先の蠕動運動は，1日に数回しか行われない。特に，朝食後には胃・結腸反射といい，大腸の蠕動運動が大きく起こることが知られている（大蠕動）。これによって，横行～S状結腸にたまっていた内容物が，直腸に一気に移行し，便意を感じるようになる。

B　管腔内消化の調節

適切な消化管の運動と消化液の分泌が行われるために，自律神経と消化管ホルモンは互いに強調し合いながら作用している。

（1） 脳相・胃相・腸相

　　胃液の分泌は，脳相・胃相・腸相の3つの時期に分けられる。脳相では，食物の味覚，視覚，臭覚等の刺激によって，胃液分泌が高まる段階を，胃相では，食物が胃に入った刺激によって，胃液が本格的に分泌される段階を，腸相では，食塊が胃から十二指腸に移送され，胃液分泌が抑制される段階をいう。いずれも，自律神経と消化管ホルモンによる協同作用である。

（2） 自律神経による調節

　　消化器系の多くの器官は，自律神経である交感神経と副交感神経によってコントロールをされている。通常，交感神経は，消化器系の活動に対して抑制的に，副交感神経は，消化器系の運動や分泌に促進的にはたらく。ただし，唾液腺はどちらにおいても促進的であり，交感神経によって粘性に富んだ少量の唾液分泌を，副交感神経によって漿液性の多量の唾液分泌を促進する。

（3） 消化管ホルモンによる調節

　　消化管には，ペプチドホルモン（消化管ホルモン）を分泌する内分泌細胞が粘膜上皮に散在する。これらの，消化管ホルモンは消化のはたらきを調節しており，分泌されたホルモンは血管内に入るものもあるが，近くの細胞に直接はたらくものもある。
　　ガストリンは，胃のG細胞から分泌される。胃にはたらきかけ，塩酸やペプシノーゲンの分泌を盛んにする。セクレチンは，pH4.0以下の酸の刺激によって十二指腸のS細胞から放出される。膵臓にはたらきかけ，炭酸水素イオンを含む膵液を分泌させ，胃にはたらきかけ胃酸とガストリンの分泌を抑制する。さらに，胃内容物の十二指腸への移送も抑制する。コレシストキニンは，消化産物が十二指腸に達すると，十二指腸のI細胞から分泌され，膵臓にはたらきかけ，膵液中の消化酵素の分泌を促進するとともに，胆のうへはたらきかけ，胆のう収縮，胆汁の分泌を促す（表3-1）。また，迷走神経を介して，視床下部に刺激を伝達することで摂食を抑制する。

表3-1　消化管ホルモン

ホルモン	分泌細胞	合成部位	主な作用
ガストリン	G細胞	胃幽門部	胃酸およびペプシンの分泌促進
セクレチン	S細胞	十二指腸	膵臓から炭酸水素イオン分泌促進 弱アルカリ環境をつくる。
コレシストキニン（CCK）	I細胞	十二指腸	膵酵素分泌促進，胆嚢収縮，食欲抑制
グルコース依存性インスリン分泌刺激ホルモン（胃酸分泌抑制ペプチド，GIP）	K細胞	十二指腸，空腸	胃酸，ペプシン，ガストリン分泌抑制 インスリン分泌刺激
グルカゴン様ペプチド（GLP-1）	L細胞	小腸下部	膵臓からのインスリン分泌促進，グルカゴン分泌抑制，胃運動抑制
血管作用性腸管ペプチド（VIP）	H細胞	小腸	血管拡張作用，消化管の運動の抑制作用
グレリン	X細胞	胃体部	摂食の亢進，成長ホルモン分泌刺激
ソマトスタチン	D細胞	胃，腸	ガストリン，セクレチン分泌抑制

C 膜消化・吸収

（1） 管腔内消化と膜消化

　　唾液，胃液，膵液等管腔内に分泌され，直接食塊と混ざり合って進む消化を管腔内消化という。一方，一部の栄養素については，小腸に吸収される際，吸収細胞の微絨毛膜に存在する消化酵素（膜消化酵素という）によって，最終段階の消化が行われる。このように，小腸の吸収細胞の微絨毛膜に存在している消化酵素による消化を膜消化という（図3-5）。膜消化によって，たんぱく質はアミノ酸やオリゴペプチドに，炭水化物は単糖に分解される。

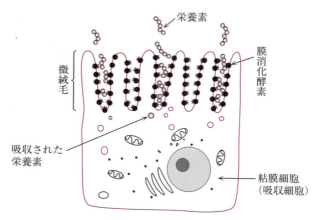

図3-5　膜消化の方式

（2） 膜消化酵素

　　小腸の粘膜細胞に存在する膜消化酵素には以下のものがある。
① 　たんぱく質分解酵素：
アミノペプチダーゼ…ペプチド鎖のアミノ末端からアミノ酸を切り離す。
カルボキシペプチダーゼ…ペプチド鎖のカルボキシ末端からアミノ酸を切り離す。
ジペプチダーゼ…アミノ酸2分子の結合を分解
② 　炭水化物分解酵素：
　　グルコアミラーゼ（マルターゼ）…でんぷんの直鎖部分を**非還元末端**からグルコース単位で切り離す。マルターゼはグルコアミラーゼの一種で，最後に残ったグルコース2分子のつながりを切り離す。
イソマルターゼ…イソマルトース（グルコース2分子：でんぷんの枝分かれ部分）を分解
スクラーゼ…スクロース（グルコースとフルクトースの結合）を分解
ラクターゼ…ラクトース（グルコースとガラクトースの結合）を分解

　　膜消化は消化の最終段階であることから，通常，膜消化に引き続き吸収が行われる。例えば，スクロースは吸収細胞膜消化酵素であるスクラーゼによってグルコースとフルクトースになるが，生じたグルコースは近くの吸収細胞膜表面に存在する輸送体に効率よく取り込まれ，ただちに吸収される。

(3) 吸収の方式

　消化されて低分子となった栄養素の約90％は，主に空腸で吸収される。吸収の方式としては，能動輸送と受動輸送に分類される（表3-2）。能動輸送はエネルギー（ATP）を用いて細胞内へ，積極的に栄養素を取り込む方式であり，受動輸送は栄養素の吸収にエネルギーを必要としない。さらに，受動輸送は単純拡散と促進拡散に分けられる。促進拡散は単純拡散と原理は同じであるが，小腸膜の輸送体（たんぱく質等）を介して，拡散速度を高める方式をいう。能動輸送の吸収速度は速く，受動輸送は遅い。したがって，同じ単糖類であっても，フルクトース（促進拡散）に比べてグルコース（能動輸送）の吸収速度は速い。

表3-2　能動輸送と受動輸送

	能動輸送	受動輸送	
		促進拡散	単純拡散
基質濃度	薄いほうから濃いほうへの移動（濃度勾配に逆行）	濃いほうから薄いほうへの移動（濃度勾配に比例）	
エネルギー	必　要	不　要	
輸送体（膜たんぱく質）	必　要（ポンプ，トランスポーター）	必　要（チャネル，トランスポーター）	不　要
具体例	グルコース，ガラクトース　アミノ酸，ミネラル，水溶性ビタミン（ナイアシン，パントテン酸，葉酸，B_{12}，C）	フルクトース　酸性アミノ酸　水溶性ビタミン（B_1，B_2）	脂溶性物質　炭素数3個以下の水溶性物質（エタノール，ミネラルなど）

 グルコースやアミノ酸は能動輸送で吸収されるのですね！

　グルコースやガラクトースは，ナトリウム依存性グルコーストランスポーター1（sodium-dependent glucose transporter 1；SGLT1）とよばれる輸送担体を利用して，能動輸送によって取り込まれる。すなわち，ナトリウムイオンが流入する際に，共輸送によって吸収する方式である（図3-6）。フルクトースは促進拡散で吸収細胞に取り込まれるが，この際の輸送体はナトリウムには非依存性のグルコーストランスポーター5（glucose transporter 5；GLUT5）である。アミノ酸はその種類ごとに輸送体が存在するが，一部のアミノ酸はグルコースと同様，ナトリウム共輸送によって吸収される。

栄養学の歴史 3

ベルナールの功績

　ベルナール（Bernard）は，19世紀最大の生理学者といわれている。1813年にフランスのローヌ渓谷のヴィルフランシュの近くの村で生まれた。当初は劇作家になることを目指したが，のちに医学を目指したといわれる。糖代謝の研究，糖質や脂質の消化作用の研究など，栄養学の進歩に貢献した。消化作用の研究においては，すい液や腸液の酵素の存在を明らかにした。グリコーゲンの発見者であり（グリコーゲンという名称は彼の命名である），グリコーゲンから糖が生成され血液中に分泌されることを報告した。この他，一酸化炭素ヘモグロビンの発見によって，赤血球が酸素を肺から組織へ運搬することを証明した。ベルナールは1878年パリで死亡し，フランス科学者として最初の国葬が行われた。

ペプチドは H⁺/ペプチド共輸送体（hydrogen ion/peptide cotransporter 1; HPEPT1）を利用する。すなわち，水素イオンの共輸送によって能動輸送により吸収される。

ビタミンの吸収においても研究が進み，ナイアシン，パントテン酸，ビタミンCはナトリウム共輸送で，葉酸は水素共輸送で吸収されることがわかってきた。

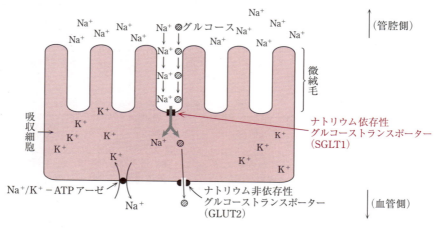

図3-6　グルコースの吸収方式

D　栄養素別の消化・吸収

(1)　炭水化物（図3-7）

日本人の一般的な食生活において，食物中の炭水化物の主なものは穀類に含まれるでんぷんである。このほか，砂糖の成分であるスクロース（ショ糖），牛乳中のラクトース

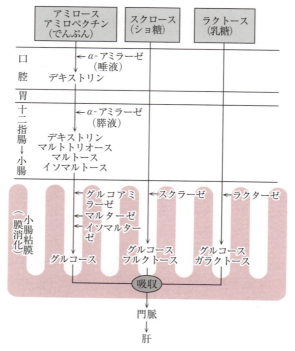

図3-7　炭水化物の消化と吸収

（乳糖）も含まれる。

　でんぷんは直鎖状のアミロース，枝分かれのあるアミロペクチンからなる。唾液と膵液中のα-アミラーゼは，でんぷんの直鎖部分（**α-1,4結合**）をランダムに切断する（図3-8）。小腸では膜消化酵素であるグルコアミラーゼがでんぷんの加水分解産物（グルコースが平均6〜8個つながったもの）を非還元末端から切断しグルコースを1分子ずつ切り離す（図3-9）。またアミロペクチンの枝分かれ部分（**α-1,6結合**）が残ったグルコース2分子の二糖類をイソマルトースとよぶ。イソマルトースは小腸の微絨毛膜に存在するイソマルターゼによってグルコース2分子に分解される。このように，でんぷんは最終的にグルコースとなり吸収される。

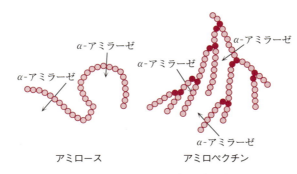

図3-8　α-アミラーゼのはたらき

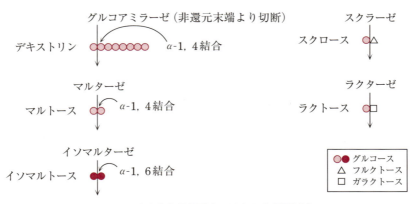

図3-9　炭水化物分解酵素のはたらき（膜消化）

 砂糖や牛乳中の乳糖はどのように消化吸収されるのですか？

　スクロース，ラクトースは，それぞれグルコースとフルクトース，グルコースとガラクトースが1分子ずつつながった二糖類である。これらの二糖類は口腔，十二指腸では消化を受けず，小腸に入り，膜消化酵素であるスクラーゼとラクターゼによってそれぞれ分解を受ける。私たちが甘い物を食べると，血糖値が急激に増加する。これは，砂糖の成分であるスクロースが消化管を短時間のうちに移動し小腸まで達し，膜消化によってただちに吸収されるためである。

(2) 脂　質（図3-10）

　食物中の脂質の大部分はトリアシルグリセロール（中性脂肪）である。トリアシルグリセロールは，胃においても胃リパーゼによって，わずかに消化されるが，本格的な消化は十二指腸からとなる。

　トリアシルグリセロールは水に溶けないことから，そのままでは消化酵素の作用を受けることはできない。そこで，胆汁酸の助けが必要となる。トリアシルグリセロールは，胆汁酸による乳化作用を受け小さな脂肪滴（エマルジョン）となる。

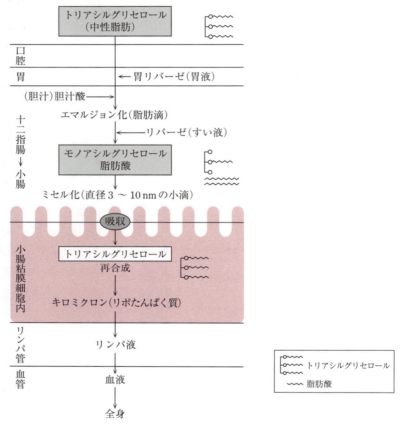

図3-10　トリアシルグリセロールの消化と吸収

 胆汁酸は脂肪の消化吸収に，必ず必要な成分なのですね！

　胆汁酸は，脂肪を乳化し，脂溶性の固まりを小さな脂肪球へと変化させる。それにより，脂肪の消化速度を最大限に高めることが可能となる。消化が進むにつれて，脂質と胆汁酸の脂肪球は，さらに細かく分散し，最終的には直径3～10nmのミセルとなり可溶化される。その間，膵液中のリパーゼは，トリアシルグリセロールの1および3位に位置する脂肪酸を切り離し，モノアシルグリセロールと脂肪酸にする（図3-11）。ミセルは，空腸粘膜の微絨毛に近づいたところで解離し，中心部分の脂質成分のみが吸収される。吸収されたモノアシルグリセロールと脂肪酸は，小腸上皮細胞で再びトリアシルグリセロールに合成される。最終的には，キロミクロンとしてリンパ管に入る。

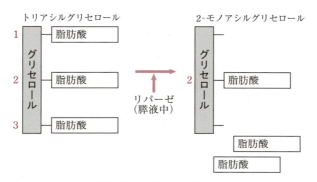

図3-11　リパーゼのはたらき

＊＊＊　もっと知りたい！　胆汁酸と抗菌薬 ─────────

　胆汁酸はステロイド核をもった化合物であり，肝臓でコレステロールからつくられる。肝臓でつくられた一次胆汁酸はコール酸，ケノデオキシコール酸とよばれ，これらはグリシンおよびタウリンと抱合し，胆汁中に分泌される。胆汁は十二指腸に排泄され，脂肪の消化吸収に作用した後，ほとんどが回腸で再吸収を受ける。再吸収を受けなかったコール酸，ケノデオシンコール酸の一部は，腸内細菌によってそれぞれデオキシコール酸やリソコール酸（リトコール酸）とよばれる二次胆汁酸となり，糞便中に排泄される。抗菌薬を服用し，腸内細菌の活性が低下していると，一次胆汁酸の排泄が増えることが知られている。

──────────────────────────────── ＊＊＊

　コレステロールの吸収は，トリアシルグリセロールと同様，胆汁酸とのミセル形成が必要である。脂質の摂取により，コレステロールの吸収は促進されるが速度は遅い。吸収後，小腸上皮細胞で再エステル化され，キロミクロンとしてリンパ管に入る。

（3）たんぱく質（図3-12）

　たんぱく質は，アミノ酸がつながったポリペプチドである。たんぱく質の消化は胃から始まる。管腔内消化を受けもつのは，胃液のペプシン，膵液中のトリプシン，キモトリプシン，カルボキシペプチダーゼであるが，これらのたんぱく質消化酵素によって，ポリペプチドはアミノ酸が数個結合したオリゴペプチドにまで分解される。さらに，オリゴペプチドは小腸の微絨毛膜に存在するアミノペプチダーゼ，カルボキシペプチダーゼ，ジペプチダーゼによって，アミノ酸となり吸収される。たんぱく質はトリペプチドやジペプチドの状態でも吸収される。この場合は，微絨毛膜を通過後，吸収細胞内のオリゴペプチダーゼによってアミノ酸に分解される。

　たんぱく質分解酵素は，その種類によってポリペプチドの分解位置が厳密に決められている。アミノ酸の鎖（ペプチド）の外側から切断する消化酵素をエキソペプチダーゼといい，カルボキシペプチダーゼやアミノペプチダーゼがある。一方，エンドペプチダーゼとは，ペプチド鎖を内側から切断する消化酵素をいい，ペプシン，トリプシン，キモトリプシンがある（図3-13）。

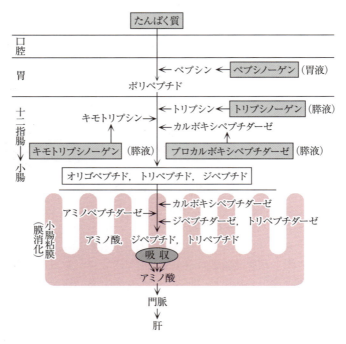

図3-12　たんぱく質の消化と吸収

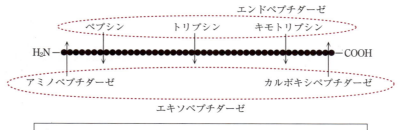

（エンドペプチダーゼの切断場所）
ペプシン：芳香族アミノ酸やロイシンのカルボキシ基およびアミノ基側
トリプシン：塩基性アミノ酸のカルボキシ基側
キモトリプシン：芳香族アミノ酸やトリプトファンのカルボキシ基側

図3-13　エンドペプチダーゼとエキソペプチダーゼ

 たんぱく質消化酵素はどのように活性化されるのですか？

　管腔内消化を行うたんぱく質消化酵素はいずれも不活性型の前駆体で分泌され，分泌されてから活性化される（図3-14）。胃から分泌されるペプシノーゲンは，塩酸によってペプシンとなり活性化される。活性されたペプシンは，まだ活性化されていないペプシノーゲンをペプシンにする。膵臓から分泌されるトリプシノーゲンは，小腸粘膜に存在する**エンテロペプチダーゼ**（エンテロキナーゼ）によってトリプシンに活性化される。活性化されたトリプシンは，まだ活性化されていないトリプシノーゲンをトリプシンに，キモトリプシノーゲンをキモトリプシンに，プロカルボキシペプチダーゼをカルボキシペプチダーゼに活性化する。

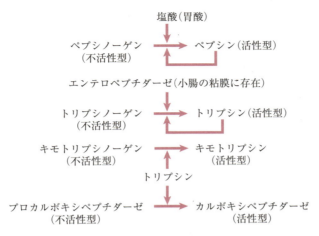

図3-14 たんぱく質消化酵素の活性化

*** もっと知りたい！ たんぱく質分解酵素の活性化

自己消化を防ぐために分泌前のたんぱく質分解酵素は不活性型である。これは，酵素の活性中心（消化作用を行う場所）が，別のペプチドによっておおわれた状態である。分泌された後，このペプチドが取れて活性中心が露出することで消化が始まる。

***

（4）ビタミン

脂溶性ビタミンは脂質の消化吸収と同様に，他の脂溶性成分とともに胆汁酸ミセルを形成する。小腸から吸収された後は，キロミクロンに取り込まれて，リンパ管を経て，全身に供給される。中性脂肪と同様，胆汁酸の存在が不可欠である。胆汁酸がない場合，脂溶性ビタミンの吸収低下が起こる。

水溶性ビタミンであるビタミンB群のほとんどは，食品中では補酵素型で存在し，酵素たんぱく質と結合している。消化管内の酵素によってたんぱく質ときりはなされたのち，小腸上部で吸収される。吸収後は門脈を経て全身に供給される。ただし，ビタミンCは植物食品中の細胞中に遊離型で存在しているため，そのまま吸収される（表3-3）。

栄養学の歴史 4

炭水化物と脂質の消化

1831年，ロイクス Leuchs,（1800〜1837）は，でんぷんが糖に変えられることを唾液について初めて観察し，1845年にはミアール（1807〜1886）が唾液中の活性物質（ジアスターゼ）をアルコール処理によって調製した。1873年，ベルナール（Bernard）は腸液にはショ糖を分解するインベルターゼ（スクラーゼ）が存在することを明らかにした。脂肪の消化については，ベルナールが，脂肪をグリセロールと脂肪酸とに分解させる作用が膵液中にあることを示した。ムンク（Munk, 1852〜1903）は，吸収された脂肪酸が中性脂肪となり，胸管のリンパ中に現れることを見いだした。

表3-3 ビタミンの消化吸収

脂溶性ビタミン

ビタミン	給源となる食品中の形態	消化と吸収
ビタミンA	動物性：レチニル脂肪酸エステル 植物性：β-カロテン（カロテノイド）	レチニル脂肪酸エステル（脂肪酸と結合したレチノール）は、小腸上皮細胞膜に存在するレチニルエステル加水分解酵素によってレチノールとなり吸収 β-カロテンは、小腸上皮細胞に取り込まれた後、中央開裂によって、2分子のビタミンA（レチナール）を生成
ビタミンD	きのこ類：ビタミンD_2 魚肉類：ビタミンD_3	小腸で受動拡散により吸収。リンパ管に移送、肝臓に取り込まれたのち、25-ヒドロキシ（OH）ビタミンDに変換され、ビタミンD結合たんぱく質と結合して血液中を輸送
ビタミンE	4種のトコフェロールとトコトリエノールの合計8種の同族体が存在	胆汁酸などによってミセル化された後、腸管からリンパ管を経由して吸収。吸収されたビタミンE同族体はキロミクロンに取り込まれ肝臓に移行。α-トコフェロール以外の同族体は細胞内で代謝。α-トコフェロールはVLDLに取り込まれ、再び血中に移行、LDLを経由し各組織に取り込まれる。
ビタミンK	植物性：フィロキノン（K_1） 動物性：メナキノン-4（K_2） 納豆：メナキノン-7	胆汁酸の存在下で、小腸上部から吸収。キロミクロンに取り込まれリンパ管に入り、肝臓に移行。VLDLによって末梢に移送。K_1の吸収率：70〜80%

水溶性ビタミン

ビタミン	食品中の形態	消化と吸収
ビタミンB_1	補酵素型のチアミンピロリン酸として酵素たんぱく質と結合した状態で存在	食品を調理・加工する過程、あるいは胃酸環境下で、チアミンピロリン酸はたんぱく質から遊離。さらに、消化管内のホスファターゼにより加水分解され、チアミンとなった後、空腸と回腸で吸収。遊離型に比べた食事型の相対生体利用率は60%程度
ビタミンB_2	補酵素型のフラビンアデニンジヌクレオチド（FAD）あるいはフラビンモノヌクレオチド（FMN）として酵素たんぱく質と結合した状態で存在	食品を調理・加工する過程、あるいは胃酸環境下で、FAD、FMNはたんぱく質から遊離。FAD、FMNのほとんどは消化管内のFMNホスファターゼとFADホスファターゼにより加水分解されリボフラビンとなった後、小腸上皮細胞で吸収。食事中のB_2の遊離型B_2に対する相対生体利用率は64%
ナイアシン	補酵素型のNAD（P）として存在。酵素たんぱく質との結合は弱く、ほとんどが遊離で存在	食品を調理・加工する過程でNAD（P）は分解され、動物性食品ではニコチンアミド、植物性食品ではニコチン酸となった後、これらは小腸から吸収。遊離型に比べた食事型の相対生体利用率は60%程度
ビタミンB_6	ピリドキサールリン酸（PLP）やピリドキサミンリン酸（PMP）として酵素たんぱく質と結合した状態で存在	食品を調理・加工する過程および胃酸環境下で、PLPおよびPMPは遊離する。遊離したPLPおよびPMPのほとんどは消化管内のホスファターゼによって加水分解され、ピリドキサールおよびピリドキサミンとなり吸収。日本人において米飯を主体とする食事の場合には、ビタミンB_6の相対生体利用率は73%
ビタミンB_{12}	たんぱく質と結合して存在	胃酸やペプシンの作用でたんぱく質から遊離。遊離したビタミンB_{12}は唾液腺由来のハプトコリン（Rたんぱく質ともいう）と結合し、次いで十二指腸においてハプトコリンが膵液中のたんぱく質分解酵素によって部分的に消化。ハプトコリンから遊離したビタミンB_{12}は、胃の壁細胞から分泌された内因子と複合体を形成し、主として回腸下部から吸収。吸収率は約50%

葉酸	補酵素型のポリグルタミン酸型として酵素たんぱく質と結合した状態で存在	食品を調理・加工する過程および胃酸環境下でほとんどの葉酸は酵素たんぱく質から遊離。遊離した補酵素型のほとんどは腸内の酵素により消化され，モノグルタミン酸型となったあと，小腸から吸収。遊離型プテロイルモノグルタミン酸に対して，食事中の葉酸の相対生体利用率は50%
パントテン酸	アセチルCoAやアシルCoAとして存在。酵素たんぱく質と結合したものもある	食品を調理・加工する過程および胃酸環境下でほとんどのCoAは酵素たんぱく質から遊離。遊離したCoAは腸内の酵素によって消化され，パントテン酸となった後，吸収。遊離型に比べた食事型のパントテン酸の相対生体利用率は70%
ビオチン	ほとんどがたんぱく質中のリシンと共有結合した形で存在	消化酵素のはたらきによって，酵素たんぱく質から遊離。主に空腸から吸収される。日本の平均的な食事での遊離型に比べた食事型のビオチンの相対生体利用率は80%程度
ビタミンC	アスコルビン酸またはデヒドロアスコルビン酸	消化管から吸収されて，速やかに血中に移送。200 mg/日の摂取量までは吸収率は90%，1 g/日以上の摂取量になると吸収率は50%以下。食事からのものも，サプリメントからのものも，相対生体利用率に差はない。

日本人の食事摂取基準(2010年版および2015, 2020年版)を参考に作表

(5) ミネラル(無機質)

ミネラルは水に溶けてイオンとなった状態で，大部分は小腸で吸収されるが，一部は大腸から吸収されるものもある(表3-4)。

表3-4 ミネラル(無機質)の消化・吸収

ミネラル	給源となる食品中の形態，消化と吸収
ナトリウム	ナトリウムの吸収は，空腸および回腸で濃度勾配に逆らい吸収されるが，空腸での吸収は糖類の存在によって促進される。
カリウム	空腸と回腸から吸収。吸収率は90%以上
マグネシウム	十二指腸，空腸，回腸，結腸から吸収。受動輸送と能動輸送の両者が存在するが，吸収の調節は能動輸送による。マグネシウム摂取量が300～350mg/日の場合は，30～50%の吸収率。摂取量が少ないと吸収率は上昇。共存するたんぱく質や糖質，ナトリウム，ビタミンD，PTH(パラトルモン)によって吸収は促進，大量の脂肪酸やカルシウム，リンの摂取によって吸収は抑制
リン	十二指腸(ビタミンD非依存性)，空腸(ビタミンD依存性)から吸収。受動輸送(促進拡散)と能動輸送の両者が存在するが，主に受動輸送で行われている。成人で60～70%の吸収率
亜鉛	十二指腸と回腸から吸収。吸収率は約30%とされているが，摂取量に影響を受ける。また，2価の陽イオンである鉄や銅と拮抗する。この他，フィチン酸やシュウ酸，食物繊維，ポリフェノールによって吸収は阻害
銅	十二指腸から吸収。食事性の銅の吸収経路は以下2つある。 ①2価の銅イオンがDMT1(divalent metal transporter 1)とよばれる受容体と結合して吸収。鉄，亜鉛と競合 ②2価から1価に還元された銅イオンが，小腸上皮細胞膜のCtr1(copper transporter 1)と呼ばれる受容体と結合して吸収 吸収率は20～60%であり，摂取量が少ないほど吸収率は高い。吸収された銅は，門脈を経て肝臓へ取り込まれる。
マンガン	小腸の全域で能動輸送によって吸収。マンガンは，胃酸によって2価イオンとなって吸収される。 消化管からの吸収率は約1～5% マンガンは鉄と同じ系で吸収されるため，食事中の鉄が多いとマンガンの吸収率は低下

ヨウ素	胃と上部小腸で吸収される。食卓塩に添加されたヨウ素はヨウ化物の形でほぼ完全に吸収されるが，昆布製品等の食品に含まれるヨウ素の吸収率はヨウ化物よりも低いと推定される。
セレン	セレノメチオニン，セレノシスチンなど含セレンアミノ酸形態で食品中に存在。吸収率は90％以上。
クロム	食品中には，3価クロムとして存在。吸収率はきわめて低く約1％。クロム摂取量が少ないほど吸収率は高い。吸収率は，亜鉛によって減少し，ビタミンCによって増加する。吸収されたクロムは血液中でトランスフェリンに結合し，肝臓へ運搬される。
モリブデン	食品中にはモリブデン酸塩として存在するが，その形態で胃と小腸から受動輸送と能動輸送により吸収。吸収率は90％程度。摂取量の差は吸収率に影響を及ぼさない。
カルシウム	食品に含まれるカルシウムは，酸性の強い十二指腸・小腸上部で水溶性となって吸収。吸収率は成人で25～30％。需要度の高い成長期などでは吸収率は増加する。 受動輸送と能動輸送の両者が存在する。能動輸送では，カルシウム結合たんぱく質（カルビンディン）の存在によって，カルシウムの吸収が高まる。活性型ビタミンDはカルシウムの吸収を促進するが，これは，カルシウム結合たんぱく質の合成が活性型ビタミンDによって高まるためである。
鉄	十二指腸から空腸上部において吸収。ヘム鉄はそのままの形で特異的な担体により，腸管上皮細胞に吸収され，細胞内で2価鉄（Fe^{2+}）とポルフィリンに分解される。非ヘム鉄としての3価鉄（Fe^{3+}）は，胃酸やビタミンC等によって2価鉄となり，DMT1に結合して吸収される。ただし，2価鉄の輸送担体は亜鉛，銅と競合する。鉄吸収率は約15％。需要度に応じて吸収率は変化する。すなわち，貧血などで体内鉄量が少ないと，鉄吸収率は増加する。

日本人の食事摂取基準（2010年版および2015，2020年版）を参考に作表

E　栄養素の体内動態

　小腸の吸収細胞に取り込まれた栄養素は，主に**門脈系**とリンパ管系の2つの経路のいずれかによって輸送される（図3-15）。

（1）門脈系

　門脈系とは，栄養素を取り込んだ毛細血管が門脈（静脈）を経て肝臓に入る経路をいう。グルコース，アミノ酸，ミネラル，水溶性ビタミン，短鎖および中鎖脂肪酸等の栄養素

栄養学の歴史 5

たんぱく質の消化

　1752年，レオミュル（Réaumur, 1683～1757）は，「鳥における消化について」という論文を発表し，いろいろな種類の食物を飲み込ませたトビの胃に，両端を開いた金属管を挿し込み，胃の内容物を調べた。腐敗臭はなかったものの，肉が一部分溶けていた。また，管の中にスポンジを入れ胃液を採取し，その液体が酸性を示すことも明らかにした。1824年には，プラウト（Prout）が胃液の酸性が塩酸の成分に基づいていることを立証した。1825年，ティーデマン（Tiedemann1781～1861）とグメリン（Gmelin1788～1853）は，膵液中にたんぱく質を分解する酵素を発見した。シュワン（Schwann1810～82）は，胃腺からたんぱく質の消化力のある物質が分泌されること認め，その活性物質にペプシンと名づけた。1853年，レーマン（Lehmann）はたんぱく質にペプシンを作用させてできた物質にペプトンと名づけた。1906年，コーンハイム（Cohnheim）（のちケストナー（Kestner）と改姓）は，腸液分泌液がペプトンをアミノ酸にまで分解することを観察し，その酵素をエレプシンと名づけた。

がこの方式で吸収される。これらの栄養素は，必ず肝臓を通った後，全身に送られることになる。

（2） リンパ管系

リンパ管系とは，小腸上皮細胞に吸収された栄養素が，リンパ管に流入する経路をいう。トリアシルグリセロール，コレステロール，脂溶性ビタミン等がこの方式で吸収される。トリアシルグリセロールは脂溶性物質と共にリポたんぱく質のキロミクロンに取り込まれ**リンパ液**中に放出される。リンパ液中の栄養素は，腹部から胸部へ移行し，胸管を経て，最終的には，左鎖骨下静脈へと合流し，血液を介して全身に送られる。

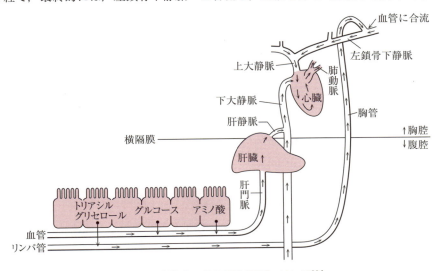

図3-15　栄養素の吸収経路（門脈・リンパ管）

脂質でも短鎖および中鎖脂肪酸は，主として門脈系で運ばれるのですね！

中鎖脂肪酸を含む植物油は**特定保健用食品**として売られている。これは，からだに脂肪がつきにくいという機能性をもつ。中鎖脂肪酸を含むトリアシルグリセロールは，胆汁酸の助けをかりることなく，速やかにリパーゼで分解を受け吸収される。吸収後はトリアシルグリセロールに再合成されることもなく，門脈経由で肝臓に入る。肝臓では，β酸化がさかんに行われていることから，とり込まれた中鎖脂肪酸は，容易にエネルギーとなる。このためエネルギーになりやすいという性質をもつ。

F　排便の仕組み

排便は，内肛門括約筋と外肛門括約筋によって調節されている。糞便が直腸に入り直腸壁を伸展させると，この刺激が大脳に伝えられる（図3-16）。一方，**仙髄**にある排便中枢の興奮

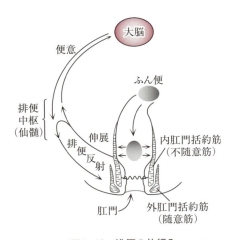

図3-16　排便の仕組み

によって，反射的に内肛門括約筋の弛緩と直腸の収縮が引き起こる(排便反射)。大脳へ伝わった刺激は便意となり，意識的に外肛門括約筋を弛緩させ，腹圧を高めて排便する。

*** もっと知りたい！ 糞便について知ろう

　通常，成人の糞便量は，1日100〜200gで平均120g前後である。水分は60〜80％，固形成分は消化されなかった食物成分と大腸内微生物の菌体で，量的にはほぼ半々である。窒素量は1〜2g，脂質量は5g，固有の色は胆汁色素に由来するステルコビリン，特有の臭いは主にインドール，スカトールによる。糞便量は，魚肉を中心とした消化吸収のよい食物をとった場合少量となり，未精白の穀物や繊維質の野菜，豆類を多くとった場合多量となる。

***

G　生物学的利用度

　食物から取り込んだ栄養素がどれだけ消化吸収されたかを示す数値を消化吸収率といい，以下の式で求められる。

$$見かけの消化吸収率 = \frac{吸収量}{摂取量} \times 100 = \frac{摂取量 - 糞便中排泄量}{摂取量} \times 100$$

　しかし，この糞便中排泄量は，食物中の栄養素のほかに消化液，消化管粘膜の細胞，腸内微生物等の内因性成分も含んでいる。そこで，食物成分とは直接関係のない内因性成分を補正して，真の消化吸収率を求めると次の式になる。

$$真の消化吸収率 = \frac{摂取量 - (糞便中排泄量 - 糞便中内因性成分量)}{摂取量} \times 100$$

真の消化吸収率は見かけの消化吸収率より高い値になりますね！

　内因性成分量を求めるためには，例えば，たんぱく質量の測定であれば，無たんぱく食を与え，そのときに排泄される量を求めればよい。

練習問題 ── 国家試験対策

3章 栄養素等の消化・吸収と排泄のメカニズム

第38回（2024年） 70番

---

1 栄養素の吸収と体内動態に関する記述である。最も適当なのはどれか。1つ選べ
(1) フルクトースの吸収には，エネルギーを必要とする。
(2) 中鎖脂肪酸の吸収には，胆汁酸を必要としない。
(3) アミノ酸の吸収は，ナトリウムイオンによって抑制される。
(4) ビタミンAは，アルブミンと結合し吸収される。
(5) 鉄の吸収は，体内の鉄貯蔵量に影響されない。

解答：2
(1) × フルクトースは促進拡散で吸収細胞に取り込まれることから，エネルギーは必要とされない。
(2) ○ 中鎖脂肪酸は，水に親和性が高いことから，胆汁酸の存在なしで容易に吸収される。吸収後，門脈を経て肝臓に取り込まれる。
(3) × アミノ酸は，ナトリウムイオンの共輸送によって吸収される。したがって，ナトリウムイオンの存在によって，アミノ酸の吸収は促進される。
(4) × ビタミンAは，レチノール結合たんぱく質と結合し吸収される。
(5) × 体内の貯蔵鉄量が少なく鉄の需要度の高いヒトでは鉄吸収率は高く，そうでないヒトでは低い。

第37回（2023年） 70番

---

2 たんぱく質の真の消化吸収率を求めるために出納試験を行い，以下の結果を得た。摂取窒素量 10.0 g/日，糞便中窒素量 2.5 g/日，尿中窒素量 2.0 g/日，無たんぱく質食摂取時の糞便中窒素量（糞便中内因性窒素量）1.0 g/日。たんぱく質の真の消化吸収率（％）として，最も適当なのはどれか。1つ選べ。
(1) 55 (2) 65 (3) 75 (4) 85 (5) 95

解答：4

たんぱく質の真の消化吸収率を求める際の計算式は，

$$\text{真の消化吸収率（\%）} = \frac{\text{摂取窒素量} - (\text{糞便中窒素量} - \text{糞便中内因性窒素量})}{\text{摂取窒素量}} \times 100$$

で表される。
内因性成分量を求めるためには，無たんぱく食を与え，その時の排泄される窒素量を求めればよい。

(1) ×
(2) ×
(3) ×
(4) ○ $\dfrac{10.0 - (2.5 - 1.0)}{10.0} \times 100 = 85（\%）$
なお，尿中窒素量は用いない。
(5) ×

第36回（2022年） 70番

> 3　消化吸収率に関する記述である。誤っているのはどれか。1つ選べ。
> (1)　消化吸収率とは，摂取した栄養素が吸収された割合を示す。
> (2)　消化吸収率は，調理の影響を受ける。
> (3)　消化吸収率は，同時に摂取する食品成分の影響を受ける。
> (4)　見かけの消化吸収率は，摂取量から糞中内因性排泄量を差し引いて求める。
> (5)　真の消化吸収率は，見かけの消化吸収率より高い。

解答：4

(1)　○　通常，食物中の栄養素の全てが消化・吸収されることはなく，一部は糞便として排泄されることから，消化吸収率は栄養素の生体内利用率を考える際に必要となる。
(2)　○　例として，ゆで卵では，たんぱく質が加熱調理によって変性されることで，消化酵素がペプチド結合に作用しやすくなり生の卵より消化されやすくなる。
(3)　○　例として，シュウ酸，フィチン酸，タンニン，食物繊維が食事中に存在すると，非ヘム鉄の吸収率は低下する。このように，栄養素の消化吸収率は同時に摂取する食品成分の影響を受ける。
(4)　×　消化吸収率には，見かけの消化吸収率と真の消化吸収率がある。見かけの消化吸収率は，摂取した栄養成分量から，糞便中に排泄された同成分量を差し引き，その差を吸収量と考え，求めた吸収量を摂取量で割った値（％）をいう。真の消化吸収率は，糞中成分の総量から内因性排泄量を差し引いた量を，食事由来の真の栄養素の排泄量と考え，上記の方法で同様に算出した値をいう。
(5)　○　一般的に使用されるのは見かけの消化吸収率であるが，真の消化吸収率はこれより高い。

第35回（2021年） 70番

> 4　管腔内消化の調節に関する記述である。最も適当なのはどれか。1つ選べ。
> (1)　胃相とは，食物が胃に入る前に起こる胃液分泌の変化をいう。
> (2)　消化管運動は，交感神経系により促進される。
> (3)　ガストリンは，ペプシノーゲンの分泌を抑制する。
> (4)　コレシストキニンは，膵リパーゼの分泌を促進する。
> (5)　セクレチンは，胃酸の分泌を促進する。

解答：4

(1)　×　食物が胃に入る前に起こる胃液分泌の変化は脳相という。一方，胃相とは，食物が胃に入ってから，胃液が本格的に分泌される段階をいう。
(2)　×　消化器系の多くの器官は，自律神経である交感神経と副交感神経によってコントロールされている。通常，消化管運動は，副交感神経系により促進される。
(3)　×　ガストリンは消化管ホルモンの一つである。胃幽門部のG細胞から血液中へ分泌され，胃に働きかけ，塩酸やペプシノーゲンの分泌を盛んにする。
(4)　○　コレシストキニンは，胆嚢を収縮させ，胆汁を十二指腸に分泌させる。また，膵臓に働きかけ，膵液中の消化酵素の分泌を促進させる。
(5)　×　セクレチンは，アルカリを豊富に含む膵液分泌促進のほか，胃酸とガストリンの分泌を抑制し，胃内容物の十二指腸への移送を抑制する。

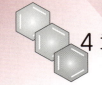

4章　炭水化物の栄養学的役割

　炭水化物は組成式 $C_m(H_2O)_n$ からなる化合物である。体内では，エネルギー源としての重要な役割を担う。化学的には，アルデヒド基またはケトン基をもつ多価アルコールとそれらの誘導体および縮合体の総称をいう。炭水化物と糖質が同義に使用されることもあるが，一般には炭水化物から食物繊維を差し引いた易消化性炭水化物を糖質という。本書では，糖質と食物繊維に分けて記述する。

A　炭水化物の種類と分類

　でんぷんを加水分解すると多数のグルコース（ブドウ糖）が生じる。グルコースはこれ以上加水分解できない糖であり，これを単糖とよぶ。単糖が2〜10個の単位で縮合したものをオリゴ糖，さらに多数の単糖の縮合体を多糖という（表4-1）。単糖同士は**グリコシド結合**によってつながっている。また，単糖類（グルコース，フルクトース，ガラクトース）と二糖類（スクロース，マルトース，ラクトース等）を合わせたものを糖類と表現することもある。

(1) 多糖類

　多糖類のうち，ヒトの消化酵素によって消化できる多糖類を易消化性，消化できない多糖類を難消化性多糖類（食物繊維）とよぶ。易消化性多糖類の主なものは，でんぷんとグリコーゲンであり，いずれも高分子化合物である。でんぷんはグルコースのみから構成されている単純多糖であり，アミロースとアミロペクチンからなる。アミロースは重量平均分子量が $2〜7\times10^3$ Mw で，α-1.4結合によって直鎖状に結合したものである。アミロペクチンは，重量平均分子量が $1\times10^7〜10^8$ Mw の巨大分子と考えられており，α-1.4結合の直鎖構造に，ところどころα-1.6結合で枝分かれしているものをいう。アミロース，アミロペクチンは植物の貯蔵多糖であることから，穀類に多く含まれる。うるち米はアミロースとアミロペクチンの比率が20：80であるのに対して，もち米はアミロペクチンがほぼ100％を占める。動物の貯蔵多糖であるグリコーゲンは，アミロペクチンと同じ構造をもつが枝分かれがそれより多い。

(2) 少糖類（オリゴ糖）

　わたしたちが摂取する食品中の少糖類としては二糖類が主であり，スクロース（ショ糖）はグルコースとフルクトース（果糖），ラクトース（乳糖）はグルコースとガラクトース，マルトース（麦芽糖）はグルコースが2分子結合したものである（図4-1）。このほか，大豆には**ラフィノース**（三糖類：フルクトース–ガラクトース–グルコース），**スタキオース**（四糖類：フルクトース–ガラクトース–ガラクトース–グルコース）とよばれる少糖類が含まれる。フラクトオリゴ糖（スクロースにフルクトースが1〜3個結合），ガラクトオリゴ糖（ガラクトースを主成分とするオリゴ糖の総称で，2〜6個の糖が結合）

は工業的に生産されるオリゴ糖であり，難消化性であることから甘味料として使用されている（表3-5参照）。なお，オリゴ糖は本来少糖類を指したものであり，オリゴ糖＝少糖類と考えて間違いはない。しかし一般的に，機能性をもつ少糖類を，特にオリゴ糖という表現でよび分けることが多い。

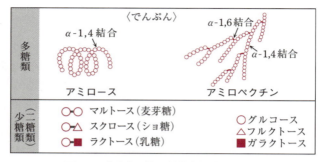

図4-1　食品中の主な糖質（消化性のもの）

表4-1　炭水化物の分類

分類			名称	構成糖	存在場所
単糖類	五炭糖		リボース デオキシリボース		RNA構成糖 DNA構成糖
	六炭糖（糖類）		グルコース（ブドウ糖） フルクトース（果糖） ガラクトース		血液中
	その他	糖アルコール	ソルビトール（ソルビット） マンニトール（マンニット） キシリトール		
		ウロン酸	グルクロン酸 ガラクツロン酸	グルコース誘導体 ガラクトース誘導体	
		アミノ糖	グルコサミン ガラクトサミン	グルコース誘導体 ガラクトース誘導体	
少糖類（オリゴ糖）	二糖類（糖類）		スクロース（ショ糖） ラクトース（乳糖） マルトース（麦芽糖） セロビオース トレハロース	グルコース，フルクトース グルコース，ガラクトース グルコース グルコース グルコース	ショ糖 乳製品 麦芽
	オリゴ糖		デキストリン フラクトオリゴ糖 ガラクトオリゴ糖 ラフィノース スタキオース	グルコース フルクトース，グルコース ガラクトース，グルコース フルクトース，ガラクトース，グルコース フルクトース，ガラクトース，グルコース	
多糖類	単純多糖	ホモ多糖	アミロース アミロペクチン グリコーゲン セルロース	グルコース グルコース グルコース グルコース	植物 植物 動物肝，筋肉 植物細胞壁
	ヘテロ多糖		寒天 コンニャクマンナン ペクチン アルギン酸	ガラクトース マンノース，グルコース ガラクツロン酸 マンヌロン酸，グルロン酸	紅藻類 こんにゃくいも 果物，野菜，穀物 海草
	複合多糖	ムコ多糖類	キチン	グルコサミン	かにやえびの殻

(3) 単糖類

　グルコース，フルクトース，ガラクトースは単糖類であり，これらは，炭素6個からなる六炭糖である（図4-2）。これらは，上記の少糖類，多糖類の構成糖であり，食品中に含まれる他，ヒトの体内ではエネルギー源として利用される。

　リボース，デオキシリボースは炭素5個からなる五炭糖であり，核酸（DNA，RNA）を構成する。体内ではグルコースから五炭糖リン酸経路（ペントースリン酸サイクル）でつくられる。グルクロン酸はグルコースからウロン酸経路（グルクロン酸経路）によってつくられ，肝臓において**抱合**とよばれる解毒機構を有する。

　糖アルコールは難消化性糖質の一種で，単糖類が還元されることによってつくられる。グルコースからはソルビトール，マルトースからはマルチトール，キシロースからはキシリトールがつくられる。これらは，ガムなど加工食品の甘味料として使われている。

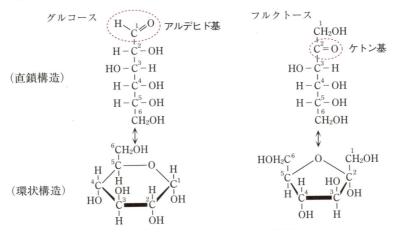

図4-2　グルコースとフルクトースの構造

B　糖質の体内動態

(1) 糖質の体内分布

　ヒト体内の糖質存在量は1％未満である。体内糖質のほとんどは，肝臓と筋肉中に貯蔵されているグリコーゲンである。肝臓のグリコーゲン量は約100〜140g，湿重量の約5〜8％である（計算上100〜140gになるが実際に利用できる量は，約60gとされる）。筋肉のグリコーゲン量は約80〜160g，湿重量の約0.5〜1％である。筋肉量は体重の25％であるため，筋肉中のグルコース濃度は肝臓より低いが，総量に換算すると体内グリコーゲンのなかでは筋肉が最も多くなる。また循環血中にはグルコースが存在する。健康なヒトの血糖値は約80mg/dLであるから，血中グルコースの総量は約4gとなる。

(2) 血糖の重要性

　各組織にエネルギーを絶えず補給するためには，血糖（血液中のグルコース）を維持することが必要となる。糖質の栄養的役割は，脳・神経組織，赤血球をはじめとして，精巣，腎尿細管，酸素不足の骨格筋等，通常はグルコースしかエネルギー源として利用できない組織にグルコースを供給することである。脳は体重の2％程度の重量であるが，基礎代謝量の約20％のエネルギーを消費している。したがって，1日当たり200〜300kcalが脳において消費されていることになる。

それなのに，脳ではグルコースだけを燃料としているのですね！

脳の主要なエネルギー源はグルコースであり，脂質やたんぱく質で補うことができない。そのため，血糖値が低下しすぎると，脳へのエネルギー源供給が途絶え，昏睡等のいわゆる低血糖症状を招く。脳のエネルギーを枯渇させないために，空腹時でも血糖を維持しなければならない。

(3) 食後の糖質代謝

でんぷん，スクロース（ショ糖），ラクトース（乳糖）は，消化酵素のはたらきによって単糖類であるグルコース，フルクトース，ガラクトースとなり吸収される。吸収された単糖類は門脈経由で肝臓に取り込まれる。フルクトースやガラクトースは肝臓においてグルコースに変換され，あるいは，エネルギー源として利用される。肝臓からはグルコースが循環血中に放出される。この血液中のグルコースを血糖といい，エネルギーを必要とする組織にグルコースを供給している（図4-3）。空腹時の血糖値は，健康な人で70〜80 mg/dLであるが，食後上昇し，30〜60分でピークになる。

上昇した血糖値はインスリンによって低下する。インスリンは膵臓のランゲルハンス島のB（β）細胞から分泌されるホルモンである。

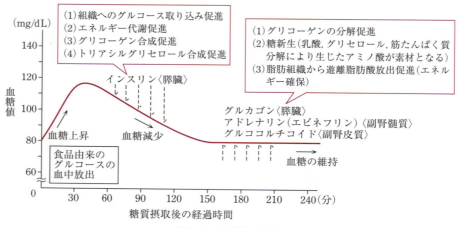

図4-3　血糖値の調節

――＊＊＊　もっと知りたい！　甘いものの食べ過ぎは肥満をもたらすか？――――――

糖質を摂取すると，食品中の糖質は単糖まで分解され吸収される。グルコース，ガラクトース，フルクトース等の単糖は門脈経由で肝臓に取り込まれたのち，すべての単糖はグルコースに変換後，血液中に放出される。

砂糖を食べたときとでんぷんをご飯として食べたときの血糖値の変化は異なる。ご飯の場合にはゆっくりと消化吸収を受け，徐々に吸収されるのに対して，砂糖の場合には血糖の上昇は短時間でしかもその上がり方は高い。同時に血中インスリンの分泌量は血糖値の上がり方に呼応して，ご飯より砂糖を食べたときの分泌量が多い。甘い物を短時間のうちに多量に食べ過ぎると，インスリンが過剰に分泌され，脂肪組織での脂肪合成は促進されることになる。

―――――――――――――――――――――――――――――――――＊＊＊

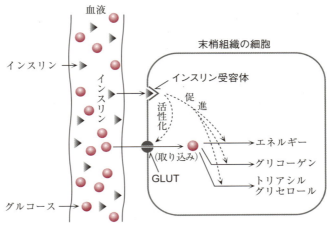

図4-4　インスリンの作用

 インスリンはどのように血糖値を低下させるのでしょうか？

(1) 組織へのグルコース取り込み促進

　インスリンは，エネルギーを必要とする末梢組織の細胞へのグルコース取り込みを促進する（図4-4）。エネルギーを産生するための代謝系は細胞内にあることから，グルコースの利用の第一歩は，まず，細胞内にグルコースが取り込まれることである。ただし，肝臓でのグルコース取り込みに，インスリンは必要とされない。

　糖尿病の患者は，インスリン抵抗性（インスリンの効き目が悪い状態）をもつ。そのため，細胞内へのグルコース取り込みが低下し，その結果，食後いつまでたっても血糖値が低下せず，細胞レベルでは飢餓状態が続く（図4-5）。

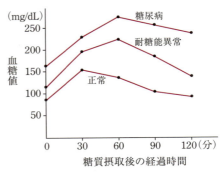

図4-5　糖尿病者の血糖曲線

＊＊＊　**もっと知りたい！**　糖尿病患者では，血中遊離脂肪酸濃度が通常でも高い？
　糖尿病患者ではインスリン抵抗性あるいはインスリン分泌不足が生じる。脂肪組織では，グルコースはグリセロールとなり，トリアシルグリセロールの素材を供給するが，糖尿病患者でインスリン作用不足の状態があると，グルコースの脂肪組織取り込みが低下し，グリセロールの供給が減少する。その結果，トリアシルグリセロール合成ができなくなり，もう一方の素材である脂肪酸が利用されず血中に増えてしまう。健常者においての血中遊離脂肪酸は，空腹時のみ高くなる。しかし，上記の理由から，糖尿病患者では，つねに血中遊離脂肪酸が高い状態が生じることとなる。
　　　　　　　　　　　　　　　　　　　　　　　　　　　　　　　　　　　　　＊＊＊

(2) エネルギー代謝促進

　インスリンは解糖系の酵素の活性を高め，グルコースからのエネルギー産生を促進す

る。エネルギー代謝の第一段階は，グルコースがATPを消費し，グルコース6-リン酸になる過程である（付図参照）。特に，肝臓ではインスリンによって，この反応が促進される。

(3) グリコーゲン合成促進

エネルギーが十分供給され，それでもグルコースが余った場合には，からだは次の飢餓に備え，グルコースを貯蔵する。肝臓と筋肉において，インスリンはグリコーゲン合成酵素を活性化し，グルコースからグリコーゲン生成を促進する。

(4) トリアシルグリセロール合成促進

さらに余剰のグルコースはトリアシルグリセロールとして脂肪組織に蓄積される。解糖系によって生成されたピルビン酸は，酸化的脱炭酸反応によってアセチルCoAとなる。アセチルCoAがエネルギーとして利用される際にはクエン酸回路に入るが，エネルギーが十分であるときには，アセチルCoAはアセチルCoAカルボキシラーゼによって，脂肪酸合成経路に入る。アセチルCoAカルボキシラーゼはインスリンによって活性化される。また，インスリンはグルコースの脂肪組織への取り込みを促進するが，脂肪組織へ取り込まれたグルコースはトリアシルグリセロールの素材であるグリセロール3-リン酸の供給源ともなる。

このほか，インスリンは，組織へのアミノ酸吸収を促進し，たんぱく質合成の促進と分解の抑制を引き起こす。食後，血中アミノ酸濃度の上昇とインスリン作用の両方によって，体たんぱく質の合成が促進される。

***　もっと知りたい！　グルコーストランスポーター

水溶性のグルコースは，リン脂質を主成分とする細胞膜を通過できない。そのため，細胞膜に存在するたんぱく質でできた輸送体によって細胞内に取り込まれる。輸送体は大きく2つに分類され，一つは能動輸送系のナトリウム依存性グルコーストランスポーター（SGLT）（p.29参照）と，もう一つは受動輸送の促進拡散系のナトリウム非依存性グルコーストランスポーター（GLUT）である。GLUTは，濃度差に従いグルコースを細胞に取り込むが，なかでも，GLUT2は肝臓，膵臓B細胞，腎臓等に存在し，解糖促進に重要な役割をもっている。また，小腸のGLUT2は吸収細胞の底面に存在し，グルコースの吸収細胞から血管への送り出しにはたらいている。GLUT4は心筋や骨格筋，脂肪細胞に存在する。インスリンがインスリン受容体に結合すると，その作用によって，細胞内に存在しているGLUT4は細胞膜表面に移行し，血液から組織へのグルコースの取

> **栄養学の歴史 10**
>
> **糖質の体内代謝**
>
> 　1844年シュミット（Schmidt, 1822～94）は，血液中にグルコースが存在することを見出した。ベルナール（Bernard）は，グリコーゲンの発見の他（栄養学の歴史3参照），種々の組織中ではグルコースから乳酸が生成することを観察している。1891年，フォイトはグルコースやフルクトースが肝臓のグリコーゲンに合成されることを証明した。
> 　1908年，ハーデン（Harden）とヤング（Young）による六炭糖のリン酸化合物の発見に始まり，エムデン（Embden, 1874～1933），マイヤーホフ（Myerhof, 1884～1951），コリ夫妻（Corl & Cori）らの研究で解糖系が明らかにされた。乳酸やピルビン酸の酸化経路はクレブスによる。

り込みを促進する。GLUT5は，小腸粘膜細胞に存在し，管腔側におけるフルクトースの吸収細胞への取り込みを促進する。

―＊＊＊

（4） 空腹時の糖質代謝

食後2時間以上経つと血糖値は減少するが，空腹時であっても，体内のグルコース利用は続く。そのため，ホルモンであるグルカゴン，アドレナリン，グルココルチコイドが分泌され，血糖値は維持される。グルカゴンは膵臓のランゲルハンス島のA（α）細胞から，アドレナリンは副腎髄質から，グルココルチコイドは副腎皮質からそれぞれ分泌される。

 グルカゴン，アドレナリン，グルココルチコイドはどのように血糖値を上昇させるのでしょうか？

（1） グリコーゲンの分解促進

肝臓では，蓄積したグリコーゲンをグルコースに変換し血糖として放出する。すなわち，グルカゴン，アドレナリンはグリコーゲン分解酵素の一つであるグリコーゲンホスフォリラーゼを活性化する。それにより，グリコーゲンはグルコース1-リン酸→グルコース6-リン酸と代謝され，さらに，グルコース6-ホスファターゼによってリン酸が外れてグルコースとなり，血糖として放出される。一方，筋肉では，アドレナリンによりグリコーゲンホスフォリラーゼが活性化され，グリコーゲンは分解，グルコース6-リン酸が生じる。しかし，筋肉にはグルコース6-リン酸をグルコースに変換するグルコース6-ホスファターゼが存在しない。そのため，筋肉中のグリコーゲンは血糖として利用されることはない。グルコース6-リン酸から解糖系に取り込まれ，筋肉自身のエネルギー源として利用されてしまうのである（図4-6）。

（2） 糖新生促進

肝臓中のグリコーゲンの貯蔵量は，約100g（400kcal）程度（実際にグルコースとして利用できる量は60g程度）である。この量は，半日程度の絶食によって，すでに使い果たされていると考えられる。したがって，長期間の飢餓時における糖質代謝は，グルカゴンやグルココルチコイドによって活性化される糖新生が主体となる。糖新生とは，糖以外の物質からグルコースをつくることをいい，その材料としては，アミノ酸，グリ

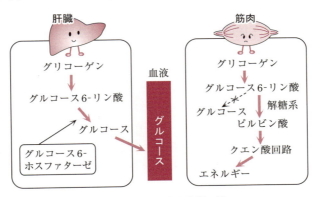

図4-6　肝臓と筋肉の代謝の違い

セロール，乳酸がある。一方，脂肪酸からグルコースは合成されない。糖新生は肝臓のほか，腎臓でも行われる。

＊＊＊　もっと知りたい！　乳酸とコリ回路

　細胞内では，グルコースは解糖系でピルビン酸を生じた後，アセチルCoAとなり，さらに，クエン酸回路に入り，最終的にエネルギーとなる（付図参照）。運動時における筋肉組織などでは，運動によって酸素のない状態が起こり得るが，このような状態では，解糖系で生成されたピルビン酸はアセチルCoAになることができず，乳酸となる。筋肉では乳酸を処理することはできないことから，ここで代謝はストップする。

　乳酸は，そののち血液に放出され，肝臓に運ばれる。肝臓では糖新生経路が存在することから，乳酸は糖新生によってグルコースとなる。そのグルコースは再び筋肉に運ばれ，エネルギーとして利用される。このような乳酸とグルコースの筋肉-肝臓間の物質循環をコリ回路という。コリ回路は，筋肉への乳酸の蓄積を解消するのに必要とされている（図4-7）。

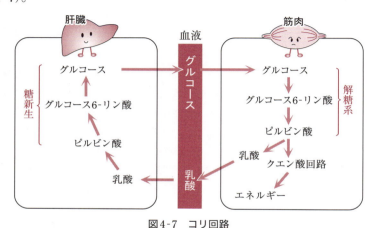

図4-7　コリ回路

＊＊＊

（3）脂肪組織からの遊離脂肪酸放出促進

　脂肪組織中のトリアシルグリセロールはホルモン感受性リパーゼのはたらきによってグリセロールと脂肪酸に分解される。グルカゴン，アドレナリンは**ホルモン感受性リパーゼ**のはたらきを促進し，脂肪組織からの遊離脂肪酸放出促進を行う。空腹時には，トリアシルグリセロールの分解によって生じた脂肪酸がエネルギーを必要とする組織に運ばれ，エネルギー源として利用される。

（5）糖質代謝の臓器差
（1）肝　臓

　食後，摂取した糖質は小腸より吸収されるが，これらは，すべて門脈経由で肝臓に取り込まれる。インスリンはエネルギーを必要とする末梢組織の細胞へのグルコース取り込みを促進する。しかし，肝臓ではインスリンの作用がなくても，グルコースは取り込まれる。一方，エネルギー産生経路である解糖系の第一段階は，グルコキナーゼによっ

て，グルコースが ATP を消費し，グルコース6-リン酸になる過程である．特に，肝臓ではインスリンによってこの反応が促進される．余剰のグルコースが存在する場合には，グリコーゲン合成を行い蓄積する．

空腹時，肝グリコーゲンはグルコースに分解され，血糖を供給するが，この作用を促進するのはグルカゴンとアドレナリンである．これらのホルモンは肝グリコーゲンホスホリラーゼ活性を高めることで，グリコーゲン分解を促進する．さらに，肝臓では糖新生が行われ，乳酸やアミノ酸からグルコースが合成される．乳酸やアミノ酸からの糖新生促進にはたらくホルモンはグルカゴンである．また，グルココルチコイドも体たんぱく質の分解を促進し，肝臓へのアミノ酸取り込みを高め，肝臓での糖新生を促進する．

(2) 筋　肉

グルコースは筋肉収縮のエネルギー源やグリコーゲンの合成素材となる．骨格筋の細胞に存在する GLUT 4 は，インスリンにすばやく反応し，グルコースの細胞内への取り込みを促進している．

空腹時には，筋グリコーゲンは分解され，エネルギーとして利用されるが，これはアドレナリンによって促進される．筋肉中のグリコーゲンは，もっぱら，筋肉自身のエネルギー源として利用されており，血糖として利用されることはない．筋肉は肝臓と異なってグルコース6-ホスファターゼをもっていないためである．この点は肝臓との大きな違いである．また，肝臓との大きな違いとしては，筋肉には糖新生経路がないことが挙げられる．しかし，筋肉たんぱく質由来のアミノ酸や運動時に生じた乳酸を，肝臓へ輸送することで間接的に糖新生に貢献している（グルコース・アラニン回路やコリ回路を参照のこと）．

(3) 脂肪組織

食後，脂肪組織においては，グルコースは脂肪酸合成に利用され，トリアシルグリセロールとして貯蔵される．また，グルコースはトリアシルグリセロールの素材であるグリセロール3-リン酸の供給源ともなる．筋肉と同様に，脂肪細胞の膜に存在するGLUT 4 は，インスリンの刺激を受けて，グルコースの細胞内への取り込みを促進している．脂肪組織では，脂肪酸合成に必要なNADPH が必要とされる．そのためNADPHを産生するペントースリン酸回路の活性が高い．

(4) 赤血球

赤血球にはミトコンドリアが存在しないことから，酸化的リン酸化によるエネルギー産生はできず，解糖系によってのみ供給される．そのため，赤血球はグルコースしかエネルギー源にできない．

＊＊＊　もっと知りたい！　赤筋(遅筋)と白筋(速筋)

骨格筋を構成している筋繊維は，大きく赤筋(遅筋)と白筋(速筋)に分けられる．赤筋は，持続的にゆっくりと収縮し，疲れにくく長時間にわたって運動し続けることができる．エネルギー供給系は酸化的リン酸化(有酸素過程)であり，加齢によっても衰えにくいとされている．一方，白筋は，瞬間的に大きな力で収縮することができるが，長時間にわたっての運動はできない．エネルギー供給系は解糖系(嫌気的過程)であり，加齢により急速に衰えるとされている．

C　エネルギー源としての利用

（1）炭水化物エネルギー比率

　　食品中の易消化性糖質の主なものは，穀類からのでんぷん（アミロース，アミロペクチン），砂糖（スクロース），牛乳中の乳糖（ラクトース）である。これら易消化性の炭水化物の栄養学的役割はエネルギー源であり，1g当たり4kcalのエネルギーを産生する。また，アルコールは通常1g当たり7kcalとして計算される。

　　食事摂取基準（2020年版）において，炭水化物（アルコールを含む）エネルギー比率の目標量は1歳以上の年齢層では50〜65％が望ましいとされている。炭水化物の多い食事は，精製度の高い穀類や甘味料，甘味飲料，酒類の過剰摂取に陥りやすく，これは好ましいことではない。同時に，このような食事は，数多くのビタミン類やミネラル類の摂取不足を招きかねないと考えられる。このような観点から目標量の上限が設定された。一方，下限値は，たんぱく質および脂質のそれぞれの目標量との関係から算出している。

（2）たんぱく質節約作用

　　糖質にはたんぱく質節約作用がある。エネルギーの摂取量を十分にすることで，たんぱく質のエネルギーへの変換が抑えられ，たんぱく質を体構成たんぱく質として有効利用することができる。

D　糖質と他の栄養素との関係

（1）糖質と脂質の相互交換

　　糖質と脂質代謝の接点は，アセチルCoAである。アセチルCoAを介して，糖代謝と脂質代謝は相互に関係し合っている。

　　摂取したグルコースは，解糖系によってピルビン酸となり，さらに，アセチルCoAを介してクエン酸回路に入りATPを産生する。ATP産生が十分となり，これ以上エネルギーは不要となった状態，すなわち，糖質摂取が過剰の場合には，解糖によって生じたアセチルCoAはクエン酸回路に入らず，脂肪酸合成経路に向かう。トリアシルグリセロールの骨格部分に相当するグリセロールもグルコースから供給される。このように，糖質を過剰に摂取した場合，糖質は脂質として体内に貯蔵される。

　　エネルギーが不足した場合，脂肪酸はβ-酸化され，多量のアセチルCoAを生成する。解糖系で生じたピルビン酸は，アセチルCoAに転換できるが，その逆はない。そのため，脂肪酸の異化により生じたアセチルCoAは，糖新生によってグルコースになることはできない。結局，クエン酸回路に入るか，ケトン体となり，最終的にはエネルギーとして利用される。このように，脂肪酸からグルコースを合成することはできない。つまり，脂肪酸は血糖供給に寄与することはない。

（2）糖質とアミノ酸の相互変換

　　グルコースとアミノ酸の相互変換は，アミノ基転移反応によって行われる。代表的なアミノ基転移反応としては，ピルビン酸⇔アラニン，オキサロ酢酸⇔アスパラギン酸，α-ケトグルタル酸⇔グルタミン酸である。これらα-ケト酸とアミノ酸間の反応は，両方向に代謝されることから，グルコースからアミノ酸（非必須）は合成され，アミノ酸からグルコースは合成されることとなる。このようなアミノ酸を糖原性アミノ酸とよぶ。

空腹時には，糖新生材料として，血糖維持にはたらくことができる。

一部のアミノ酸はアミノ基が外れると，アセチルCoAに代謝される。すでに述べたとおり，アセチルCoAからグルコースは合成できないことから，これらのアミノ酸をケト原性アミノ酸と呼ぶ。ケト原性アミノ酸は血糖維持に寄与できない。

（3） ビタミンB_1必要量の増加

ビタミンB_1（チアミン）は，体内ではチアミンピロリン酸という補酵素として，主に以下①～③の代謝ではたらく。

① グルコースがエネルギーになる際，解糖系で生じたピルビン酸がアセチルCoAになるときの脱炭酸反応
② クエン酸回路での，α-ケトグルタル酸がスクシニルCoAになるときの，脱炭酸反応
③ 五炭糖リン酸回路（リボース，デオキシリボースを供給するための回路）におけるケトン基転移反応

このうち，①，②はグルコースがエネルギーになる際必要とされる反応である。一方，脂肪酸がエネルギーになるときには，β酸化によってアセチルCoAとなり，クエン酸回路に入る（付図参照）。そのため，①のピルビン酸からアセチルCoAの代謝は，糖質がエネルギーになるときのみ通過する。したがって，同一エネルギー量を産生する場合，脂肪に比べて糖質のほうがビタミンB_1の消費量が多い。このことを，脂質のビタミンB_1節約作用という。

E 食物繊維・難消化性糖質

食物繊維・難消化性糖質は，ヒトの消化酵素で消化することができない食物成分である。通常の食生活において，摂取される食物繊維のほとんどは，植物性食品由来の難消化性多糖類（非でんぷん性多糖類）である。この他，食事中には，オリゴ糖，糖アルコール等の種々の難消化性糖質が含まれている。また，でんぷんの一部は消化されずに大腸に移行する。この消化しにくいでんぷんのことをレジスタントスターチ（消化に抵抗性のあるでんぷんという意味）という（図4-8，表4-2）。

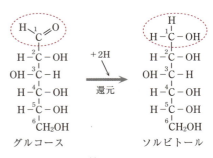

図4-8 糖アルコールとは

単糖類が還元されてできたものが糖アルコールである。図はグルコースが還元されて，ソルビトールになったものである。

（1） 発酵・吸収

食物繊維・難消化性糖質は大腸にまで到達し，腸内細菌の発酵を受ける。すなわち，腸内細菌は種々の食物繊維・難消化性糖質を取り込み，嫌気的代謝によって，酪酸，プロピオン酸，酢酸等の短鎖脂肪酸を産生する。酢酸やプロピオン酸は門脈経由で肝臓に取り込まれ，肝臓のエネルギー源として，酪酸は大腸のエネルギー源として利用される（図4-9）。

表4-2 主な食物繊維・難消化性糖質

食物繊維
- 不溶性　セルロース, ヘミセルロース, ペクチン
- 水溶性　グルコマンナン, アルギン酸ナトリウム, ペクチン, グァーガム, レジスタントスターチ（生の穀類, 粗挽きの穀類, 生のポテトや未熟バナナ, 調理後冷えたポテト, パンなど）

難消化性糖アルコール
ソルビトール, マルチトール, キシリトール, ラクチトール, エリスリトール

難消化性オリゴ糖
フルクトオリゴ糖, ガラクトオリゴ糖, ラクチュロース, セロビオース

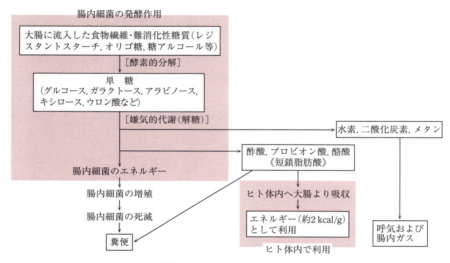

図4-9　大腸における発酵

 そうなると, 難消化性といえどもエネルギー価はゼロではないのですね！

　摂取する食物繊維・難消化性糖質の種類によって腸内細菌の利用率は異なるが, 100％発酵を受けるもので, ヒトにおけるエネルギー価は約2 kcal/gとされる。つまり, 糖質のエネルギー価は4 kcal/gであるが, その半分は腸内細菌が利用し, 残りをヒトが利用することとなる。腸内細菌が産生した短鎖脂肪酸は, 大腸での水やナトリウム, カルシウム, マグネシウムの吸収を盛んにし, 腸管運動を高める等, さまざまな生理的作用をもつと考えられている。
　さらに, 腸内細菌の酵素の作用によって, ビタミンB_6, ビタミンK, ビオチン等も生成される。

＊＊＊ もっと知りたい！　プレバイオティクスとプロバイオティクス
　腸内環境を整え, 免疫力を高める細菌を有用菌といい, それに対して, 食中毒等の原因となる腸内細菌を有害菌という。近年, 食品によって有用菌を増殖させる試みが行

われている。

プレバイオティクス…消化されずに大腸まで到達し，腸内細菌によって，発酵を受けやすい食品成分。発酵を受けやすいのは，水溶性食物繊維，オリゴ糖，糖アルコール，レジスタントスターチ等。発酵の結果，短鎖脂肪酸の生成によって，腸内環境は酸性状態となり，酸性に強いビフィズス菌，乳酸菌(これらは有用菌)が生育することになる。

プロバイオティクス…乳酸菌やビフィズス菌等の生菌を含む食品のことをいう。

シンバイオティクス…プレとプロの両方の効果を組合せたものをいう。

―――――――――――――――――――――――――――――＊＊＊

（2） 食物繊維の生理効果

食物繊維は，水を吸収すると膨潤し，粘性をもったゲル状となる。そのため，食物量の「カサ(容量)」を増し，腸管内の成分を吸着する性質をもつようになる。以下に，食物繊維の生理効果をまとめる。

① **血漿 LDL コレステロールの低下作用**：食物繊維のもつ粘性が，腸管内で胆汁酸やコレステロールの排泄を増加させる。胆汁酸排泄の増加は肝臓でのコレステロールから胆汁酸への変換を促進させる。

② **血糖値の低下作用**：食物繊維は食後の血糖値の低下と，インスリン分泌を低下させることが示されている。すなわち，食物繊維の粘性が，小腸内のでんぷん消化を遅らせ，また，腸管のグルコース吸収を低下させる。

③ **大腸機能の改善**：食物繊維が便重量および排便頻度の増加にはたらく。特に，発酵しにくい繊維源(例：小麦ふすま)は便重量を最も増加させる。排便促進によって糞便の腸内停滞をさまたげ，有害物質の生成を抑制する。一方，腸内細菌によって発酵分解を受けやすい食物繊維は，短鎖脂肪酸を産生し，腸内を酸性に保つ。そのため，酸性環境に強いビフィズス菌や乳酸菌の増殖を促すことが可能となる。これらは有用菌とよばれ，大腸菌やウエルシュ菌等の有害菌の産生を防ぐ。

（3） 食物繊維と食事摂取基準

食物繊維と生活習慣病との関連は深い。食物繊維は，心筋梗塞の発症ならびに死亡，脳卒中の発症，糖尿病の発症を低下させる。また，便秘を改善し，大腸がんのリスクを低下させるとも考えられている。

これまでの海外を中心とした研究から，生活習慣病リスク低下には，「少なくとも1日当たり25g」は食物繊維を摂取した方が良いと考えられる。しかし，日本人の食物繊維摂取量の中央値は，すべての年齢区分でこれらよりかなり少ない。そこで，実施可能性の観点から，現在の日本人成人(18歳以上)における食物繊維摂取量の中央値と，25g/日との中間値をもって目標量を算出するための参照値とし，この参照値と体表面積から，それぞれの性及び年齢区分ごとの食物繊維量を外挿している。ちなみに，30～49歳の男性では22g以上，女性では18g以上となっている。

練習問題 —— 国家試験対策

第4章　炭水化物の栄養学的役割

第38回（2024年）　71番

> 1　糖質と他の栄養素との関係に関する記述である。最も適当なのはどれか。1つ選べ。
> 　(1)　空腹時には，グリセロールはグルコースの合成に利用される。
> 　(2)　空腹時には，ロイシンは糖新生の材料となる。
> 　(3)　空腹時には，パルミチン酸はグルコースの合成に利用される。
> 　(4)　糖質の十分な摂取は，たんぱく質の分解を促進する。
> 　(5)　糖質摂取量の増加は，ビタミン B_1 の必要量を減少させる。

解答：1

(1)　○　空腹時，ホルモン感受性リパーゼによって，脂肪組織中のトリグリセリドは脂肪酸とグリセロールに分解される。グリセロールは血液を介して肝臓に取り込まれ，ジヒドロキシアセトンリン酸となり糖新生系に合流する。
(2)　×　ロイシンやリシンは代表的なケト原性アミノ酸である。ケト原性アミノ酸は糖新生の材料としてグルコースに変換されることはないため，血糖値上昇に働くことはできない。
(3)　×　パルミチン酸を含む脂肪酸の異化により生じたアセチル CoA は，クエン酸回路に入るか，ケトン体となり，最終的にはエネルギーとして利用される。
(4)　×　糖質の十分な摂取により，エネルギーが供給されることで，エネルギー源としてのたんぱく質の利用は低下（たんぱく質の分解は抑制）する。
(5)　×　糖質がエネルギーになる際の代謝においてビタミン B_1 は利用されることから，糖質摂取量の増加はビタミン B_1 の必要量を増加させる。

第37回（2023年）　71番

> 2　食後の糖質代謝に関する記述である。最も適当なのはどれか。1つ選べ。
> 　(1)　脂肪組織へのグルコースの取り込みが亢進する。
> 　(2)　肝臓グリコーゲンの分解が亢進する。
> 　(3)　グルコース・アラニン回路によるグルコースの合成が亢進する。
> 　(4)　脂肪酸からのグルコース合成が亢進する。
> 　(5)　グルカゴンの分泌が亢進する。

解答：1

(1)　○　食後分泌されるインスリンは，インスリン受容体を介し，心筋，筋肉，脂肪組織などに存在するグルコース輸送体（GLUT 4）を細胞膜表面に移行させて，血液から組織へのグルコース取り込みを促進させている。
(2)　×　肝臓グリコーゲンの分解が亢進するのは空腹時である。空腹時に分泌されるグルカゴンやアドレナリンの働きによって，グリコーゲンホスホリラーゼが活性化されグリコーゲンの分解が起こる。
(3)　×　グルコース・アラニン回路によるグルコースの合成が亢進するのは空腹時である。
(4)　×　食後であっても，空腹時であっても，脂肪酸からグルコースは合成されない。
(5)　×　インスリンの分泌が亢進する。グルカゴン，アドレナリン，グルココルチコイドは空腹時に分泌されるホルモンである。

第37回（2023年）　72番

3 難消化性の炭水化物の生理作用に関する記述である。最も適当なのはどれか。1つ選べ。
(1) キシリトールは，う蝕（虫歯）を予防する。
(2) フラクトオリゴ糖は，食後の血糖値上昇を促進する。
(3) グアーガム酵素分解物は，腸内のpHを上昇させる。
(4) ポリデキストロースは，腸内有用菌の増殖を抑制する。
(5) ラクツロースを過剰に摂取すると，便秘を引き起こす。

解答：1
(1) ○　キシリトールは糖アルコールの一種であり難消化性であること，また砂糖とは異なり虫歯になりにくい等の機能性をもつことから，甘味料としてガムなどに広く利用されている。
(2) ×　フラクトオリゴ糖は，大腸内の細菌によって嫌気的代謝を受け，短鎖脂肪酸となり大腸から吸収され，エネルギーとして利用される。したがって，ショ糖とは異なり，血糖値を高めることはない。
(3) ×　グアーガム酵素分解物は，難消化性糖質であり，大腸内で腸内細菌によって発酵を受けやすい。短鎖脂肪酸が生成されることから，腸内のpHは低下する。
(4) ×　ポリデキストロースは，グルコース，ソルビトールおよびクエン酸を高圧・真空下で重合させた人工合成の水溶性の食物繊維のことをいう。性質や働きは天然の食物繊維と同じで，乳酸菌やビフィズス菌などの腸内有用菌を増殖させる効果がある。
(5) ×　ラクツロースは，ガラクトースとフルクトースが結合した二糖類であり，ラクトースの異性化により生産される。ラクツロースを過剰に摂取すると，下痢を引き起こす。

第36回（2022年）　71番

4 糖質代謝に関する記述である。最も適当なのはどれか。1つ選べ。
(1) 空腹時は，筋肉への血中グルコースの取り込みが亢進する。
(2) 空腹時は，肝臓でのグリコーゲン分解が抑制される。
(3) 空腹時は，グリセロールからのグルコース合成が亢進する。
(4) 食後は，乳酸からのグルコース合成が亢進する。
(5) 食後は，GLP-1（グルカゴン様ペプチド-1）の分泌が抑制される。

解答：3
(1) ×　食後には，膵臓のランゲルハンス島のB細胞からインスリンが分泌される。インスリンの作用としては，筋肉や脂肪組織への血中グルコース取り込み促進，グリコーゲン合成，中性脂肪（トリグリセリド）合成等がある。
(2) ×　空腹時は，肝臓でのグリコーゲン分解が促進される。
(3) ○　糖新生は肝臓と腎臓で行われ，その材料としては乳酸，グリセロール，アミノ酸がある。グルココルチコイドやグルカゴンが糖新生を促進する。
(4) ×　乳酸からのグルコース合成が亢進するのは，食後ではなく空腹時である。
(5) ×　消化管ホルモンであるGLP-1（グルカゴン様ペプチド-1）は，GIP（グルコース依存性インスリン分泌刺激ポリペプチド）と共に食後に分泌される。これらのホルモンはインクレチンとも呼ばれ，インスリン分泌の促進作用をもつ。

5章　脂質の栄養学的役割

　脂質とは，水に溶けず，ベンゼン，クロロホルム，エーテルなどのような**有機溶媒**に溶ける物質の総称をいう。代表的な脂質として，脂肪酸，中性脂肪，リン脂質，糖脂質，ステロール類があげられる。脂溶性ビタミンや**カロテノイド**等脂溶性の色素成分も脂質の仲間である。有機溶媒に溶ければ脂質であるため，その化学構造は一定ではなく，さまざまである。

A　脂質の栄養学的役割

(1)　脂質の種類と構造

　体内の脂質の主なものは，中性脂肪，コレステロール，リン脂質，遊離脂肪酸である。いずれも，血漿成分として見いだされる。

(1)　中性脂肪

　中性脂肪はグリセロール（アルコール）に脂肪酸が**エステル結合**したものである。グリセロールは3つの炭素からなるアルコールであるが，このうちのすべて，すなわち3つの脂肪酸が結合したものをトリアシルグリセロール，うち2つの脂肪酸が結合したものをジアシルグリセロール，1つの脂肪酸が結合したものをモノアシルグリセロールという（図5-1）。体脂肪を構成している脂質の大部分はトリアシルグリセロールであり，貯蔵エネルギー源としてのはたらきをもつ。

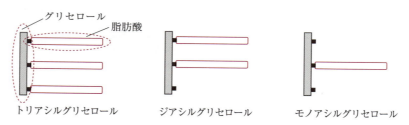

図5-1　中性脂肪の構造

(2)　コレステロール

　コレステロールはステロイド骨格（4つの環状構造部分）をもつ。一般的に，ステロイ

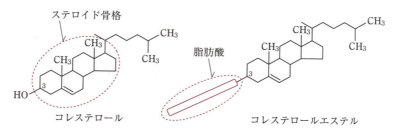

図5-2　コレステロールの構造

ド骨格をもつ物質をステロイド化合物と総称する。ステロールは動植物界に広く分布しており，うち，コレステロールは「動物」に見出されるステロールである。細胞膜の構成成分となり，膜の強度や機能維持に重要な役割をもっている。コレステロールの炭素3位に脂肪酸がエステル結合したものをコレステロールエステル（エステル型）といい，それに対して，脂肪酸がついていないものをコレステロールフリー（遊離型）とよぶ（図5-2）。血漿中には，エステル型，遊離型いずれも見出される。

(3) リン脂質

リン脂質はリン酸を含む**複合脂質**である。グリセロリン脂質とスフィンゴリン脂質に大別される。リン脂質は脂質であるから本来水とはなじまない性質（疎水性）であるが，その構造体の一部に親水性（水となじむ性質）の部分を有しているのが特徴である。グリセロリン脂質はグリセロールの炭素骨格に脂肪酸が2分子結合し，残り一つの炭素にリン酸を含む親水性部が結合している（図5-3）。ヒト体内では生体膜や神経組織の構成成分である。リン酸にコリンがついた親水部をもつグリセロリン脂質をホスファチジルコリン（通称名；レシチン）という。レシチンは大豆や卵黄等の食品に含まれる。また，ヒト血漿中のリン脂質の95％はレシチンである。

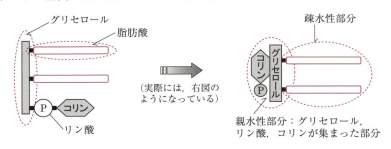

図5-3　グリセロリン脂質（レシチン）の構造

 卵黄レシチンはマヨネーズをつくるときに，油と酢をなじませる役割をしているのですね！

(4) 脂肪酸

脂肪酸分子は一本の炭素骨格の端にカルボキシ基が1個ついた単純な構造である（図5-4）。中性脂肪，コレステロール，リン脂質を構成する成分であるとともに，血漿中では遊離型としても見いだされる。脂肪酸は炭素鎖の長さ，二重結合の有無，二重結合の位置によって分類される（表5-1）。

例〕　パルミチン酸（16：0）

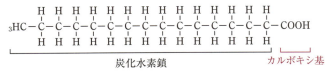

図5-4　脂肪酸の構造

① 炭素鎖の長さ：短鎖（炭素数6以下），中鎖（炭素数8，10），長鎖脂肪酸（炭素数12以上）に分類される。天然に存在する脂肪酸のほとんどは，炭素数が偶数個であり，14から20までが多い。炭素数16のパルミチン酸，炭素数18のステアリン酸は動物の脂肪組織に多く含まれている。

表 5-1 主な脂肪酸の種類

脂肪酸の分類			脂肪酸名	炭素数	二重結合数	融点(℃)	食品
鎖長による分類	短鎖脂肪酸（炭素数6以下）	飽和脂肪酸(S)（二重結合なし）	酪酸	4	0	−5.5	乳製品，バター
			ヘキサン酸(カプロン酸)	6	0	1.5	乳製品，バター
	中鎖脂肪酸（炭素数6〜12）		オクタン酸(カプリル酸)	8	0	16.5	乳製品，バター
			デカン酸(カプリン酸)	10	0	31.4	乳製品，バター
	長鎖脂肪酸（炭素数12以上）		ラウリン酸	12	0	43.5	パーム油
			ミリスチン酸	14	0	53.8 および 57.5〜58	肉，魚
			パルミチン酸	16	0	63.0	肉，魚
			ステアリン酸	18	0	70.1	肉，魚
			アラキジン酸	20	0	77.5	
			ベヘン酸	22	0	83.0	
			リグノセリン酸	24	0	84.2	
		一価不飽和脂肪酸(M)（二重結合1個）	ミリストレイン酸	14	1	−4.5	
			パルミトレイン酸	16	1	−0.5〜0.5	肉，魚
			オレイン酸	18	1	14	肉，魚，植物油
			ドコセン酸(エルカ酸)	22	1		
		多価不飽和脂肪酸(P)（二重結合2個以上） n-6系	リノール酸*	18	2	−9	植物油
			γ-リノレン酸	18	3	−11	
			アラキドン酸	20	4		卵，肉，魚
		n-3系	α-リノレン酸*	18	3	−11	植物油
			EPA(エイコサペンタエン酸)	20	5		魚
			DPA(ドコサペンタエン酸)	22	5		魚
			DHA(ドコサヘキサエン酸)	22	6		魚

*必須脂肪酸

例〕 リノール酸 (18：2 n-6)

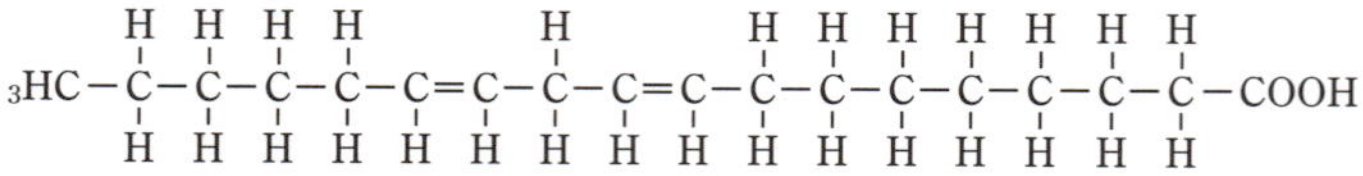

$$_3HC-\underset{H}{\overset{H}{C}}-\underset{H}{\overset{H}{C}}-\underset{H}{\overset{H}{C}}-\underset{H}{\overset{H}{C}}-\underset{H}{\overset{H}{C}}-\overset{H}{C}=\overset{H}{C}-\underset{H}{\overset{H}{C}}-\overset{H}{C}=\overset{H}{C}-\underset{H}{\overset{H}{C}}-\underset{H}{\overset{H}{C}}-\underset{H}{\overset{H}{C}}-\underset{H}{\overset{H}{C}}-\underset{H}{\overset{H}{C}}-\underset{H}{\overset{H}{C}}-\underset{H}{\overset{H}{C}}-COOH$$

例〕 α-リノレン酸 (18：3 n-3)

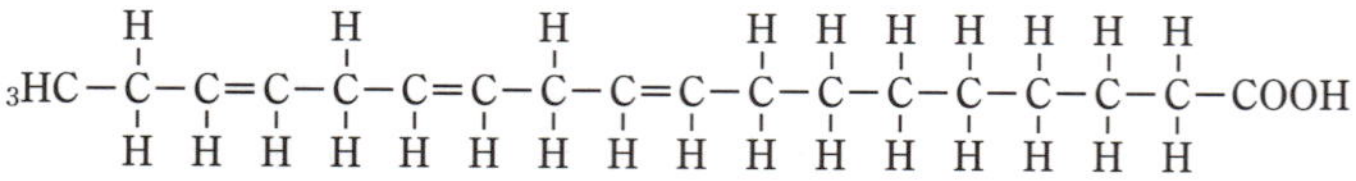

$$_3HC-\underset{H}{\overset{H}{C}}-\overset{H}{C}=\overset{H}{C}-\underset{H}{\overset{H}{C}}-\overset{H}{C}=\overset{H}{C}-\underset{H}{\overset{H}{C}}-\overset{H}{C}=\overset{H}{C}-\underset{H}{\overset{H}{C}}-\underset{H}{\overset{H}{C}}-\underset{H}{\overset{H}{C}}-\underset{H}{\overset{H}{C}}-\underset{H}{\overset{H}{C}}-\underset{H}{\overset{H}{C}}-\underset{H}{\overset{H}{C}}-COOH$$

図 5-5 多価不飽和脂肪酸の構造

② 二重結合の有無：二重結合を含まないものを飽和脂肪酸(saturated fatty acid; SFA)，含むものを不飽和脂肪酸(unsaturated fatty acid)という。さらに，二重結合を一つだけ含むものを一価不飽和脂肪酸(monounsaturated fatty acid; MUFA)，2個以上含むものを多価不飽和脂肪酸(polyunsaturated fatty acid; PUFA)という。オレイン酸(炭素数18：二重結合1)は動物・植物界に広く存在し，一価不飽和脂肪酸全体の90％以上を占める。リ

ノール酸(炭素数18：二重結合2)，α-リノレン酸(炭素数18：二重結合3)は植物油脂に多く含まれる多価不飽和脂肪酸である(図5-5)。

 オリーブ油はオレイン酸を70％も含んだ油ですね！

③　二重結合の位置：脂肪酸の炭素鎖のカルボキシ基側と反対の端には，メチル基が結合している。このメチル基側から数えて，最初の二重結合が9番目の場合をn-9系(ω9系)，6番目の場合をn-6系(ω6系)，3番目の場合をn-3系(ω3系)という。n-6系にはリノール酸の他，動物性食品に広く含まれるアラキドン酸(炭素数20，二重結合4)が存在する。一方，n-3系には，植物油に含まれるα-リノレン酸(炭素数18，二重結合3)，魚油に含まれるEPA(炭素数20，二重結合4)，DHA(炭素数22，二重結合6)等が存在する。アラキドン酸やDHAはヒトの細胞膜中のリン脂質に取り込まれ，細胞膜機能維持に重要な役割を果たす。n-6系とn-3系のPUFAは，体内で合成することができないことから，必須脂肪酸とよばれている。

(2)　体内における生理作用　(図5-6)

体内の脂質の95％は脂肪組織に存在し，「貯蔵可能」なエネルギー源としての役割を担う。残りは，リン脂質やコレステロールとして細胞成分を構成している。この他，トリアシルグリセロールが食事中に存在することで，脂溶性ビタミン類の吸収を促進させる。体内に蓄積されるトリアシルグリセロールは皮下や内臓周囲に脂肪組織を形成し，臓器保護にはたらく。外界からの衝撃に耐え得るからだをつくるのも脂質の役割である。

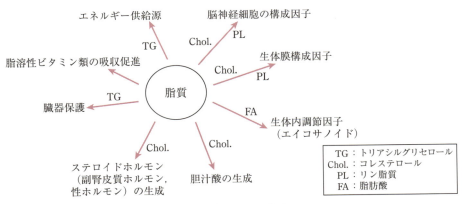

図5-6　脂質の生理作用

栄養学の歴史 11

脂肪の化学的構造

脂質研究の大先駆者としては，パリの化学者シュブルイユ(Chevreul，1786～1889)が挙げられる。1814年，彼は脂肪から石鹸をつくるときに，グリセロールが分離することを立証し，脂肪の構成を明らかにした。さらに，ステアリン酸カリの結晶を，塩酸で処理して固形有機酸を得て，それをマーガリン(真珠の母の意)とよんだ。また，胆汁脂質中にコレステロールの存在を見いだしている。

フランスの化学者ベルテロー(Berthelot)は1854年～1860年グリセロールと脂肪酸から脂肪の合成を試み，その化学的構造を明らかにした。

(1) 貯蔵エネルギーとしての作用

体脂肪は成人男性で約15％，女性で約25％である。体脂肪のほとんどはトリアシルグリセロールで，皮下や内臓周囲に脂肪組織として存在している。体重65 kgの男性では約7万kcal（35日分），体重55 kgの女性では約10万kcal（50日分）ものエネルギーを蓄えていることになる。ヒトは，大きな燃料貯蔵庫を体にもっていることであり，少々の飢餓状態でもすぐにエネルギー不足になることはない。ただし，脳を含む神経組織は脂肪をエネルギー源にできないので，脂肪だけあれば大丈夫というわけではない。

(2) 細胞成分としての役割

細胞膜においては，リン脂質が疎水部分を内側に，親水部分を外側に向けた二重層構造を形成しており，細胞形成，物質の選択的透過等の機能維持に重要な役割を果たしている。脊椎動物の場合，神経細胞の軸索の周りにリン脂質が層をなし，**ミエリン鞘**をつくっている。ミエリン鞘の存在によって，神経伝達の速度は速まる。糖脂質は細胞膜の表面に突き出た状態で存在し，結合したたんぱく質や脂質の安定化やたんぱく質の認識等を行っている。

細胞膜のリン脂質を構成する脂肪酸のうち，炭素数20の脂肪酸は種々の刺激によって遊離し，**エイコサノイド**とよばれる生理活性物質に変化する。エイコサノイドの産生量はきわめてわずかであるが，各組織において血小板凝集，血圧調節等，多岐にわたって生体機能を維持している。

コレステロールは細胞や細胞小器官の膜を構成している。神経，脳をはじめすべての組織に分布する。また，**ステロイドホルモン**や胆汁酸の素材ともなる。

B 脂質の体内動態

(1) 脂質の臓器間輸送

(1) 血液中での脂質の形態

トリアシルグリセロール，コレステロール，リン脂質は，リポたんぱく質とよばれる形態で血液中に存在する。中心部にトリアシルグリセロール，コレステロールなどの脂質が，周囲に界面活性物質であるたんぱく質が位置し，これにより，脂質のエマルジョン化を行っている。すなわち，リポたんぱく質の形態をとることで，脂質を小さな粒状にして血液中に分散させ，運搬を容易にすることが可能となる（図5-7）。

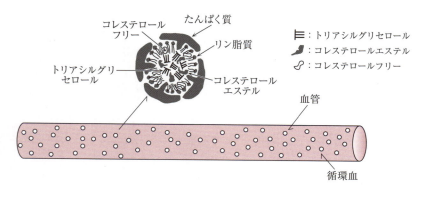

図5-7 リポたんぱく質の形態

例外的に，体脂肪から取り出された遊離脂肪酸は，リポたんぱく質に組み込まれることはない。遊離脂肪酸はたんぱく質であるアルブミンと結合して，血液中を運搬される。

(2) リポたんぱく質とは

超遠心分析によってリポたんぱくをその比重によって分類すると，キロミクロン（chyromicron; CM），超低比重リポたんぱく質（very low density lipoprotein; VLDL），低比重リポたんぱく質（low density lipoprotein; LDL），高比重リポたんぱく質（high density lipoprotein; HDL）の4つに大別される（表5-2）。

表5-2 リポたんぱく質の種類

分類		大きさ(nm)	比重	組　成（重量%）				合成場所	主なたんぱく質	主な機能
				たんぱく質	リン脂質	コレステロール	トリアシルグリセロール			
キロミクロン		75〜1,200	〜0.95	2	7	5	86	小腸	A, B, C	食物から吸収されたトリアシルグリセロールを，エネルギーを必要とする末梢組織（筋肉など）に運ぶ。また，エネルギーが十分なときには脂肪組織へ運ぶ
VLDL	超低比重リポたんぱく質	30〜70	0.95〜1.006	8	18	19	55	肝臓	B, E, C	肝臓で合成されたトリアシルグリセロールを末梢組織（筋肉や脂肪組織）へ運ぶ
LDL	低比重リポたんぱく質	22	1.019〜1.063	22	22	50	6	血液（VLDLから連続的に生成）	B	コレステロールを肝臓から末梢組織へ運ぶ
HDL	高比重リポたんぱく質	10	1.063〜1.125	40	33	22	5	肝臓	A, C	コレステロールを末梢組織から肝臓へ運ぶ

脂質成分が多くたんぱく質が少ないと比重の軽いリポたんぱく，脂質成分が少なくたんぱく質が多いと比重の重いリポたんぱくとなるのですね！

キロミクロンは脂質の割合が最も多く，最も軽い大粒のリポたんぱく質である。VLDL，LDL，HDLの順に，直径が小さく，脂質の割合が減少，たんぱく質の割合の多いリポたんぱく質になる。リポたんぱく質の中心部を構成する脂質は，トリアシルグリセロール，コレステロール，リン脂質である。

表層部分を形成するたんぱく質のことをアポたんぱく質といい，アポA，B，C，Eなど数種類あることが知られている。このアポたんぱく質は脂質の運搬役としてのはたらきだけではなく，姿形のよく似た数種のリポたんぱく質が各組織で間違いなく処理されるために重要な役割をもっている。つまり，リポたんぱく質が家であれば，アポたんぱく質はそれぞれの家の表札としての役割をもつ。

（2） 食後の脂質代謝

　小腸から吸収されたモノアシルグリセロールと脂肪酸は，小腸上皮細胞で再びトリアシルグリセロールに合成され，アポたんぱく質とともにキロミクロンを形成する。吸収された食事性（外因性）のトリアシルグリセロールを80％以上含むキロミクロンは，リンパ管に入り，胸管を経て，左鎖骨下静脈において血液に合流する。

 食後3～4時間後に血液中のトリアシルグリセロール濃度が上昇するのは，このキロミクロンの上昇によるのですね！

　脂肪組織，心臓，筋肉等の各組織にトリアシルグリセロールを供給したキロミクロンは，キロミクロンレムナントとなり肝臓で処理される。
　食後，肝臓ではグルコースからトリアシルグリセロールが合成される。生合成されたトリアシルグリセロールはVLDLとなり血中に現れる。VLDLには50％以上のトリアシルグリセロールが含まれ，キロミクロン同様，脂肪組織，心臓，筋肉等の各組織にトリアシルグリセロールを供給する。トリアシルグリセロールを組織に供給したVLDLはVLDLレムナントとなる（図5-8）。

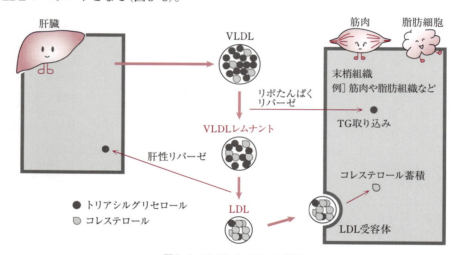

図5-8　VLDLとLDLの代謝

　キロミクロンやVLDLからのトリアシルグリセロールの組織への取り込みを促進するのは，インスリンによって活性化される**リポたんぱくリパーゼ**である。この酵素活性は，特に脂肪組織で高いため，循環血中のトリアシルグリセロールは脂肪組織へと供給されやすい。

***　もっと知りたい！　糖質の過剰摂取が肥満をもたらす理由 ──────

　糖質の過剰摂取によって血糖濃度が上昇すると，インスリンのはたらきによって脂肪細胞へのグルコース取り込みが上昇する。一方，肝臓では余剰のグルコースからトリアシルグリセロールの合成がさかんになり，VLDLが血中に放出される。その結果，血糖によるグルコースとVLDLによる脂肪酸の供給が高まり，脂肪組織ではトリアシルグリセロールの合成が亢進する。糖質の摂取過剰によって血糖が上昇すると，容易に肥満が起こる。

　　　　　　　　　　　　　　　　　　　　　　　　　　　　　　　　　　　***

(3) 空腹時の脂質代謝

空腹時，体脂肪として蓄積されているトリアシルグリセロールは脂肪酸とグリセロールに分解される。グリセロールは血中に拡散し，脂肪酸はたんぱく質であるアルブミンと結合して血中を運搬され，必要な組織に取り込まれエネルギーとして利用される。

(1) ホルモン感受性リパーゼ（図5-9）

空腹時においては，血糖値の低下によってグルカゴンやアドレナリンが分泌され，血糖上昇にはたらく。これらのホルモンは，肝臓のグリコーゲンを分解し，糖新生によってグルコースを補給するとともに，脂肪組織に対しては，体脂肪として蓄積されているトリアシルグリセロールを脂肪酸とグリセロールに分解する。トリアシルグリセロール分解を行う酵素は，脂肪組織中のホルモン感受性リパーゼである。**ホルモン感受性リパーゼは，グルカゴンやアドレナリンの他，ノルアドレナリン，副腎皮質刺激ホルモン，甲状腺刺激ホルモン，成長ホルモン，バソプレシン，甲状腺ホルモン，副腎皮質ホルモン等によって活性が高まり，一方，インスリンによって活性は低下する。**

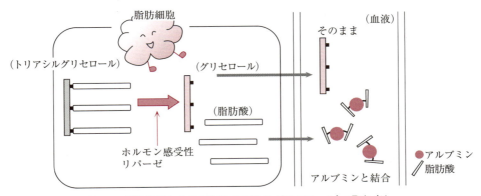

図5-9　脂肪組織からのTG（トリアシルグリセロール）の取り出し

(2) 脂肪酸のエネルギーへの利用

体脂肪由来の遊離脂肪酸は，アルブミンと結合し血中を運搬され，肝や筋などのエネルギーを必要とする組織に取り込まれる。細胞内に取り込まれた脂肪酸は，ATPのエネルギーを使いCoAと結合しアシルCoA（脂肪酸CoA）となる。アシルCoAは，ミトコンドリアのマトリックス内に存在しているβ酸化の酵素系によってエネルギーとして利用される。

このように，脂肪酸を酸化してエネルギーを産生するための代謝に必要な酵素は細胞のミトコンドリア内に存在する。

 どのように，細胞質にある脂肪酸がミトコンドリア膜を通過し内側に移動するのでしょうか？

ミトコンドリア内に移動するためには，カルニチンとよばれる運搬役の物質の助けが必要となる。すなわち，アシルカルニチンとなることで，ミトコンドリア内膜の通行が許可されるのである。カルニチンは肝臓や腎臓でアミノ酸から生合成されるが，その供給が少ないと脂肪酸の酸化障害が起こることがある。

ミトコンドリア内に移動した脂肪酸は再びアシルCoAとなり，そこでβ酸化を受ける。

*** もっと知りたい！　β酸化とは

　脂肪酸はその炭素鎖のカルボキシ基の結合した炭素から順にα，β，γ……，とよんでいる。β酸化とは脂肪酸鎖のカルボキシ基側から2つずつ炭素を切り離す（α位とβ位の炭素を切り離す）代謝をいう（図5-10）。切り離された炭素2個の化合物はアセチルCoAとして代謝される。

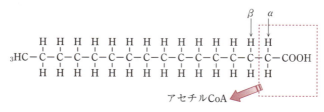

図5-10　β酸化とは

　炭素数16個のパルミチン酸は合計7回のβ酸化を受けることによってアセチルCoA8分子を産生する。アセチルCoAはオキサロ酢酸と反応し，クエン酸を生成し，クエン酸回路によって二酸化炭素と水に完全燃焼される（付図参照）。
　なお，β酸化は，ミトコンドリアの他，ペルオキシソームでも行われる。特に，炭素数22以上の長鎖脂肪酸は，ペルオキシソームで酸化される。

***

（3）脂肪酸酸化とケトン体産生

　ケトン体はアセト酢酸，β-ヒドロキシ酪酸，アセトンの総称であり，過剰のアセチルCoAからつくられる。脂肪酸が酸化されて生じたアセチルCoAが，クエン酸回路で完全燃焼されるためには，オキサロ酢酸が必要である。オキサロ酢酸は糖質から供給されることから，飢餓時に糖質供給がストップされた場合には，アセチルCoAはクエン酸回路で酸化されずに，ケトン体になり血中に現れる。糖尿病の場合，糖質を摂取してもその利用が悪いために組織レベルでは糖質不足状態（＝飢餓状態）を引き起こす。したがって，糖尿病患者においても血中ケトン体は上昇する。
　肝臓では，脂肪酸のβ酸化が活発に行われる。そのため，β酸化によって生じた多量のアセチルCoAがケトン体となりやすい。しかし，ケトン体は肝臓で代謝されないため，血液中に放出される。最終的にケトン体は，脳，神経組織や筋肉組織などの肝外組織においてエネルギー源として消費される。このように，空腹時には脳でもケトン体が利用される。

栄養学の歴史 12

脂質の体内代謝

　1905年ドイツのクヌープ（Knoop）は，脂肪酸のβ位が酸化されるという，いわゆるβ酸化説を提唱した。リネン（Lynen）らは1952年にβ酸化の生成物であるアセチルCoAを発見した。また，1897～1899年スターデルマン（Stadelmann）やヒルシュフェルド（Hirschfeld），さらには，マグヌス・レビ（Magnus－Levy）やゲールムイデン（Geelmuyden）らは，高脂肪食摂取，飢餓，糖尿病などのとき，ケトン体が生成されることを報告した。

肝臓では，ケトン体は利用されないのですね！

ケトン体産生が過剰になり血中濃度が上昇すると，血液のpHが酸性に傾きアシドーシス(酸血症)を引き起こすことになる。

C　コレステロール代謝の調節

コレステロールは，リン脂質とともに細胞膜や神経組織の構成成分として重要である。

(1) コレステロールの臓器間輸送

VLDLからトリアシルグリセロールが取り除かれたリポたんぱく質はVLDLレムナントとよばれる。レムナントに残ったわずかなトリアシルグリセロールは，肝臓においてさらに取り除かれる。この作用は，肝細胞膜に存在する肝性リパーゼによる。このようにして，コレステロール含有率が相対的に高くなったリポたんぱく質をLDLという。末梢組織にはアポたんぱくB受容体が存在している。LDLの表層に存在するアポたんぱくBと結合することで，末梢組織はLDLを捉えることが可能となる。細胞内に取り込まれたLDLはリソソームによって分解され，その結果，コレステロールを必要とする末梢組織にコレステロールが供給される(図5-8)。

コレステロールは，生体膜の成分として，各細胞で利用される。生体膜を構成するコレステロールは一定量であることから，過剰なコレステロールは，コレステロールエステルとなり細胞質に貯蔵される。生体膜から細胞質への移行は，アシルCoAコレステロールアシルトランスフェラーゼ(ACAT)による。

末梢組織から肝臓へのコレステロールの運搬はHDLによって行われる。

HDLは肝臓で作られ血中に放出される。この時点では，脂質をほとんど含まないたんぱく質部分だけの未熟なHDLである。末梢組織で過剰となったコレステロールは血中に存在するこの未熟なHDLに取り込まれる。最終的に，HDLは末梢組織からコレステロールを肝臓に輸送する。

***　もっと知りたい！　HDLの妙技

末梢組織のコレステロールはどのようにHDLに取り込まれるのだろうか。HDLの表面に存在しているレシチン-コレステロールアシルトランスフェラーゼ(LCAT)は，遊離コレステロールをコレステロールエステルに変換する酵素である。末梢組織のコレステロールをエステル型にすることで，コレステロールの水和性が極端に減少し，それを利用してHDL内部に取り込む。さらに，HDLはコレステロールエステル転移酵素(CETP)を介して，コレステロールエステルをLDLに移送する。その際，HDLはアポたんぱくEも同時にLDLに受け渡す。このアポたんぱくEに対する受容体は肝臓に存在するため，末梢のコレステロールを含んだLDLは肝臓に取り込まれ処理される。アポたんぱくEという表札をLDLに受け渡すことによって，HDLは末梢組織からコレステロールを肝臓に輸送する役割を果たす。

―***

(2) コレステロールの合成

コレステロールは主に肝臓と小腸において，1日約0.6 g程度つくられる。素材はア

セチル CoA である。3分子のアセチル CoA が縮合してヒドロキシメチルグルタリル CoA（hydroxy methylglutaryl - CoA; HMG - CoA）になり，それが還元されてメバロン酸を生じ，さらに10段階以上の一連の酵素反応を経て生合成される（図5-11）。

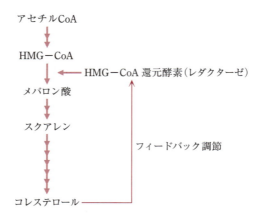

図5-11　コレステロール生合成経路

（3）フィードバック調節

食事からのコレステロール摂取量は，1日200〜500 mgであり，そのうち40〜60％が吸収される。それに対して，体内での合成量は体重50 kgの成人で600〜650 mg（12〜13 mg/kg体重／日）である。このように，コレステロールの体への供給は，食事よりも生合成の方が多い。

コレステロール生合成系のうち，HMG - CoA がメバロン酸になる反応は HMG - CoA 還元酵素によって触媒される。HMG - CoA 還元酵素はコレステロール生合成を調節する律速酵素である。すなわち，最終産物であるコレステロール量が細胞中に増えると，その増えたコレステロールが HMG - CoA 還元酵素活性を抑制する。その結果，コレステロール生合成は低下し，コレステロール合成も低下する。このように，最終代謝産物によって，特定の酵素の活性を変化させる仕組みをフィードバック調節とよぶ。

通常，トリアシルグリセロールは糖質や脂質の摂取量に応じて合成や蓄積が進む。しかし，コレステロールを過剰摂取しても，フィードバック調節によって生合成にブレーキがかかる。体内コレステロールの総量は常に一定量に保たれている。

＊＊＊　**もっと知りたい！　血中 LDL - コレステロール高値は動脈硬化を促進する**

血中 LDL - コレステロールと動脈硬化は密接な関係がある。末梢組織の LDL 受容体の欠損や機能不全があると，LDL は組織に取り込まれず血液中に停滞してしまう。そのような状態のなかで，血管壁に何らかの障害が起こると LDL が血管壁に取り込まれコレステロールが沈着することになる。特に，LDL が長時間にわたり血液中に停滞すると，LDL 中の脂質が酸化を受け酸化型 LDL へと変質する。この変質した LDL は通常の LDL に比べると，より動脈壁に取り込まれやすいことが知られている。

＊＊＊

（4）ステロイドホルモン

　　ステロイドホルモンは，副腎皮質ホルモン（グルココルチコイド，ミネラルコルチコイド，副腎性アンドロゲン）と性ホルモン（テストステロン，エストロゲン，プロゲステロン）である。これらは，副腎皮質や卵巣，精巣において，コレステロールからプレグネノロンを経て合成される。ステロイドホルモンの合成は，脳下垂体から分泌される副腎皮質刺激ホルモンや性腺刺激ホルモンによって調節される。

　　ステロイドホルモンは，コレステロールのもつステロイド核を受け継ぎ，また，脂質の性質（脂溶性）を受け継いだ物質である。そのため，リン脂質で構成された細胞の膜を通過しやすいという性質をもつ。標的細胞（ホルモンの情報を伝えたい細胞）の膜を容易に通過し，細胞内に存在する受容体と結合する。ホルモン-受容体複合体は，核内のDNAに直接作用し，mRNAの転写を促す。その結果，たんぱく質の生合成速度が増大される。このようにしてステロイドホルモンは遺伝子のレベルで作用を発揮する。

（5）胆汁酸の腸肝循環

　　胆汁酸は界面活性物質として脂質の消化吸収に必須である。胆汁酸は，肝臓でコレステロールが**7α-ヒドロキシラーゼ**によって分解を受け生成される。肝臓で生成された胆汁酸を一次胆汁酸（コール酸，ケノデオキシコール酸）という。胆汁酸はグリシン及びタウリンと抱合し，胆汁として肝臓から分泌された後，胆囊に一時貯蔵・濃縮され，十二指腸に分泌される。胆汁は胆汁酸以外に，コレステロール，リン脂質も含んでいる。

　　十二指腸への胆汁酸排泄量は1日20〜30gにもなる。小腸の空腸で脂質が吸収されたのち，胆汁酸のほとんど（90％以上）は回腸で再吸収される。再吸収された胆汁酸はふたたび肝臓に戻り，また，十二指腸に分泌されることから，このような胆汁酸の動態を腸肝循環とよんでいる。この胆汁酸リサイクル作用のおかげで，コレステロールは節約され，体内の総量は大きく減少することはない（図5-12）。

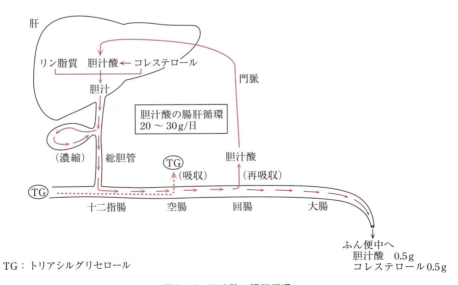

図5-12　胆汁酸の腸肝循環

再吸収されなかった1日約0.5gの胆汁酸は，大腸の腸内細菌によって二次胆汁酸（デオキシコール酸，リソコール酸）となり，便中に排泄される。抗生物質投与時には腸内細菌の働きが悪くなるが，その際，糞便中には一次胆汁酸が増える。体内のコレステロールの損失は，コレステロールそのまま，あるいは胆汁酸に変換された形で，糞便中に排泄することで引き起こされる。

D　脂質と他の栄養素との関係

（1）ビタミンB_1節約作用

同じエネルギー源ではありながら，糖質からエネルギーを多量に産生したときに比べて，脂質からエネルギーを多量に産生したときの方がビタミンB_1の必要量は少なくて済む。このことを，脂質のビタミンB_1節約作用という（SECTION ⅡA糖質の項参照）。

 ビタミンB_1節約作用は，糖質ではなく，脂質にあるのですね！

（2）エネルギー源としての糖質の節約

糖質は1g当たり4kcalのエネルギーを産生するのに対して，脂質は1g当たり9kcalのエネルギーを産生する。すなわち糖質に対して脂質は，約2倍のエネルギー産生量の差がある。スポーツで，肝臓のグリコーゲンの使用量を節約しながら，脂質をいかに効率よく利用していくかは，競技中の体力保持のためにも検討すべき重要なポイントとなる。

（3）その他

体脂肪に蓄積しているトリアシルグリセロールは，空腹時に加水分解され，遊離脂肪酸は血液中に放出される。脂肪酸はβ酸化でアセチルCoAとなるが，アセチルCoAからピルビン酸への戻りがないことから，アセチルCoAは糖新生の素材となることはできない。すなわち，グルコースから脂肪酸の合成はできるが，脂肪酸からグルコースの合成はできない。

E　摂取する脂質の量と質の評価

（1）脂肪エネルギー比率

脂肪エネルギー比率が高くなると，肥満の増加，耐糖能異常，高コレステロール血症が増えることが示されている。一方，脂肪エネルギー比率が低くなると，高炭水化物食となり，食後の血糖値および空腹時のトリアシルグリセロール値の上昇により，冠動脈性心疾患リスクが高くなる。そこで，日本人の食事摂取基準（2020年版）では，1歳以上の脂肪エネルギー比率の目標量を20～30％としている。

> **栄養学の歴史 13**
>
> **必須脂肪酸の発見**
>
> ラットに脂肪欠乏食を数週間与えると，成長抑制，皮膚症状が現れる。1930年，バー夫妻（Burr & Burr）は食事に含まれるリノール酸，α-リノレン酸が上記症状を改善するのに有効であることを突き止めた。1938年ターペイネン（Turpeinen）はアラキドン酸にも同様の作用があることを見出した。これらにより，必須脂肪酸の概念が提唱されるようになった。

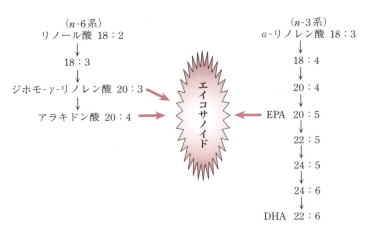

図5-13　必須脂肪酸の体内代謝

（2）必須脂肪酸

　n-6系のリノール酸とn-3系のα-リノレン酸は、植物で合成されるが動物では合成されないため、ヒトにとっては必須脂肪酸である。これら必須脂肪酸を食物から体内に取り込むと、体内酵素のはたらきによって炭素数の延長、二重結合の付加が繰り返され、次々と異なった脂肪酸に代謝される（図5-13）。

　炭素数20以上の多価不飽和脂肪酸は細胞膜リン脂質に取り込まれ、膜の機能維持にはたらく。また、生体への侵襲が起こると、炭素数20の多価不飽和脂肪酸は膜リン脂質から遊離し、シクロオキシゲナーゼやリポキシゲナーゼの作用で、生理活性物質であるエイコサノイドへ変換される。エイコサノイドの産生量はきわめてわずかであるが、各組織において血小板凝集、血圧調節等、強い薬理作用を発揮し、多岐にわたって生体機能を維持する。

（3）脂肪酸由来の生理活性物質（表5-3）

表5-3　主なエイコサノイドの生理作用

基質となる脂肪酸	酵素*	エイコサノイド名	産生場所	生理作用
アラキドン酸（n-6系）	シクロオキシゲナーゼ	プロスタサイクリン（PGI_2）	血管壁	血小板凝集抑制、血管弛緩作用
	シクロオキシゲナーゼ	トロンボキサンA_2（TXA_2）	血小板	血小板凝集亢進、血管収縮作用、気管支収縮作用
	リポキシゲナーゼ	ロイコトリエンB_4（LTB_4）	白血球	白血球の活性化、炎症促進
EPA（n-3系）	シクロオキシゲナーゼ	プロスタサイクリン（PGI_3）	血管壁	血小板凝集抑制、血管拡張作用
	シクロオキシゲナーゼ	トロンボキサンA_3（TXA_3）	血小板	TXA_2と同じ働きであるがその作用は弱い
	リポキシゲナーゼ	ロイコトリエンB_5（LTB_5）	白血球	LTB_4よりも弱い炎症作用

＊エイコサノイド産生のための必要とされる酵素のこと。例えばアラキドン酸は、シクロオキシゲナーゼによって、PGI_2やTXA_2を産生する。

二つの系の脂肪酸からつくられるエイコサノイドの生体に与える影響は，n-6系とn-3系で多少異なる。

　魚に含まれるn-3系のEPAやDHAには，脳梗塞や虚血性心疾患等の血栓症，大腸がんや乳がん，アレルギーの予防効果を示すといわれている。一方，n-6系アラキドン酸から生じるエイコサノイドは，強い炎症反応を示し，それが過剰にはたらくと，血栓症やアレルギーを引き起こす。

（4）望ましい脂肪酸摂取

　飽和脂肪酸は乳製品，肉などの動物性食品や，ココナッツ油，ヤシ油など熱帯植物の油脂に多く含まれる。日本人では，飽和脂肪酸摂取量が少ない人では脳出血罹患の増加が認められる。逆に，飽和脂肪酸摂取量が増加すると，循環器疾患の重要なリスク因子である血中LDL-コレステロールが増加する。そこで，食事摂取基準（2025年版）では飽和脂肪酸エネルギー比率の目標量（上限）を，成人で7％エネルギーと設定している。

　n-6系のアラキドン酸からつくられるエイコサノイドは，生体の炎症反応に関与している。炎症は細菌感染などに対する防御機構として大切であるが，炎症反応がすすみ外敵が死滅したのちは炎症の収束が起こらなければならない。しかしながら，この収束反応がうまく進行しないと，炎症は長引き，最終的には慢性炎症に至る。n-3系のEPAからつくられるエイコサノイドは抗炎症作用，血管保護作用，炎症性サイトカイン生成の抑制作用などを介して，炎症の収束に対して促進的にはたらく。したがって，生体のホメオスタシス（恒常性）を保つうえでは，n-6系だけではなく，n-3系脂肪酸から生じるエイコサノイドがきわめて重要であることが示されている。

（5）食事性コレステロール

　コレステロールは，卵，レバー等の動物性食品に多く含まれる。鶏卵のコレステロールは1個当たり約200 mg含まれ，1日のコレステロール摂取量（200～500 mg）の50％程度を占める。

　体内のコレステロール量はフィードバック調節によって常に一定量に保たれている。食事からのコレステロール量が増えると，コレステロール生合成は減少する。したがって，コレステロール摂取量がそのまま血中総コレステロール値に反映されるわけではない。また，アジアを中心とした研究では，コレステロール摂取量（または卵摂取頻度）と循環器疾患の発症率や死亡率との間に一貫した関連が示されていない。循環器疾患予防の観点から食事摂取基準（2025年版）では，許容されるコレステロール摂取量に上限が存在しないことを保証するものではないとしながらも，目標量を算定するのに十分な科学的根拠が得られなかったとして，目標量の設定はなされなかった。

＊＊＊　もっと知りたい！　トランス脂肪酸（TFA：Trans fatty acid）

　植物油脂中に含まれる不飽和脂肪酸の二重結合部分はシス型とよばれる構造をしているが，マーガリンやショートニングなどの硬化油を生成する際，工業的に行う水素添加によって一部のシス型二重結合は，トランス型二重結合に変化する（図）。このようにトランス型二重結合を含む脂肪酸をトランス脂肪酸（TFA）とよぶ。TFA が含まれる油脂は，酸化や加熱に対して安定的であり取り扱いもしやすいため，ファストフードを中心とした外食産業あるいは加工食品に広く利用されている。

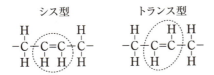

　TFA の過剰摂取は，LDL-コレステロールを上昇，HDL-コレステロールを低下させる。海外の大規模コホート研究においては，TFA 摂取が虚血性心疾患のリスクを高めることが示されている。食事摂取基準では，トランス脂肪酸は人体にとって不可欠な栄養素ではなく，健康の保持・増進を図る上で積極的な摂取は勧められないことから，その摂取量は 1％エネルギー未満に留めることが望ましく，1％エネルギー未満でもできるだけ低く留めることが望ましいとしている。

――――――――――――――――――――――――――――――――＊＊＊

練習問題 ── 国家試験対策

第5章　脂質の栄養学的役割

第38回（2024年）　72番

> 1　脂質代謝に関する記述である。最も適当なのはどれか。1つ選べ。
> (1)　食後は，血中 VLDL 濃度が低下する。
> (2)　食後は，リポたんぱく質リパーゼが活性化する。
> (3)　食後は，ホルモン感受性リパーゼが活性化する。
> (4)　空腹時は，血中遊離脂肪酸濃度が低下する。
> (5)　空腹時は，肝臓でケトン体合成が抑制される。

解答：2

(1)　×　食後，食事や内因性脂肪酸を構成成分として肝臓で合成されたトリグリセリドは，VLDL の形態で血液中に分泌される。
(2)　○　リポたんぱく質リパーゼは，血中のカイロミクロンや VLDL 中のトリグリセリドを加水分解し，筋肉や脂肪組織内に脂肪酸の取り込みを促進する酵素である。
(3)　×　ホルモン感受性リパーゼは脂肪組織に存在し，空腹になるとグルカゴンやカテコールアミンによって活性化され，脂肪組織中に蓄積されているトリグリセリドをグリセロールと遊離脂肪酸に分解する。
(4)　×　空腹になると，体脂肪中に蓄えられていたトリグリセリドがホルモン感受性リパーゼによってグリセロールと脂肪酸3分子に分解され，血中に放出される。そのため，血中遊離脂肪酸濃度は高くなる。
(5)　×　肝臓では，空腹時に脂肪酸から β 酸化によって生じた過剰のアセチル CoA からケトン体がつくられる。

第38回（2024年）　73番

> 2　コレステロール代謝に関する記述である。最も適当なのはどれか。1つ選べ。
> (1)　コレステロールは，エネルギー源として利用される。
> (2)　コレステロールは，細胞膜の構成成分である。
> (3)　コレステロールは，ペプチドホルモンの材料となる。
> (4)　コレステロールは，ビタミン D から合成される。
> (5)　細胞内コレステロール量の減少は，HMG‑CoA 還元酵素活性を抑制する。

解答：2

(1)(3)　×　コレステロールは，脳神経系や細胞膜の構成成分として，さらには，ステロイドホルモンや胆汁酸の原料としても利用される。エネルギー源としての利用はない。
(2)　○
(4)　×　コレステロールは，アセチル CoA から合成される。
(5)　×　HMG‑CoA がメバロン酸になる反応を触媒する HMG‑CoA 還元酵素は，コレステロール合成を調節する律速酵素である。最終産物であるコレステロール量が細胞内に蓄積すると，その増えたコレステロールが HMG‑CoA 還元酵素活性を抑制する。その結果，コレステロール合成は低下する。

第37回（2023年）　74番

3　絶食時の脂質代謝に関する記述である。最も適当なのはどれか。1つ選べ。
(1)　血中のキロミクロンが増加する。
(2)　脂肪組織では，ホルモン感受性リパーゼ活性が低下する。
(3)　血中の遊離脂肪酸が減少する。
(4)　筋肉では，エネルギー源としての脂肪酸の利用が抑制される。
(5)　血中のケトン体が増加する。

解答：5
(1)　×　食後，小腸に吸収されたトリグリセリドは脂溶性のコレステロール，リン脂質，脂溶性ビタミンとともにリポたんぱく質であるキロミクロンを合成する。キロミクロンは，リンパ液中に放出される。
(2)　×　絶食時，脂肪組織では，ホルモン感受性リパーゼ活性が増加する。
(3)　×　絶食時，血中遊離脂肪酸濃度が増加する。
(4)　×　絶食時にはグルコースの供給が不足することから，エネルギー源としてたんぱく質や脂質の利用が亢進する。体脂肪由来の脂肪酸は血流を介して肝臓や筋肉組織に移行し，そこでβ酸化によってエネルギーとして利用される。
(5)　○　絶食時には脂肪酸酸化（β-酸化）が亢進する。それにより，産生した過剰のアセチルCoAからケトン体が生じる。

第37回（2023年）　75番

4　胆汁酸の代謝に関する記述である。最も適当なのはどれか。1つ選べ。
(1)　胆汁酸は，コレステロールから合成される。
(2)　胆汁酸は，胆嚢で合成される。
(3)　腸管内に分泌された胆汁酸は，主に十二指腸で再吸収される。
(4)　腸内細菌の作用を受けて生成された胆汁酸を，一次胆汁酸という。
(5)　コール酸は，二次胆汁酸に分類される。

解答：1
(1)　○　胆汁酸は，肝臓に存在する7α-ヒドロキシラーゼという酵素によって，コレステロールから生成される。強い界面活性作用をもっており，脂質を乳化し，ミセルを形成することによって，トリグリセリドやコレステロール，脂溶性ビタミンの消化・吸収を促進する。
(2)　×　胆汁酸は，肝臓で合成される。
(3)　×　脂質の消化吸収の役目を終えた胆汁酸のほとんどは回腸で再吸収され，腸肝循環される。十二指腸への胆汁酸排泄量は1日20〜30gにもなるとされるが，このような腸肝循環により胆汁酸はリサイクルされ，節約される。
(4)(5)　×　腸内細菌の作用を受けて生成された胆汁酸を，二次胆汁酸という。胆汁酸のうち，コール酸，ケノデオキシコール酸は一次胆汁酸とよばれ，肝臓でコレステロールから直接生成されたものである。これらの胆汁酸は十二指腸に分泌され，腸肝循環を受けるが，最終的に回腸で再吸収されなかったものは糞便を介して排泄される。その際に，胆汁酸の一部は，腸内細菌の作用で二次胆汁酸のデオキシコール酸やリソコール酸となる。

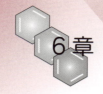

6章　たんぱく質の栄養学的役割

　ヒトの体の 14 〜 17% はたんぱく質でできている。たんぱく質は筋肉や結合組織等の体構成成分として，酵素，ホルモン，免疫抗体等として，さまざまな生理機能に重要な役割をもっている。

A　たんぱく質の栄養学的役割

(1)　体内における生理作用

　体内で合成されるたんぱく質の情報は，遺伝子DNAに書き込まれている。そもそもDNAは親から受け継いだものである。そのDNAの情報によってたんぱく質はつくられることから，ヒトの子はヒト，犬の子は犬としての形態や機能を有するようになる。ヒトは高度な生命活動を営み，複雑な機構をもっているが，その機能・形態をつくり上げるために膨大な種類のたんぱく質が必要となる。

　牛肉，豚肉，鶏肉，魚介類等の食品にはたんぱく質が多く含まれるが，ヒトはこれら食品中のたんぱく質の素材（＝アミノ酸）を利用することによって，自分自身のからだにとって必要なたんぱく質をつくり出している。

　体内でのたんぱく質を機能別に分類すると，表6-1のようになる。

表6-1　たんぱく質のはたらきに基づく分類

分　類	主なたんぱく質
構造たんぱく質	コラーゲン，ケラチン，フィブロイン，ヒストン
機能たんぱく質	酵素たんぱく質，シトクローム，膜輸送体
貯蔵たんぱく質	オリゼニン，グルテン，ゼイン，カゼイン，卵白アルブミン，フェリチン，ホスビチン，ヘモジデリン
輸送たんぱく質	ヘモグロビン，ミオグロビン，血清アルブミン，セルロプラスミン，トランスフェリン，トランスコバラミン，アポリポたんぱく質
収縮たんぱく質	アクチン，ミオシン，チューブリン
防御たんぱく質	免疫グロブリン，フィブリノーゲン，トロンビン
調節たんぱく質	生理活性ペプチド，たんぱく質性ホルモン，チャネルたんぱく質，受容体，トロポニン，カルモジュリン
毒素たんぱく質	ボツリヌス菌毒素，ジフテリア菌毒素，エンテロトキシン，ヘビ毒

(2)　たんぱく質の構造とアミノ酸の種類

　たんぱく質合成には20種のアミノ酸が利用される（表6-2）。アミノ酸は炭素を中心として，カルボキシ基，アミノ基，水素をもっており，これは，すべてのアミノ酸にとって共通である（図6-1）。残りの1本の手（R部分）が個々のアミノ酸ごとに異なる。例えば，グリシンには水素，アラニンにはメチル基がついた構造をしている。

　ヒトは体たんぱく質を構成するアミノ酸のうちの9種類を体内で合成することができ

表6-2 たんぱく質を構成するアミノ酸

分類			(R・部分)	和名	略号		ヒト栄養上
中性アミノ酸	脂肪族アミノ酸		H-	グリシン	Gly	G	非必須
			CH₃-	アラニン	Ala	A	非必須
		分岐鎖アミノ酸	CH₃＞CH- CH₃	バリン	Val	V	必須
			CH₃＞CH-CH₂- CH₃	ロイシン	Leu	L	必須
			CH₃＞CH- CH₃-CH₂	イソロイシン	Ile	I	必須
		オキシアミノ酸	HO-CH₂-	セリン	Ser	S	非必須
			OH CH₃-CH-	トレオニン	Thr	T	必須
		含硫アミノ酸	HS-CH₂-	システイン	Cys	C	準必須
			CH₃-S-CH₂-CH₂-	メチオニン	Met	M	必須
	芳香族アミノ酸		⬡-CH₂-	フェニルアラニン	Phe	F	必須
			HO-⬡-CH₂-	チロシン	Tyr	Y	準必須
			(indole)-CH₂-	トリプトファン	Trp	W	必須
酸性アミノ酸			HOOC-CH₂-	アスパラギン酸	Asp	D	非必須
			HOOC-CH₂-CH₂-	グルタミン酸	Glu	E	非必須
酸アミドアミノ酸			H₂NOC-CH₂-	アスパラギン	Asn	N	非必須
			H₂NOC-CH₂-CH₂-	グルタミン	Gln	Q	非必須
塩基性アミノ酸			NH₂-(CH₂)₄-	リシン	Lys	K	必須
			NH₂＞C-NH-(CH₂)₃- NH	アルギニン	Arg	R	準必須
			HC＜N-C-CH₂- NH-CH	ヒスチジン	His	H	必須
イミノ酸			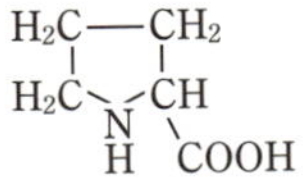 H₂C-CH₂ H₂C　CH 　N　COOH 　H (分子全体を示す)	プロリン	Pro	P	非必須

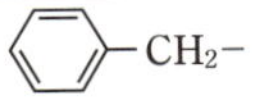

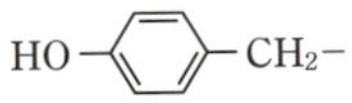

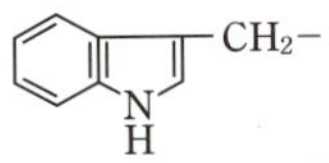

ない。そのため，これら9種類のアミノ酸は必須アミノ酸とよばれ，食物として取り入れなければならない。

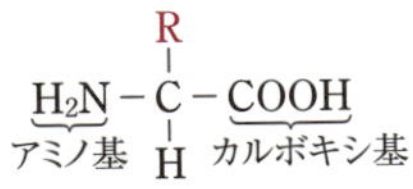

たんぱく質はアミノ酸同士が**ペプチド結合**によってつながってできている。アミノ酸同士のつながったものを，構造的にはペプチドとよぶ。アミノ酸が2分子結合したものをジペプチド，3分子結合したものをトリペプチドという。2〜10分子のペプチドは総称してオリゴペプチド，それ以上のつながりになるとポリペプチドとなる。通常，たんぱく質は数十分子以上のアミノ酸からなるポリペプチドである。アミノ酸の配列順序は，それぞれのたんぱく質ごとに厳密に決められている。したがって，たんぱく質を構成する20種類のアミノ酸がすべての細胞に不足なく供給されなければならない（表6-2）。万一，

$$H_2N-\underset{\underset{H}{|}}{\overset{\overset{R}{|}}{C}}-COOH$$
アミノ基　カルボキシ基

図6-1 アミノ酸の構造

必須アミノ酸が一つでも不足してしまうと，体たんぱく質の合成はストップしてしまうことになる。

■B　たんぱく質・アミノ酸の体内動態

（1）食後・食間期のたんぱく質・アミノ酸代謝

　　食物からたんぱく質を摂取すると，最終的にはアミノ酸に分解され，門脈経由で肝臓に取り込まれ，その後，全身の循環血に放出される。血中アミノ酸濃度は上昇し，この濃度変化は筋肉などにおけるたんぱく質合成を促進する。一般的に，食後は血中グルコース濃度も高まることから，膵臓からホルモンであるインスリン分泌が促進され，その血中濃度は高まる。インスリンは組織へのアミノ酸吸収を促進し，たんぱく質合成の促進とたんぱく質分解の抑制を引き起こす。血中アミノ酸濃度の上昇とインスリン作用によって，食後は体たんぱく質合成が促進されることになる。

　　食後数時間経過すると，血中アミノ酸濃度やインスリン濃度は元に戻る。さらに，空腹状態が続くと，血糖値は低下するが，このころになると，膵臓からグルカゴン，副腎からアドレナリン，グルココルチコイドが分泌され始める。これら血糖上昇にはたらくホルモンは，肝臓での糖新生を促進する。体たんぱく質は分解され，遊離したアミノ酸は糖新生の素材として利用される他，エネルギーとしても利用される。

（2）たんぱく質・アミノ酸の臓器による代謝の違い

　　アミノ酸代謝の主な臓器，組織は，小腸，肝臓，筋肉，腎臓である。

　　小腸は，吸収したアミノ酸を門脈経由で肝臓に運ぶ。一方，グルタミンとグルタミン酸については，吸収後，そのほとんどが小腸細胞内でエネルギー，あるいは他のアミノ酸の生成に利用される。

　　肝臓では，食物由来のアミノ酸を門脈経由で取り込み，その後，全身の循環血に放出する。必要に応じて，アミノ酸からたんぱく質（アルブミン）の合成を行い，血中に放出する。また，肝臓は糖新生を行なうことが可能であるため，低血糖時にはアミノ酸からグルコースを合成する。肝臓では分岐鎖アミノ酸以外のほとんどのアミノ酸を代謝する。その結果生じたアンモニアは**尿素回路**によって尿素となり，腎臓に移行する。分岐鎖アミノ酸は肝臓を通過して，全身に送られる。

＊＊＊　もっと知りたい！　アルブミン

　　血漿たんぱく質の約60％はアルブミン，残りの40％はグロブリンである。アルブミンは，体内の浸透圧の維持，遊離脂肪酸やビリルビン等の運搬，pH緩衝作用，各組織へのたんぱく質・アミノ酸の供給源となっている。健常人の血漿アルブミンの基準値は，4～5g/dLである。

　　血漿アルブミン濃度の測定は，疾病や栄養状態の判定に用いられる。アルブミン合成の場所は肝臓であることから，肝疾患では血漿アルブミンは低下する。また，腎機能低下によるたんぱく尿においても低下する。半減期は2～3週間であるため，血漿アルブミン値は，採血前，約1か月間のたんぱく質の栄養状態判定に用いることができる。

＊＊＊

筋肉では，筋肉たんぱく質の合成・分解が行われている。食後，血中アミノ酸濃度が上昇すると，筋肉ではたんぱく質合成が促進される。一方，低血糖のときには，筋肉を構成するたんぱく質が大量に分解され，生じたアミノ酸の一部は筋肉内でエネルギーとなり，これ以外は糖新生の原料として血中に出て肝臓に移行する。

 スポーツドリンクに分岐鎖アミノ酸が強化されていますが，これはなぜでしょうか？

筋肉にとって，必須アミノ酸の分岐鎖アミノ酸(バリン，ロイシン，イソロイシン)は重要な役割をもつ。すなわち，分岐鎖アミノ酸は，筋肉の必須アミノ酸の約35％を占めるとともに，筋肉で酸化分解されるため，運動時の重要なエネルギー源となる。また，分岐鎖アミノ酸の一つであるロイシンは筋たんぱく質の合成を促進し，分解を抑制する。

＊＊＊　もっと知りたい！　肝硬変とフィッシャー比

血漿中の分岐鎖アミノ酸(branched chain amino acids; BCAA；イソロイシン，ロイシン，バリン)と，芳香族アミノ酸(aromatic amino acids; AAA；チロシン，フェニルアラニン)のモル比(BCAA/AAA)をフィッシャー比という。健常人のフィッシャー比は，3〜4であるが，非代償性の肝硬変患者ではこの比は低下する。つまり，チロシンやフェニルアラニンは肝臓でのアミノ酸代謝異常により血中に停滞し，一方，分岐鎖アミノ酸は筋肉で代謝され血中に停滞することがない。フィッシャー比の低下は肝性脳症を悪化させることから，肝硬変患者では治療のため，分枝鎖アミノ酸栄養剤(BCAA製剤)を補給する。

＊＊＊

筋肉たんぱく質(ミオシンやアクチン等)には，3-メチルヒスチジンというアミノ酸が存在している。そのため，たんぱく質が分解すると，その排泄量から，筋肉たんぱく質の分解量を推定することができる。

腎臓では，肝臓で生成され，血液に放出された尿素を，尿中にろ過し排泄する。また，グルタミンから**アンモニア**を生成し，尿中へ排泄するとともに，アンモニアは，体液の酸塩基平衡の調節にも利用される。

(3) グルコース・アラニン回路（図4-2）

運動時または絶食時において，筋肉では分岐鎖アミノ酸がエネルギーとして主に利用されるが，その際，アミノ酸からはずれたアミノ基は筋肉中で処理されない。そこで，グルコースの解糖によって生じたピルビン酸はアミノ基を受け取りアラニンとなる。アミノ基はアラニンによって肝臓に運ばれ，尿素回路によって処理される。アラニンからのアミノ基遊離によって生じたピルビン酸は，肝臓の糖新生によりグルコースとなって筋肉にもどり，再び，筋肉で利用される。このようなグルコースとアラニン間の物質循環をグルコース・アラニン回路という。

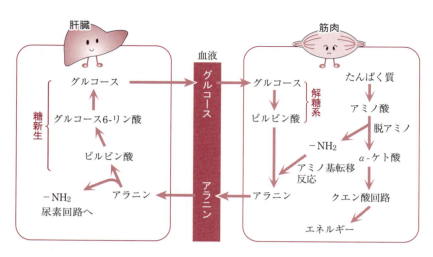

図6-2　グルコース・アラニン回路

（4）たんぱく質の代謝回転

　生体内のたんぱく質は機能維持のために代謝回転される。つまり，古くなったたんぱく質による機能障害を避けるために，新しいたんぱく質に置き換えなければならないのである。このように，体重に変化のない成人においても，たんぱく質の合成および分解は常に行われている。その量は，体重1kg当たり約3gとされる。すなわち60kgのヒトであれば，1日180gのたんぱく質が合成および分解されている。これは食事からのたんぱく質よりも多い量である。

 それでは，体内に存在する個々のたんぱく質の寿命はどれくらいなのですか？

　たんぱく質の寿命は，通常半減期として表される。すなわち，全体のたんぱく質量の半分が新しいたんぱく質に置き換わるのに要する時間（あるいは日数）を意味する。半減期は組織，臓器ごとに異なり，肝臓におけるたんぱく質の半減期は約12日と短く，一方，筋肉では180日，骨では約240日である。体全体の半減期は平均で約80日とされている。

栄養学の歴史6

たんぱく質の体内代謝

　たんぱく質代謝においては，たんぱく質窒素の処理について古くから問題とされてきた。この問題は，1932年，クレブスによる尿素回路の発見で解決した。
　アブデルハルデン（Abderhalden, 1877〜1950）は1912年に肉をトリプシン，ペプシン，エレプシンなどの酵素を用いて消化させ，その消化物をたんぱく質給源として用いることができること示した。吸収されたアミノ酸からたんぱく質が合成されていることの証明とされる。シェーンハイマー（Schönheimer 1898〜1941）は動物体内のたんぱく質は常に代謝回転されており，動的平衡状態にあることを報告した。たんぱく質生合成に関する研究は，1950年以降，核酸の研究に伴い急激に発展する。1944年，アベリ（Avery）らは核酸DNAが遺伝子のはたらきをしていることを発見し，1953年，ワトソン（Watson）とクリック（Crick）は，DNAが二重らせん構造をとることを証明した。

*** **もっと知りたい！ 急速代謝回転たんぱく質（rapid turnover protein; RTP）**

　短半減期たんぱく質ともよばれ，半減期が短く，代謝回転の速いたんぱく質のことをいう。通常，からだ全体のたんぱく質の平均半減期は約80日であるが，それに比べて，血中のトランスフェリン（半減期は8日），トランスサイレチン（半減期は3〜4日），レチノール結合たんぱく質（半減期は12〜16時間）の代謝回転ははやい。これらのたんぱく質は，たんぱく質の短期的な栄養状態判定に用いることができる。手術後の数日間の栄養状態や新生児の栄養状態を把握するうえではよい指標となる。

―***

（5）アミノ酸代謝

　血液および各組織内には遊離アミノ酸が存在しており，体内に一定量プールされていると考えられることから，これをアミノ酸プール（溜まり場）という（図6-3）。

　この遊離アミノ酸は，必要に応じてたんぱく質合成に利用される。しかしながら，アミノ酸プールのアミノ酸量は大きく変動することはなく，過剰に取り込まれたアミノ酸は貯蔵されることなくエネルギーとして速やかに代謝される。

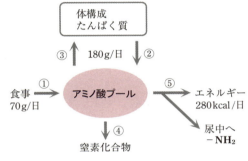

図6-3　アミノ酸の代謝（成人）

　この点がグリコーゲンや脂肪として体内に貯蔵できる炭水化物や脂質と大きく異なっている。体内で最も大きなアミノ酸プールは骨格筋で，全アミノ酸プールの50％以上を占め，骨格筋kg当たり3〜4gの遊離アミノ酸をプールしているといわれている。

（1）アミノ酸プール中のアミノ酸の出入り

〈入る要因〉

① **食事からのたんぱく質**：通常の食事からのたんぱく質量は約70gである。ヒトは，食べ物からたんぱく質の素材であるアミノ酸を得ている。その意義は，必須アミノ酸の獲得にあるといえよう。

② **体構成たんぱく質の分解**：体構成たんぱく質は古くなったものから分解を受ける。細胞内に存在する種々のたんぱく質分解酵素によって行われる。

〈出る要因〉

③ **体構成たんぱく質の合成**：成人では，分解された量と同じ量のたんぱく質がつくられる。その際，アミノ酸プールのアミノ酸が利用される。

④ **窒素化合物への変換**：量的にはわずかであるが，アミノ酸から核酸の構成成分，神経伝達物質等の窒素化合物がつくられる。セロトニンは体内でトリプトファンから合成されるホルモンであり，コリン，カルニチン，クレアチン，メラニン等もアミノ酸の窒素が利用されてつくられる（表6-3）。

⑤ **エネルギーへの利用**：たんぱく質を構成するアミノ酸は必要に応じてエネルギーとして利用される。アミノ基のはずれたアミノ酸の炭素骨格部分は，α-ケト酸として解糖系やクエン酸回路等に合流し，最終的には二酸化炭素と水に分解され，その際，エネルギーを産生する。燃焼価は1g当たり4kcalである（図6-4）。

表6-3 アミノ酸から生成される主な窒素化合物

アミノ酸	窒素化合物
グリシン	ポルフィリン，プリン塩基，グルタチオン，クレアチン
メチオニン	コリン，カルニチン，クレアチン
チロシン，フェニルアラニン	チロキシン，アドレナリン，ノルアドレナリン，ドーパミン，メラニン
トリプトファン	ナイアシン，メラトニン，セロトニン
アスパラギン酸	プリン塩基，ピリミジン塩基
グルタミン酸	GABA（γ-アミノ酪酸）
グルタミン	プリン塩基，ピリミジン塩基
リシン	カルニチン
アルギニン	オルニチン，ポリアミン，クレアチン
ヒスチジン	ヒスタミン
システイン	グルタチオン，タウリン

このように，食事や体たんぱく質分解で生じたアミノ酸はアミノ酸プールに取り込まれ，体たんぱく質合成やエネルギー産生の際にはアミノ酸プールのアミノ酸が使われる．正常なアミノ酸代謝のためには，プールを常に一定量に満たしておかなければならない．

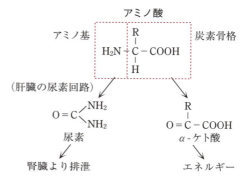

図6-4 アミノ酸の脱アミノ後の代謝

＊＊＊ もっと知りたい！ たんぱく質の分解機構

生体内には，大きく3つのたんぱく質分解経路，すなわち，ユビキチン-プロテアソーム系，カルパイン系とリソソーム系が存在している．

① **ユビキチン-プロテアソーム系**：古くなったたんぱく質には，**ユビキチン**とよばれるたんぱく質がATPのエネルギーを利用して付加される．ユビキチンはタグ代わりとなる．このタグがついたたんぱく質は，巨大なたんぱく質分解酵素複合体であるプロテアソームで分解を受ける．

② **カルパイン系**：カルシウム依存性のたんぱく質分解酵素（カルパイン）によって分解を受ける．

③ **リソソーム系**：細胞内小器官の一つであるリソソームはたんぱく質分解酵素を含んでおり，このリソソームに取り込まれてたんぱく質は分解される．オートファジー（自食作用）によるたんぱく質分解に重要な役割を果たしている．

＊＊＊

（6）窒素出納（窒素バランス）

たんぱく質は，炭水化物，脂質と同じように，炭素，酸素，水素からなるが，異なる点としてその分子中に窒素を平均16％含有していることである．食事中の窒素のほとんどは，たんぱく質を構成するアミノ酸のアミノ基由来である．

なるほど，食事中の窒素を測定すれば，たんぱく質摂取量が推定できますね！

　食事中の窒素を測定し，その窒素量に 6.25（100÷16）をかければ，摂取したたんぱく質量を求めることができる。一方，たんぱく質が体内でエネルギーとして利用される際，アミノ酸のアミノ基部分は肝臓の尿素回路で尿素となり腎臓から排泄される。そこで，尿を採取し，尿中窒素を測定しその窒素量に 6.25 を掛ければ，エネルギーとして燃焼したたんぱく質量を求めることができる。

　窒素出納とは，食事中窒素（＝入ってくる窒素）と尿中窒素（＝出て行く窒素）との関係を言うが，この両者を測定することで体内のたんぱく質動態を知ることができる。

 窒素出納は，体内におけるたんぱく質の動態を推測する手段として有用ですね！

　成人では，食事からの摂取窒素と尿中への排泄窒素は，収支ゼロの状態，すなわち，平衡状態にある。摂取たんぱく質量が多ければ，排泄窒素は増え，摂取たんぱく質量が少なければ，排泄窒素は減少する。つまり，大きな体重変動はなく，体たんぱく質の量は日々変動することはない。しかしながら，成人の体内ではたんぱく質の合成と分解が常に行われているわけで，このように逆向きの代謝が同時に進行することで，全体としては変化せず平衡に達している状態を「動的平衡状態」という（図6-5）。

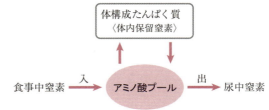

図6-5　窒素出納

　入ってくる窒素が出て行く窒素を上回る場合を窒素出納が正（プラス）の状態といい，日々たんぱく質が体内で増えている状態であり，成長期の子どもや妊産婦にみられる。

 窒素出納が負になることもあるのでしょうか？

　出て行く窒素が入ってくる窒素を上回る場合を窒素出納が負（マイナス）の状態という。これは，日々たんぱく質が分解され体内量が減少しつつある状態を示し，空腹や重症の

| 栄養学の歴史7 | **リービッヒは有機化学の父**
　リービッヒ（Liebig, 1803～73）は19世紀の化学界に大きな足跡を残し，有機化学の父とよばれる。1803年，ドイツ南西部のダルムシュタットに生まれた。父親はペンキ，ニス，磨き粉の商人で，学問とは何の関係もなかった。彼自身の学校成績は悪く，教師から「役に立つ希望がない」といわれ，「ヒツジの頭」とよばれた。しかし，幼いときから父親の仕事場での作業から化学に興味を持っていたという。パリに遊学中，その才能を見いだされ，1824年21歳でギーセン大学の教授となる。多数の化合物の発見，酸のもとが水素であることを見出した。三大栄養素の体内での役割，たんぱく質の必要性についての研究は栄養学の発展に寄与したといわれる。 |

糖尿病時等，生体にとっては危機的な状態でみられる。つまり，極端なダイエットで，糖質および脂質由来のエネルギー摂取量が不足してしまうと，生体はエネルギーを確保するために，体内のたんぱく質を分解する。また，糖尿病では，インスリン抵抗性によって糖質の利用が低下していることから，やはり，体たんぱく質を分解することでエネルギーを獲得しようとする。いずれも，窒素出納は負の方向へ向かう。

C　食事たんぱく質の栄養価評価法

効率よくたんぱく質を利用するには，良質のたんぱく質を摂取する必要がある。

（1）良質のたんぱく質とは

たんぱく質はその種類によって白ねずみの体重を増加させるものもあれば，減少させてしまうものもある。つまり，たんぱく質には，ねずみの成長に対して栄養的な優劣がある（図6-6）。

ねずみの体重を減少させてしまうゼイン（たんぱく質）を一定期間与え，体重が減少したところで，ゼインにトリプトファンとリシンを添加したえさに切り替えると，ねずみ

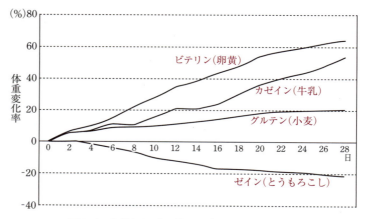

図6-6　各種たんぱく質のねずみ成長への影響

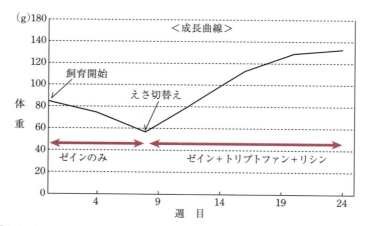

図6-7　とうもろこしたんぱく質によるねずみの成長曲線（アミノ酸の添加効果）

の成長が急激に改善される(図6-7)。ゼインに不足しているアミノ酸を添加したことでたんぱく質の質がよくなり、ねずみの成長の回復につながった。

このような実験を通して、たんぱく質の「質」の決め手は、そのたんぱく質を構成するアミノ酸の組成が重要な因子であることがわかってきた。一方、アミノ酸には、必ずしもねずみの成長を回復させるもの(必須アミノ酸)ばかりではなく、そうでないもの(非必須アミノ酸)もある。栄養学的に良質というのは必須アミノ酸をバランスよく含んだたんぱく質のことを指す。一般的に、動物性たんぱく質のほうが植物性たんぱく質に比べてたんぱく質の栄養価は優れている。ヒトは動物であるから、よりヒトに近い動物性たんぱく質の質がよいことは納得できる事実である。

(2) たんぱく質の栄養価を判定する方法

食品中のたんぱく質の栄養価を判定する方法として、生物学的評価法と化学的評価法がある。生物学的評価法は動物実験によって行うものであり、一方、化学的評価法は食品のアミノ酸分析によって行う。

(1) 生物学的評価法

生物学的評価法の主なものに、たんぱく質効率比、生物価、正味たんぱく質利用率がある。

① **たんぱく質効率比**(protein efficiency ratio; PER):動物に一定期間たんぱく質を与え、たんぱく質の摂取量に対する体重増加量から算出する。

$$たんぱく質効率比(\%) = \frac{体重増加量}{たんぱく質摂取量} \times 100$$

この方法の欠点は、体重増加は体たんぱく質の増加を反映するが、必ずしも一致するものではないということである。そのなかには、体脂肪の増加等も含まれる。

栄養学の歴史 8

たんぱく質の栄養価

プロテイン(たんぱく質)の名づけ親は、オランダのムルダー(Mulder、1802～80)であった。プロテインはギリシア語で第1のものという意味がある。1841年、リービッヒ(Liebig)は、食品中の窒素のほとんどは、たんぱく質に基づいており、窒素の含有量に基づいて食品中のたんぱく質量を評価できることを報告した。ブサンゴー(Boussingault、1802～87)は窒素平衡の概念を提唱した。つまり、尿や便、乳汁中に排出される窒素の量を摂取食品中の窒素量から差し引いた値が肺から排出される窒素量を示すという。1852年、ビッダー(Bidder)やシュミット(Schmidt)によって、摂取窒素のほとんどは尿や便に排泄されることが、動物実験で明らかとなった。

20世紀に入り、アミノ酸配合からなる飼料を用いた各種の栄養試験が試みられた。それにより、ある種のアミノ酸は体内で合成できない必須アミノ酸であることが明らかとなった。1914年、アメリカのオスボーン(Osborne)とメンデル(Mendel)はねずみ成長実験によりアミノ酸の必須性を確証し、1915年にはシスチンの必須性を報告した。1924年、メンデル門下のローズ(Rose)とコックス(Cox)はヒスチジンの必須性を報告した。1922年、ミュラー(Mueller)はメチオニンを、1935年、ローズはトレオニンを発見した。これらの発見は、その後のローズによるヒトの必須アミノ酸必要量の決定につながった。

② **生物価**(biological value; BV)：窒素出納法を用いて行う方法である。生物価は吸収された窒素のうち体内で保留されるものの割合を表す。動物に一定期間たんぱく質を与え，吸収窒素量と排泄窒素量を測定し，体内に保留された窒素量，すなわち，体構成たんぱく質として利用された量を推定する(表6-4)。

表6-4　各種たんぱく質の生物価(%)

植物性たんぱく質		動物性たんぱく質	
とうもろこし	54	カゼイン	69
小麦	52	全乳	90
えんばく	66	全卵	87
米	67	牛肉	97
じゃがいも	71	豚肉	79
さつまいも	72	魚	75
ほうれんそう	64		
酵母	86		

$$生物価(\%) = \frac{体内保留窒素量^{**}}{吸収窒素量^{*}} \times 100$$

*吸収窒素量＝摂取窒素量−(たんぱく質摂取時の糞中窒素量−無たんぱく質食時の糞中窒素量)
**体内保留窒素量＝吸収窒素量−(たんぱく質摂取時の尿中窒素量−無たんぱく質食時の尿中窒素量)

吸収窒素量に対して体内保留窒素量が多ければ，体たんぱく質はその分増えたことを示す。したがって，生物価が高いほど良質のたんぱく質を意味する。

***　もっと知りたい！　**不可避窒素損失とは**

生物価算出のためには，無たんぱく質食を一定期間与え，その期間に排泄された尿中窒素量と糞中窒素量を求めなければならない。その理由は，不可避窒素損失量を求めるためである。たんぱく質を全く食べない期間においても，尿中および糞便中からはある一定量の窒素が排泄されている。これを不可避窒素損失という。不可避窒素損失は，腸管からの脱落，消化酵素，たんぱく質の異化等に由来するものである。これらは，摂取したたんぱく質とは無関係に起こり得るものであることから，真のたんぱく質由来の損失窒素量を求めるためには，不可避窒素量を測定しなければならない。

***

③ **正味たんぱく質利用率**(net protein utilization; NPU)：正味たんぱく質利用率は，摂取された窒素のうち体内で保留される窒素の割合を表す。すなわち，生物価に消化吸収率を考慮して求める。

$$正味たんぱく質利用率(\%) = \frac{体内保留窒素量}{摂取窒素量} \times 100$$

$$= 生物価(\%) \times \frac{消化吸収率(\%)}{100}$$

生物価は吸収窒素，正味たんぱく質利用率は，摂取窒素に対する体内保留窒素の割合をみているのですね！

(2) 化学的評価法

化学的評価法として一般的に利用されているのがアミノ酸価である。化学的評価法は，たんぱく質の栄養価を求めたい食品のアミノ酸量を測定し，その食品中のアミノ酸量と基準となるたんぱく質中のアミノ酸量とを比較することで求める。基準となるたんぱく質は，ヒトの成長やからだを維持するために理想的なアミノ酸組成のものである。また，

表6-5　基準アミノ酸パターン（アミノ酸評点パターン）　　（1973年および1985年報告）

アミノ酸	たんぱく質当たりの必須アミノ酸(mg/gたんぱく質*)								窒素1g当たりの必須アミノ酸(mg/gN)** (算定用評点パターン)	
	1973年（FAO/WHO）				1985年（FAO/WHO/UNU）				1973年	1985年
	乳児	学齢期 10〜12歳	成人	一般用	乳児	学齢期前 2〜5歳	学齢期 10〜12歳	成人	一般用	学齢期前 2〜5歳
ヒスチジン	14	−	−	−	26	19	19	16	−	120
イソロイシン	35	37	18	40	46	28	28	13	250	180
ロイシン	80	56	25	70	93	66	44	19	440	410
リシン	52	75	22	55	66	58	44	16	340	360
含硫アミノ酸（メチオニン＋シスチン）	29	34	24	35	42	25	22	17	220	160
芳香族アミノ酸（フェニルアラニン＋チロシン）	63	34	25	60	72	63	22	19	380	390
トレオニン	44	44	13	40	43	34	28	9	250	210
トリプトファン	8.5	4.6	6.5	10	17	11	9	5	60	70
バリン	47	41	18	50	55	35	25	13	310	220

注〕　*この場合のたんぱく質量は、「窒素量×6.25」である。
　　　**アミノ酸組成表第2表に対応する。

資料：科学技術庁資源調査会、「改訂日本食品アミノ酸組成表」

表6-6　必須アミノ酸の基準アミノ酸パターン　（2007年報告）　　(mg/gたんぱく質)

アミノ酸	たんぱく質当たりの必須アミノ酸(mg/gたんぱく質)*						窒素1g当たりの必須アミノ酸(mg/gN)**
	0.5歳	1〜2歳	3〜10歳	11〜14歳	15〜18歳	成人	1〜2歳
ヒスチジン	20	18	16	16	16	15	110
イソロイシン	32	31	31	30	30	30	190
ロイシン	66	63	61	60	60	59	390
リシン	57	52	48	48	47	45	330
含硫アミノ酸（メチオニン＋システイン）	28	26	24	23	23	22	160
芳香族アミノ酸（フェニルアラニン＋チロシン）	52	46	41	41	40	38	290
トレオニン	31	27	25	25	24	23	170
トリプトファン	8.5	7.4	6.6	6.5	6.3	6.0	50
バリン	43	42	40	40	40	39	260

注〕　*WHO/FAO/UNU合同専門協議会報告
　　　**窒素−たんぱく質換算係数6.25を用いて算出

　たんぱく質の質は必須アミノ酸の量とバランスで決定されることから、化学的評価法で取り上げられるアミノ酸は必須アミノ酸となる。

基準となるたんぱく質を何にするかによって，アミノ酸価，プロテインスコア，卵価，人乳価等異なる評価方法が開発されている。そのうち，アミノ酸価は最も一般的に用いられる評価法である。

① **アミノ酸価（アミノ酸スコア）**：ヒトの成長やからだを維持するための基準となるアミノ酸組成（基準アミノ酸パターン，アミノ酸評点パターン）については，表6-5および表6-6に示したとおりである。1973年には，世界保健機関（World Health Organization; WHO）/国際連合食糧農業機関（Food and Agriculture Organization; FAO）合同のものが，1985年および2007年にはWHO/FAO/国連大学（United Nations University; UNU）合同のものが求められている。このように基準アミノ酸パターンは時代とともに変化してきた。

基準アミノ酸パターンを下回っているアミノ酸を制限アミノ酸といい，そのなかでも最も割合が下回っているアミノ酸（＝不足しているアミノ酸）を第一制限アミノ酸という。第一制限アミノ酸の基準アミノ酸パターンに対する含有割合が，食品たんぱく質のアミノ酸価となる。

$$アミノ酸価 = \frac{試験たんぱく質中の第一制限アミノ酸含量}{基準アミノ酸パターンの値} \times 100$$

近年 ^{13}C 標識アミノ酸（安定同位体）を用い，呼気への $^{13}CO_2$ 排泄量を測定することで，アミノ酸必要量を正確に算定できるようになった。2007年のパターンは最新の数値であり，成人および乳児～成長期の必須アミノ酸量を報告している。

＊＊＊　もっと知りたい！　含硫アミノ酸と芳香族アミノ酸

化学的評価法においては，必須アミノ酸の一つメチオニンをシステインと合わせて含硫アミノ酸として，また，メチオニンと同様，必須アミノ酸の一つであるフェニルアラニンをチロシンと合わせて芳香族アミノ酸として評価する。これは，なぜなのだろうか？システインはメチオニンから体内で合成されるため，必須アミノ酸にはシステインは含まれない。しかし，システインが不足するとその不足分をメチオニンで補わなければならず，その分メチオニンの必要量が増加する。一方，芳香族アミノ酸についても同様であり，チロシンはフェニルアラニンから体内で合成される。チロシンが不足すれば，フェニルアラニンで補わなければならない。したがって，両方のアミノ酸が必要量に応じて供給されなければならない。そのような理由から，たんぱく質の評価の際には，両者の合計量で考える。

＊＊＊

栄養学の歴史 9

必須アミノ酸の必要量を決めたローズ

ローズ（Rose, 1887～1985）は，アメリカのサウスカロライナ州に生まれた。動物およびヒトについての必須アミノ酸の必要量を定めた彼の功績は大きい。1935年フィブリンの分解産物からトレオニンを単離し構造を決定した。1942年から，ヒトについての研究に取り組み，男子大学院学生を被験者として，窒素平衡の実験により必須アミノ酸8種の必要量を定めた。この実験目的のためには，高エネルギー食が必要であることを提唱した。

表6-7 アミノ酸価の求め方

アミノ酸パターン		精白米			豚肉（ロース・皮下脂肪なし）			混合たんぱく質の栄養価の求め方 精白米100g＋豚肉（ロース・皮下脂肪なし）50g食べ合わせたとき				
	2007年 1～2歳	窒素1g当たり必須アミノ酸量(mg)***	アミノ酸パターンに対する割合(%)		窒素1g当たり必須アミノ酸量(mg)***	アミノ酸パターンに対する割合(%)		精白米100g当たりの量	豚肉（ロース・皮下脂肪なし）50g当たりの量	精白米100g＋豚肉（ロース・皮下脂肪なし）50g	精白米＋豚肉（ロース・皮下脂肪なし）窒素1g当たりの量	アミノ酸パターンに対する割合(%)
	①	②	②/①×100		③	③/①×100		④ (②×1.03)	⑤ (③×1.70)	⑥ (④＋⑤)	⑦ (⑥/2.73)	⑧ (⑦/①×100)
たんぱく質(g)	-	-	-		-	-		6.1*	10.6*			-
全窒素量(g)	-	-	-		-	-		1.03**	1.70**	2.73	-	-
イソロイシン(mg)	190	230	121		280	147		237	476	713	261	137
ロイシン(mg)	390	480	123		500	128		494	850	1344	492	126
リシン(mg)	330	210	64		550	167		216	935	1151	422	128
含硫アミノ酸(mg)	160	280	175		240	150		288	408	696	255	159
芳香族アミノ酸(mg)	290	540	186		470	162		556	799	1355	496	171
トレオニン(mg)	170	210	124		290	171		216	493	709	260	153
トリプトファン(mg)	50	81	162		75	150		83	128	211	77	155
バリン(mg)	260	340	131		300	115		350	510	860	315	121
ヒスチジン(mg)	110	160	145		280	255		165	476	641	235	213
			→第一制限アミノ酸 リシン			→第一制限アミノ酸 なし						→第一制限アミノ酸 なし
			アミノ酸価 64			アミノ酸価 100						アミノ酸価 100

*たんぱく質量は日本食品成分表2015の数値（精白米は成分番号1083, 豚肉（大型種, ロース・皮下脂肪なし, 生）は成分番号11126のたんぱく質量を使用した

**全窒素量の求め方：全窒素量(g)＝たんぱく質(g)/質量換算係数（精白米5.95, 豚肉6.25）

***アミノ酸成分表2015第2表食品可食部の基準窒素1g当たりのアミノ酸組成表より抜粋

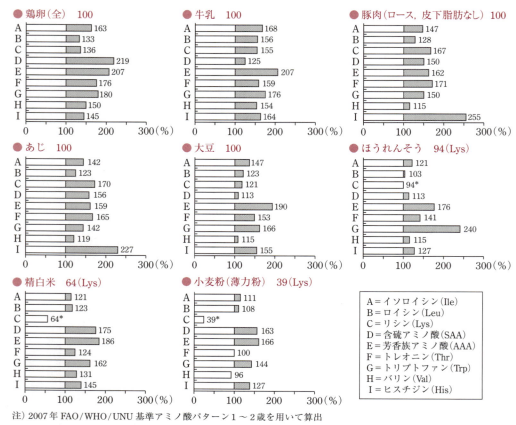

注）2007年 FAO/WHO/UNU 基準アミノ酸パターン1〜2歳を用いて算出
　　各食品のアミノ酸量は，アミノ酸成分表2015第2表食品可食部の基準窒素1g当たりのアミノ酸組成表より抜粋
＊第一制限アミノ酸

図6-8　各食品のアミノ酸価

② **アミノ酸価の求め方**（表6-7）：精白米を例として，2007年の1〜2歳の基準アミノ酸パターン（表6-7）を利用して求めるとしよう。表には，精白米のアミノ酸組成（②）と基準アミノ酸パターン（①）を示した。それぞれ，基準アミノ酸パターンを100として，精白米のアミノ酸量の割合を示す（②/①×100）。この列のなかで，基準アミノ酸パターンに対して，最も不足しているアミノ酸はリシンであることから，そのリシンの割合64がアミノ酸価となる。さらに，豚肉のアミノ酸価を求めてみよう。同様にアミノ酸パターン（①）に対する豚肉のアミノ酸量（③）の割合（③/①×100）を求めた。豚肉の場合，制限アミノ酸がない。このように制限アミノ酸が存在しないたんぱく質の場合にはアミノ酸価は100となる。

　アミノ酸価は0〜100の範囲で求められ，数値が100に近いほど，良質のたんぱく質であると評価される（図6-8）。第一制限アミノ酸はリシン，アミノ酸価64の精白米の場合，体内でのたんぱく質の合成は第一制限アミノ酸であるリシンによって制限され，他のアミノ酸の64%以上含まれる分については，体たんぱく質として利用されることはなく，エネルギーとして分解されてしまう。必須アミノ酸がいくら豊富に含まれていても，一つだけ不足したアミノ酸が存在することで，アミノ酸価は低くなる。

③ **アミノ酸補足効果**　食品たんぱく質に制限アミノ酸を補足することによって栄養価を改善することをアミノ酸補足効果という。わたしたちは単一のたんぱく質のみを摂取

しているのではなく，通常，いろいろな食品からの混合たんぱく質を摂取している。穀類等はリシンが少ない食品が多く，一方，動物性たんぱく質はリシンを豊富に含む食品が多い。そのため，植物性と動物性の食品を食べ合わせることによって，不足するアミノ酸を補足し，アミノ酸価を高めることができる。必須アミノ酸の偏りを防ぐための効果的な摂取方法といえよう。

D　アミノ酸と他の栄養素との関連

（1）アミノ酸代謝とビタミン B_6

ビタミン B_6（ピリドキシン）は体内ではピリドキサールリン酸となり，アミノ基転移反応の補酵素としてはたらく。アミノ酸代謝に関わっているため，たんぱく質の過剰摂取では，ビタミン B_6 の要求量は増える。

（2）糖原性アミノ酸とケト原性アミノ酸

たんぱく質がエネルギーに変換される際，アミノ基をはずしたアミノ酸の炭素骨格はエネルギー産生経路に合流される。その代謝によって，アミノ酸は糖原性とケト原性に大別される。糖原性アミノ酸とは糖質代謝系に入ることのできるアミノ酸をいい，通常，糖新生によってグルコースになってからエネルギーとして利用される。空腹時，血糖供給としての役割を有する。ケト原性アミノ酸とはケトン体になりやすく，脂質代謝系に入ることができるアミノ酸をいう。ロイシンとリシンはケト原性アミノ酸，イソロイシン，チロシン，フェニルアラニン，トリプトファンは糖原性とケト原性の両方の性質をもつ。これ以外のアミノ酸はすべて糖原性である。

（3）たんぱく質節約作用

エネルギー源としては，炭水化物，脂質，たんぱく質がある。このうち，たんぱく質はエネルギーとして利用されるとともに，体たんぱく質（からだを構成するたんぱく質のこと）としての利用もあり，むしろ，後者のほうが重要である。エネルギー源を十分に供給することで，同時に摂取したたんぱく質がエネルギーとならず，体たんぱく質として有効に利用される。そのため，たんぱく質摂取量が少量であっても，効率的に体たんぱく質を供給することができる。このことを，エネルギーのたんぱく質節約作用という。

＊＊＊ **もっと知りたい！　かしこいたんぱく質の摂取方法とは**

　日本人は一般的にたんぱく質，脂質，炭水化物を，エネルギー比率として，おおよそ15：25：60の割合で摂取している。炭水化物，脂質に対してたんぱく質を過剰に摂取した場合，体内の代謝はどうなるのだろうか？もちろん，たんぱく質はエネルギーとしても利用することができる。しかし，たんぱく質がエネルギーとして利用されると，その分，腎臓から尿素の排泄が増える。

　このように，たんぱく質が燃焼すると窒素の処理が伴うことから，完全燃焼できる炭水化物，脂質のほうがエネルギー源としてはすぐれていると考えられる。腎臓病の患者では尿素の排泄が困難になるので，アミノ酸価の高いたんぱく質で，しかも，少量で体たんぱく質を維持する必要が生じる。そのためにも，炭水化物と脂質は十分に摂取し，たんぱく質を節約しなければならない。

＊＊＊

E　成人におけるたんぱく質の必要性

　食事摂取基準では，成人におけるたんぱく質の食事摂取基準を推定平均必要量，推奨量で表している。推定平均必要量を求めるために，窒素出納法を用いている（図6-9）。良質たんぱく質について，窒素平衡を維持できる最小の摂取量，すなわち，これ以上減らすと窒素出納が負になる摂取量を求め，それに，日常食混合たんぱく質の消化率で補正した値を推定平均必要量としている。

推定平均必要量の求め方　→　窒素出納法による

$$\text{維持必要量(g/kg体重/日)} = \underset{=0.66\text{g/kg体重/日}}{\text{良質な動物性たんぱく質における維持必要量(g/kg体重/日)}} \div \underset{=90\%}{\text{日常食混合たんぱく質の利用効率}}$$

推定平均必要量(g/日)＝維持必要量(g/kg体重/日)×参照体重(kg)

推奨量の求め方　→　推定平均必要量に個人差を考慮

推奨量(g/日)＝推定平均必要量(g/日)×推奨量算定係数1.25

図6-9　たんぱく質の食事摂取基準（2020年版）

練習問題 —— 国家試験対策

第4章 たんぱく質の栄養学的役割

第38回（2024年）　74番

1 たんぱく質・アミノ酸の代謝に関する記述である。最も適当なのはどれか。1つ選べ。
(1) 食後は，組織へのアミノ酸の取り込みが抑制される。
(2) 空腹時は，エネルギー源としての利用が促進される。
(3) 空腹時は，体たんぱく質の合成が促進される。
(4) BCAAは，骨格筋で代謝されない。
(5) RTP（rapid turnover protein）は，アルブミンに比べ血中半減期が長い。

解答：2
(1) ×　食後に分泌されるインスリンは組織へのアミノ酸の取り込みを促進し，たんぱく質の合成を促進する。
(2) ○
(3) ×　空腹時は，体たんぱく質の合成が抑制される。
(4) ×　イソロイシン，ロイシン，バリンは，分枝（分岐鎖）アミノ酸（BCAA）である。通常，アミノ酸は肝臓で代謝されるが，BCAAのアミノ基転移酵素は主に骨格筋に存在していることから，BCAAは骨格筋に取り込まれて代謝される。
(5) ×　RTP（rapid turnover protein）は急速代謝回転たんぱく質ともいい，アルブミンより半減期が短く代謝回転の速いたんぱく質のことをいう。

第38回（2024年）　75番

2 吸収窒素量を求めることとした。摂取窒素量10.0g/日，糞便中窒素量2.4g/日，尿中窒素量1.0g/日，無たんぱく質食摂取時の糞便中窒素量0.4g/日，無たんぱく質食摂取時の尿中窒素量0.2g/日。この場合の吸収窒素量（g/日）として，最も適当なのはどれか。1つ選べ。
(1) 6.0
(2) 7.2
(3) 8.0
(4) 8.8
(5) 9.2

解答：3
　　真の吸収窒素量を求める際の計算式は，
　　真の吸収窒素量＝摂取窒素量－（糞便中窒素量－無たんぱく質食摂取時の糞便中窒素量）
　　で表される。
(1) ×
(2) ×
(3) ○　真の吸収窒素量＝摂取窒素量－（糞便中窒素量－無たんぱく質食摂取時の糞便中窒素量）であることから，8g/日（10.0－（2.4－0.4）＝8）となる。尿中窒素量は用いない。
(4) ×
(5) ×

第37回（2023年）　73番

3　たんぱく質・アミノ酸の体内代謝に関する記述である。最も適当なのはどれか。1つ選べ。
(1) たんぱく質の摂取が不足すると，筋たんぱく質量が増加する。
(2) たんぱく質の摂取が不足すると，急速代謝回転たんぱく質の血中濃度が上昇する。
(3) たんぱく質の摂取が不足すると，ビタミンB_6の必要量が増加する。
(4) たんぱく質の過剰摂取時は，尿中への排泄窒素量が増加する。
(5) たんぱく質の過剰摂取時は，窒素出納が負になる。

解答：4
(1) ×　たんぱく質摂取量が不足し，窒素出納が負の状態に傾けば異化される筋肉たんぱく質が合成される量より多い状態となる。そのため，筋たんぱく質量は低下する。
(2) ×　たんぱく質の摂取が不足すると，急速代謝回転たんぱく質の血中濃度が低下する。
(3) ×　ビタミンB_6は，体内ではピリドキサールリン酸（PLP）として，アミノ基の転移反応や脱炭酸反応の補酵素としての役割をもつ。ビタミンB_6の必要量は，たんぱく質の摂取量に依存する。
(4) ○　体内ではたんぱく質が常に合成・分解され，成人では平衡状態を保っている。平衡状態を保つためのたんぱく質量を摂取することは必要であるが，平衡状態以上にたんぱく質を過剰に摂取した時には，増えた分はエネルギーとして燃焼する。そのため，たんぱく質の過剰摂取は，アミノ酸の異化を亢進し，尿中への排泄窒素量を高める要因となる。
(5) ×　過剰にたんぱく質を摂取し余剰分が異化され，尿中への排泄窒素量が高まったとしても，摂取窒素量より上回ることはない。すなわち，窒素出納が負になることはない。

第36回（2022年）　73番

4　食品たんぱく質の評価に関する記述である。最も適当なのはどれか。1つ選べ。
(1) アミノ酸価は，食品たんぱく質の生物学的評価法の1つである。
(2) たんぱく質効率（PER）は，窒素出納を指標として求める。
(3) 生物価は，体重変化を指標として求める。
(4) 正味たんぱく質利用率（NPU）は，生物価に消化吸収率を乗じて求める。
(5) 無たんぱく質食の摂取時は，尿中への窒素排泄がみられない。

解答：4
(1) ×　アミノ酸価は，食品たんぱく質の化学的評価法の1つである。アミノ酸価は，食品に含まれる必須アミノ酸量を化学的に測定し，その量と望ましいアミノ酸組成（基準アミノ酸パターン）とを比較して評価する。
(2) ×　たんぱく質効率（PER）は，体重変化を指標として求める。たんぱく質効率は，動物に一定期間たんぱく質を与え，たんぱく質の摂取量に対する体重増加量から算出する。
(3) ×　生物価は，窒素出納を指標として求める。生物価は，吸収されたたんぱく質窒素のうち体内に保留された窒素の百分率で示される。
(4) ○　正味たんぱく質利用率は，摂取されたたんぱく質窒素のうち体内に保留された窒素の百分率で示される。すなわち，生物価に消化吸収率を考慮して求める。
(5) ×　たんぱく質を全く食べない期間においても，尿中からはある一定量の窒素が排泄されている。これを不可避窒素損失という。

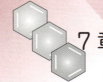

7章 ビタミンの栄養学的役割

ビタミンとは、低分子の**有機化合物**であり、微量で体内の生理機能物質として代謝を円滑に進める役割を有する。

一般的にはビタミンは体内で生合成することができないと定義されるが、ビタミンDは7-デヒドロコレステロールから生合成できる。また、一部のビタミンは腸内細菌によって合成されて、体内に吸収、利用されるものもある。しかし、これらのビタミンは合成されても体内代謝にとって不十分であり、摂取の必要性があると考えられている。したがって、食物から摂取しなければならない。

A　ビタミンの種類（表7-1）

ビタミンはその性質から、脂溶性と水溶性に大きく分けられる。

脂溶性ビタミンにはビタミンA、D、E、Kがある。水溶性ビタミンには、ビタミンB群（B_1、B_2、ナイアシン、B_6、パントテン酸、ビオチン、葉酸、B_{12}）とビタミンCがある。このうち、ビタミンB群のほとんどは体内で活性型に変化した後、酵素反応の補酵素として体内の物質代謝に関与する。ビタミンCと脂溶性ビタミンは生理機能物質として、体内でさまざまなはたらきを有している。

脂溶性ビタミンは大量に摂取すると体内に蓄積されるため、過剰症に注意をする必要がある。水溶性ビタミンは尿中に排泄されることから、過剰症の心配はあまりないと考えられている。しかし、最近ではサプリメント等のビタミン強化食品やビタミン製剤からの多量摂取も無視できないものであり、食事摂取基準においては、水溶性を含め多くのビタミンにおいて耐容上限量が決められている。

B　ビタミンの代謝と生理作用，欠乏と過剰

（1）脂溶性ビタミン

（1）ビタミンA（レチノイド）

ビタミンAは、その末端構造により、レチノール（アルコール型）、レチナール（アルデヒド型）、レチノイン酸（カルボン酸型）に分類されこれらの総称をレチノイドという

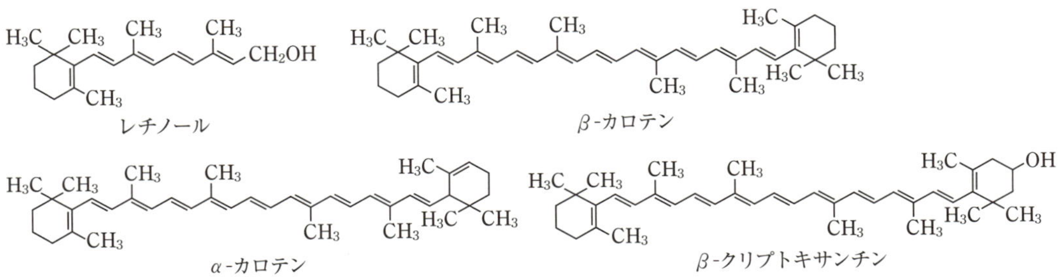

図7-1　レチノールとカロテノイドの構造式

表7-1　ビタミンの種類とその供給源となる食品

通称名	化学名	補酵素名（ビタミンB群のみ）	供給源となる食品群（割合：%）	食品含有量（100g当たり）例
ビタミンA	レチノイド	—	野菜類(39%)，肉類(19%)	にんじん皮むきゆで(730μg)，モロヘイヤゆで(550μg)，豚レバー(13,000μg)
ビタミンD	カルシフェロール	—	魚介類(75%)，油脂類(17%)，卵類(11%)	紅鮭(33μg)，しらす干し(46.0μg)，本しめじ(0.6μg)
ビタミンE	トコフェロール	—	野菜類(21%)，油脂類(17%)，魚介類(11%)	アーモンドフライ(29.4mg)，大根葉(4.9mg)
ビタミンK	フィロキノン，メナキノン	—	野菜類(41%)，豆類(21%)	挽きわり納豆(930μg)，春菊(460μg)
ビタミンB_1	チアミン	TPP	肉類(29%)，穀類(21%)，野菜類(13%)	豚ヒレ(1.32mg)，胚が精米(0.23mg)
ビタミンB_2	リボフラビン	FMN, FAD	乳類(18%)，肉類(13%)，卵類(13%)，穀類(10%)，野菜類(10%)	豚レバー(3.6mg)，カマンベールチーズ(0.48mg)
ナイアシン	ニコチン酸，ニコチンアミド	NAD, NADP	肉類(29%)，魚介類(24%)，穀類(12%)	焼き豚(13.5mg)，かつお秋どり(18.0mg)
ビタミンB_6	ピリドキシン，ピリドキサミン，ピリドキサール	PLP	野菜類(21%)，肉類(20%)，魚介類(15%)，穀類(10%)	赤ピーマン(0.37mg)，鶏ささみゆで(0.58mg)
ビタミンB_{12}	コバラミン	B_{12}補酵素	魚介類(61%)，肉類(15%)	生かき(28.1μg)，豚レバー(25.2μg)
葉酸	プテロイルグルタミン酸	テトラヒドロ葉酸	肉類(38%)，野菜類(21%)，魚介類(15%)，穀類(10%)	鳥レバー(1300μg)，メキャベツ(220μg)
—	パントテン酸	CoA	穀類(20%)，肉類(20%)，乳類(11%)，野菜類(11%)	アボカド(1.65mg)，鳥レバー(10.10mg)
—	ビオチン	ビオチン	(肝臓，豆類，卵，乳製品など)	鳥レバー(232.4μg)，卵黄(65μg)
ビタミンC	アスコルビン酸	—	野菜類(49%)，果実(21%)，いもおよびでんぷん類(10%)	赤ピーマン(170mg)，甘柿(70mg)，じゃがいも(35mg)

＊食品含有量は食品成分表2015より

（図7-1）。体内でビタミンA活性をもつ食事中成分としては，レチノール，レチナール，レチニル脂肪酸エステル，さらには，カロテノイド系色素である$β$-カロテン，$α$-カロテン，$β$-クリプトキサンチン等が知られている。

乳製品，卵，魚介類，肉類（特に，レバーに多い）等の動物性食品中のビタミンAは，脂肪酸がエステル結合したレチニル脂肪酸エステルとして存在する。一方，$β$-カロテンなどのカロテノイドは，緑黄色野菜や果物などの植物性食品から供給される。

① 代謝と生理作用：動物性食品中のレチニル脂肪酸エステルは，微絨毛膜に存在する加水分解酵素によって，レチノールとなり吸収される。体内に吸収されたレチノールは，肝臓に貯蔵された後，必要に応じて血液に放出される。標的細胞（レチノールが作用する細胞）では，細胞膜に存在するレチノール受容体と結合して細胞内に取り込まれる。

レチノールはアルコールデヒドロキナーゼによって酸化されてレチナールへ，さらには，レチナールオキシダーゼにより酸化されて，レチノイン酸へと代謝される（図7-2）。

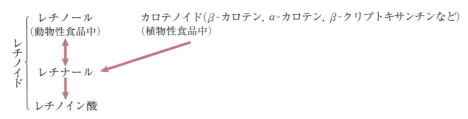

図7-2　レチノールとβ-カロテンの体内代謝

レチノイドとは，レチノール，レチナール，レチノイン酸を総称したものですね！

カロテノイドは，体内に取り込まれるとレチナール，レチノイン酸へと変換され，ビタミンAとしてのはたらきを有する。そのため，**プロビタミンA**とよばれる。プロビタミンAのなかでは，レチノールが2分子結合したβ-カロテンの効力が最も高い。吸収されたβ-カロテンは，小腸吸収細胞内で中央開裂によって2分子のレチナールとなる。

レチナール（ビタミンAのアルデヒド型）は目の網膜にある**ロドプシン**（視紅）として，視覚作用に必須の成分である。ロドプシンは光感受性分子であり，レチナールとオプシン（たんぱく質）からつくられる。光刺激を網膜の神経細胞に伝達する役目を担っており，レチナールが不足すると暗順応がスムーズに行われなくなる。

レチノイン酸は転写因子である核内受容体に結合して，遺伝子DNAのもつたんぱく質合成情報の発現を制御する。皮膚や粘膜に存在する糖たんぱく質の合成の調節に必要であることから，皮膚や粘膜を正常に保つはたらきも有する。また，制がん作用のあることも明らかにされている。

＊＊＊ もっと知りたい！　視覚サイクル

ロドプシンは，網膜の視細胞（桿体細胞）に存在する色素であり，夜間視力を保つのに必須の成分である。348個のアミノ酸がつながったオプシンというたんぱく質の，296番目のリシンに11-シス-レチナール（レチナールの多数の二重結合のうち，11位がシス型をしたレチナール）が共有結合した分子である。

ロドプシンに光が当たると，11-シス-レチナールが11-トランス-レチナールに変わり，これが引き金となり，視細胞は脳にシグナルを送る。11-トランス-レチナール

栄養学の歴史 14

脂溶性ビタミンの発見

米国の栄養化学者であるマッカラム（McCollum, 1879～1967）は，1915年，バターに存在する成長促進因子として脂溶性Aを発見した。さらに，1917年には脂溶性Aの欠乏による角膜乾燥症などの眼疾患を報告した。その後，この抗眼病因子はビタミンAであることが明らかとされている。1917年，英国のメランビー（Melanby, 1884～1955）はくる病の予防因子（ビタミンD）を，1922年，エバンス（Evans, 1882～1971）は白ねずみの不妊症予防因子（ビタミンE）を，1935年，デンマークのダム（Dam, 1895～1976）は血液の凝固に必要な脂溶性因子（ビタミンK）を発見した。

はオプシンとの共有結合が不安定になることから，最終的にはオプシンと11-トランス-レチナールに加水分解される。この全トランス-レチナールは11-シス-レチナールに戻ってからオプシンと再度結合し，次の光を受取る準備をする。この循環過程を視覚サイクルという。

―――――――――――――――――――――――――――――――――― ***

② カロテノイドとビタミンAとの関係：カロテノイドのビタミンAとしてのはたらきの大きさは，その吸収率と変換率の両方から算出される。レチノールの吸収率は70〜90％以上であるのに対して，β-カロテンの吸収率は精製β-カロテンを油に溶かしたβ-カロテンサプリメントを摂取した場合と比べると，それより低く約$\frac{1}{6}$とされている。また，β-カロテンのビタミンAへの変換効率は約50％である。そこで，食品中のビタミンAとしてのはたらきの大きさは，レチノール活性当量として次式で表される。

$$\text{レチノール活性当量}(\mu g RAE) = \text{レチノール}(\mu g) + \beta\text{-カロテン}(\mu g) \times \frac{1}{12}$$
$$+ \alpha\text{-カロテン}(\mu g) \times \frac{1}{24} + \beta\text{-クリプトキサンチン}(\mu g) \times \frac{1}{24}$$
$$+ \text{その他のプロビタミンAカロテノイド}(\mu g) \times \frac{1}{24}$$

*** **もっと知りたい！ カロテノイドの抗酸化作用** ――――――――――

カロテノイドにはさまざまな種類が存在する。生体内でビタミンA作用を示すカロテノイドをプロビタミンAといい，β-カロテンのほか，α-カロテン，γ-カロテン，β-クリプトキサンチン，エキネノン等がある。一方，カロテノイドではあるが，プロビタミンAとしての作用をもたない，ルテイン，リコペン，ゼアキサンチン等が挙げられる。

一般に，カロテノイドは強力な抗酸化作用を有することから，生活習慣病の予防に有効と考えられている。トマトに含まれるリコペンは，ビタミンA作用はもたないが抗酸化作用が強く，動脈硬化やがん予防に効果があるとされる。植物の緑葉，黄色花の花弁や果実，卵黄等に広く分布するルテインにも抗酸化作用があるとされる。ビタミンAとしての作用に限らず，さまざまな種類のカロテノイドを摂取することが勧められる。

―――――――――――――――――――――――――――――――――― ***

③ 欠乏と過剰：ビタミンAは成人で欠乏すると夜盲症（とり目）になる。その他，乳幼児では角膜乾燥症，成長阻害，骨および神経系の発達抑制もみられる。また，粘膜上皮の乾燥等から感染症にかかりやすくなる。

ビタミンAの過剰症としては，頭痛が顕著である。急性毒性では脳脊髄液圧の上昇，慢性毒性では頭蓋内圧亢進，皮膚の落屑，脱毛，筋肉痛である。妊婦ではビタミンA過剰摂取による胎児奇形のリスクが高まる。この過剰症はレチノイン酸によるものと考えられている。

β-カロテンからビタミンAへの転換は厳密に制御されていることから，β-カロテンの過剰摂取によるビタミンA過剰症状は認められない。

(2) ビタミンD（カルシフェロール）

ビタミンDの化学名はカルシフェロールである。ビタミンD活性を有する化合物としては，ビタミンD_2（エルゴカルシフェロール）とビタミンD_3（コレカルシフェロール）が

知られている（図7-3）。D_2はきのこに，D_3は魚介類，卵等の動物性食品に含まれる。

　ビタミンD_3の方が，ビタミンD_2より効力が大きいという報告がみられる。しかし，換算式の算出は困難であるとの観点から，食事摂取基準では両者を区別せず，単にビタミンDとして両者の合計量で必要量を算定している。

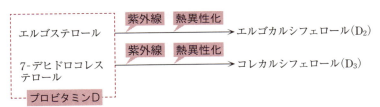

図7-3　ビタミンD_2とD_3の構造式

① 代謝と生理作用：きのこ由来のエルゴカルシフェロールはエルゴステロールから，一方，動物性食品由来のコレカルシフェロールは，7-デヒドロコレステロールから生成される（図7-4）。

```
エルゴステロール ──[紫外線][熱異性化]──→ エルゴカルシフェロール（D₂）
7-デヒドロコレステロール ──[紫外線][熱異性化]──→ コレカルシフェロール（D₃）
   プロビタミンD
```

図7-4　ビタミンDの生成

　プロビタミンD_3である7-デヒドロコレステロールは，コレステロール生合成経路の途中物質である。ヒトの皮膚細胞においても，7-デヒドロコレステロールからビタミンD_3が生成されている。

 ヒトの体内ではビタミンD_3を合成しているのですね！

　7-デヒドロコレステロールは，紫外線照射によって，さらに，体温によって熱異性化されてビタミンD_3となる。そのため日光浴をする人では，食事からのビタミンD必要

栄養学の歴史 15

ドラモンドはビタミンの名付け親

　ビタミンという名前はフンク（Funk）が命名した。彼は1911年に米ぬかから抗脚気因子を単離し，この物質がアミンの性質をもっていることから，ビタミン（Vitamine；Vital Amine，生命に必要なアミンという意味）と名づけた。その後，新たに発見されたビタミンにアミンでないものも出てきた。そこで，1920年にイギリスのドラモンド（Drummond, 1891～1952）は，これら多種類ある必須因子に対して，"Vitamine"から最後の"e"をとって，アミンの意味を取り除き，"Vitamin"と命名した。フンクの功績をたたえ，ビタミンという名前は残したのである。

量は少なくてすむ。

　ヒトは食事からビタミンD_2あるいはD_3として，あるいは，7-デヒドロコレステロールからD_3を合成する等によって，ビタミンDを体内に獲得している。これらのビタミンDがDとしての生理作用を得るためには，肝臓と腎臓で水酸化を受ける必要がある。すなわち，肝臓で25位の炭素が水酸化を，続いて腎臓で1位の炭素が水酸化を受け，1,25-ジヒドロキシビタミンD（活性型ビタミンD，1,25-$(OH)_2$-D）となる（図7-5）。なお，腎臓での水酸化反応は，副甲状腺ホルモン（パラトルモン）により促進される。

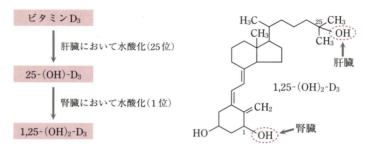

図7-5　ビタミンD_3の活性化

 ビタミンDは体内で活性化されて初めて生理作用をもつようになるのですね。

　活性型ビタミンDは，血中カルシウム濃度の維持・上昇に広く関与し，骨の形成と成長を促す。小腸ではカルシウムとリンの吸収を促進させ，腎臓（尿細管）においてもカルシウムの再吸収を促進する。このような活性型ビタミンDのはたらきは，ビタミンD依存性たんぱく質の遺伝子発現の調節によるものである。つまり，活性型ビタミンDは，核内の受容体に結合して，DNAに直接はたらきかけ，それにより，カルシウムの吸収に必要となるたんぱく質の合成を遺伝子レベルで促進する。

　② **欠乏と過剰**：ビタミンDの摂取不足では，骨軟化症やくる病が引き起こされる。ビタミンDの直接的な欠乏症ではないが，Dの欠乏は骨粗しょう症のリスクを高める。ビタミンD欠乏が長期にわたって続くと，小腸からのカルシウム吸収低下と腎臓からのカルシウム再吸収低下により，低カルシウム血症となり，さらに，二次性副甲状腺機能亢進により，骨吸収が高まるためである。一方，ビタミンDの過剰摂取では，高カルシウム血症，腎障害，軟組織の石灰化障害等が起こる。

(3)　**ビタミンE（トコフェロール）**

　ビタミンEを多く含む食品は植物油である。この他，野菜や魚介類からの摂取量も多い。ビタミンEには，α-，β-，γ-，δ-トコフェロール，α-，β-，γ-，δ-トコトリエノールの8種類の同族体がある。

　吸収されたこれらビタミンE同族体は，肝細胞中でα-トコフェロールが優先的に輸

図7-6　α-トコフェロールの構造式

送たんぱく質と結合，さらに，VLDLによって血流中に放出される。そのため，8種類の同族体のうち，各組織に取り込まれて利用されるのはα-トコフェロールのみと考えられている。そこで，食事摂取基準では，α-トコフェロールのみを指標に，ビタミンEの食事摂取基準値を策定している（図7-6）。

① **代謝と生理作用**：ビタミンEは強力な抗酸化作用を有する。細胞膜や細胞内小器官膜はリン脂質の二重層で構成されており，リン脂質には多価不飽和脂肪酸が豊富に含まれている。多価不飽和脂肪酸は，生体内で生じた活性酸素やフリーラジカルの攻撃を受けやすく，酸化されやすい。いったん，多価不飽和脂肪酸の酸化が始まると，この過酸化反応は連鎖的に加速されていく。ビタミンEは脂溶性であり，体内の脂質と一緒に共存している。そのため，多価不飽和脂肪酸とも共存することで，多価不飽和脂肪酸の連鎖的な脂質過酸化反応を食い止めるはたらきをもつ。

ビタミンEには，生体膜を安定化することによる制がん作用，血中脂質の過酸化を防ぐことによる動脈硬化予防等の効果がある。食事中に多価不飽和脂肪酸を多く含むとき，抗酸化の目的でビタミンEの摂取量を高めるとよい。

② **欠乏と過剰**：動物では欠乏により，不妊症や筋肉の萎縮が報告されている。ヒトでは明らかな欠乏症状は認められていないが，未熟児や乳幼児では，赤血球の膜が不安定になり**溶血性貧血**を引き起こす。一方ビタミンEの過剰摂取では出血傾向が上昇する。

（4）ビタミンK（フィロキノン，メナキノン）

ビタミンKには，K_1（フィロキノン）およびK_2（メナキノン類）が存在する（図7-7）。

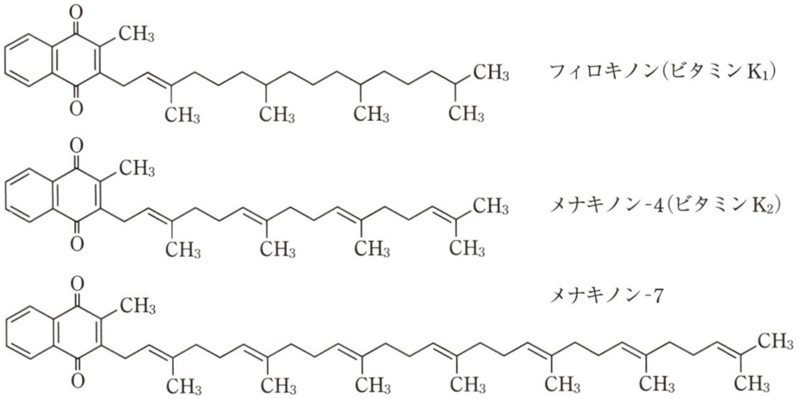

図7-7　フィロキノン，メナキノン-4，メナキノン-7の構造式

栄養学の歴史 16

栄養学の真のパイオニア，ホプキンス

ホプキンス（Hopkins，1861～1947）は，英国における最初の生化学者である。1900年に，彼はたんぱく質から必須アミノ酸であるトリプトファンを発見した。1909年，ねずみがたんぱく質，脂質，糖質からなる飼料では生存できず，無機質，さらには全乳を添加すると生存できることを発見したが，これはのちのビタミンの発見につながる。1920年にはビタミンAの加熱通気による破壊を発見して，AとDとの分離の基礎をあたえた。1929年には，成長促進ビタミンの発見に対してエイクマン（Eijkman）とともにノーベル医学生理学賞を受賞している。

フィロキノンは緑黄色野菜に含まれる。メナキノン類は，側鎖の長さによって11種類の同族体が存在するが，このうち，特に重要なものは，動物性食品に含まれるメナキノン-4（ビタミンK_2）と，納豆菌の発酵によって生成されるメナキノン-7である。また，ヒト大腸の腸内細菌によっても合成される。

　ビタミンK_1に比較し，ビタミンK_2の効果が大きいことが報告されている。しかし，換算式の算出は困難であるとの観点から，食事摂取基準では，分子量のほぼ等しいフィロキノンとメナキノン-4についてはそれぞれの重量を，また，分子量が大きく異なるメナキノン-7は，下記の式によりメナキノン-4相当量に換算して求めた重量の合計量をビタミンK量として算定している。

　　　メナキノン-4相当量(mg) ＝ メナキノン-7(mg) × 444.7 ／ 649.0

① **代謝と生理作用**：ビタミンKは，グルタミン酸からγ-カルボキシグルタミン酸を生成する際に必須である（図7-8）。γ-カルボキシグルタミン酸を有するたんぱく質としては，プロトロンビンとオステオカルシンが知られている。プロトロンビンは肝臓でつくられ，血中にあらわれる。出血の際，血液凝固因子として止血作用を有する。オステオカルシンは骨に存在し，骨形成に関与している。

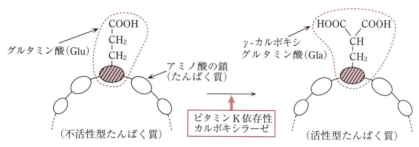

図7-8　γ-カルボキシグルタミン酸の生成

ビタミンKが欠乏すると，γ-カルボキシグルタミン酸の生成が障害され，カルボキシ化が起こらないと，プロトロンビンやオステオカルシンのはたらきにも障害が現れる。

② **欠乏と過剰**：ビタミンK欠乏に起因する血液凝固遅延が認められるのはまれであり，成人の通常の食事摂取であれば，ほぼ充足していると考えられる。

 腸内細菌がつくったビタミンKを吸収すれば，欠乏症にはならないのでしょうか？

　腸内細菌叢が未発達である新生児や乳児では，母乳中のKが少ないと，K欠乏による出血性疾患に陥る。出生後数日で起こる新生児メレナ（消化管出血），約1か月後に起こる突発性乳児ビタミンK欠乏症（頭蓋内出血）がある。現在，出生後の新生児に対してビタミンKの経口投与が行われている。また，抗生物質の長期投与によって腸内細菌が死滅することがあるため，その際には，ビタミンK欠乏に注意が必要となる。

　K_1およびK_2においての過剰症は認められていない。

　血液凝固阻止薬のワルファリン投与を受けている人では，薬効を下げないためにも，ビタミンK摂取量を減らす必要がある。これらの患者において，納豆は禁忌となる。

（2） 水溶性ビタミン

ビタミンB群は，体内に入ると補酵素となり，酵素とともに体内代謝を円滑に進める。

＊＊＊ もっと知りたい！　ビタミンB群と補酵素

酵素はたんぱく質でできているが，酵素のなかにはたんぱく質のみからなるものと，非たんぱく質部分（補欠分子族）を必要とするものとがある。補欠分子族のなかでも低分子の有機化合物であり，酵素反応の化学基の受け渡し反応に関与するものを補酵素という。多くはビタミンB群の体内誘導体であり，酵素との結合は弱く，必要に応じて酵素と解離する。酵素反応の結果，生成した物質を運搬する等のはたらきをする（図7-9）。

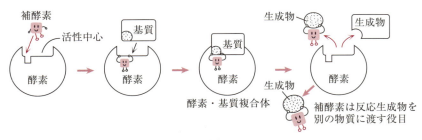

図7-9　補酵素のはたらき

＊＊＊

（1）　ビタミンB_1（チアミン）

ビタミンB_1の化学名はチアミンである。

① **代謝と生理作用**：チアミンは食事として体内に取り込まれたのち，リン酸化によってチアミン二リン酸（Thiamine Diphosphate; ThDP）となる（図7-10）。

補酵素ThDPは，糖質代謝で必要となる。ピルビン酸をアセチルCoAに変換するピルビン酸脱水素酵素およびα-ケトグルタル酸をスクシニルCoAに変換するα-ケトグルタル酸脱水素酵素の補酵素としてはたらく。両者とも，エネルギー産生経路における脱炭酸反応に関与している。さらに，五炭糖リン酸回路でのトランスケトラーゼ（ケトン基転移）の補酵素としても必須である（図7-11）。

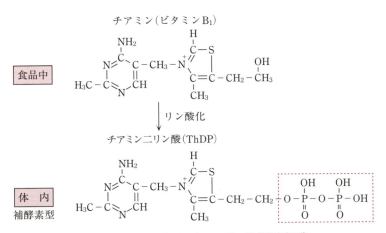

図7-10　チアミンとチアミン二リン酸（補酵素型）

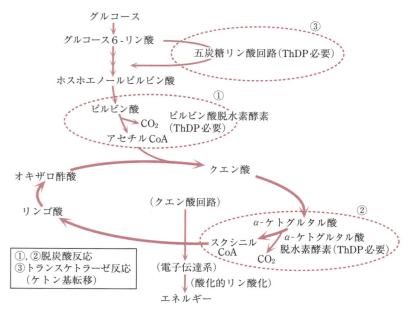

図7-11　チアミン二リン酸(ThDP)のはたらき

 なるほど，昔から日本人に脚気が多い理由は，糖質中心の食生活だったからですね！

② 欠乏と過剰：ビタミンB_1が欠乏すると，ピルビン酸からアセチルCoAの反応が滞り，ピルビン酸や乳酸が体内に蓄積する。その結果，神経炎や脳組織への障害が生じる。ビタミンB_1欠乏症は，脚気(beriberi)やウェルニッケ・コルサコフ症候群である。脚気の症状は腱反射消失や足の痛み，浮腫，心臓疾患等である。ウェルニッケ脳症は精神障害，運動失調，眼球運動麻痺等がみられ，慢性化するとコルサコフ症という精神症に移行する。

ビタミンB_1はエネルギー代謝で利用されるビタミンであることから，筋肉労働者，スポーツ選手などエネルギー摂取量の多い者では，ビタミンB_1の摂取量を増やす必要がある。脂質がエネルギーとして利用されるときよりも，糖質がエネルギーとして利用されるときの方が，ビタミンB_1はより多く必要となる。そのため，穀類を主食として，糖質中心の食生活であった日本人には，昔から脚気が多くみられた。一方，過剰摂取により健康障害を引き起こすことはないとされている。

③ 食事中の成分との関係：貝類，淡水魚の内臓，ワラビやゼンマイに含まれるアノイリナーゼ(酵素)は，ビタミンB_1を分解する。また，にんにくに含まれるアリチアミン

栄養学の歴史 17

脚気の撲滅に尽力した「ビタミンの父」

　海軍の軍医大鑑であった高木兼寛は軍艦乗組員を対象として実験的観察を行った。1882年(明治15)，376名の乗組員を乗せた軍艦は，272日間の航海中169名の脚気患者を出し，そのうち25名が死亡した。そこで，翌々年，同じ航路を運航するとき，乗組員の食事を洋食に切り替えたところ，287日の航海でわずか14名の脚気患者を出したにとどまり，死者も出なかった。その後の海軍の兵食は米飯を減らし，パンと牛乳，野菜を増やすことで，脚気患者発症率を減少することに成功した。

（アリシニンとビタミンB_1が結合したもの）は，脂溶性であるため吸収がよい。

(2) ビタミンB_2（リボフラビン）

B_2の化学名をリボフラビンという（図7-12）。

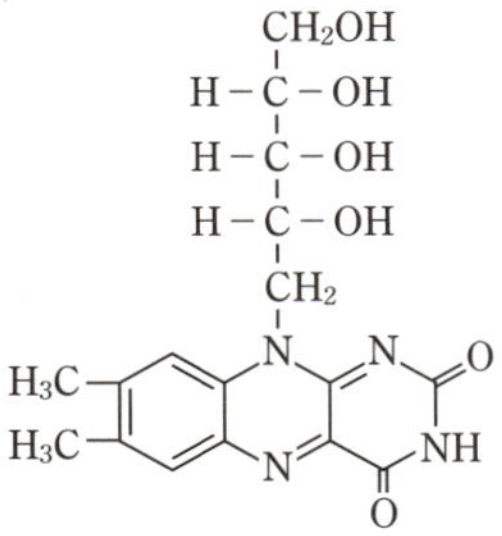

① **代謝と生理作用**：体内ではフラビンアデニンジヌクレオチド（flavin adenine dinucleotide; FAD）またはフラビンモノヌクレオチド（flavin mononucleotide; FMN）という補酵素となって，酸化還元反応に役立つ。

FADはクエン酸回路において，コハク酸がフマル酸になる段階のコハク酸デヒドロゲナーゼの補酵素として水素受容体としてはたらく。FMNは電子伝達系の電子受け渡し反応にはたらく。

図7-12 リボフラビンの構造式

② **欠乏と過剰**：ビタミンB_2欠乏によって成長阻害，口角炎，舌炎，口唇炎，歯肉炎などの口内外の炎症，皮膚乾燥，脂漏性皮膚炎が起こる。なお，ビタミンB_2不足は単独ではあまり起こらず，他のビタミン不足と同時に起こることが多い。過剰摂取したビタミンB_2は尿中に排泄されるため，過剰による悪影響を受けにくいとされている。ビタミンB_2は，主にエネルギー代謝で利用されるビタミンであることから，ビタミンB_1同様，筋肉労働者，スポーツ選手などエネルギー摂取量の多い者では，ビタミンB_2の摂取量を増やす必要がある。

(3) ナイアシン（ニコチン酸）

ニコチン酸およびニコチンアミドを総称してナイアシンという（図7-13）。

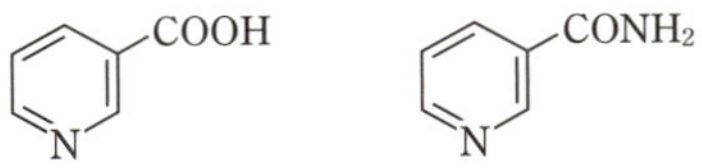

ニコチン酸　　　ニコチンアミド

図7-13 ニコチン酸およびニコチンアミドの構造式

① **代謝と生理作用**：体内ではニコチンアミドアデニンジヌクレオチド（nicotinamide adenine dinucleotide；NAD）あるいはニコチンアミドアデニンジヌクレオチドリン酸（nicotinamide adenine dinucleotide phosphate; NADP）という補酵素型になり，酸化還元反応に関与する。

栄養学の歴史 18

ビタミンB_1の発見

脚気は米飯を主食とする日本に多くみられた。主症状は，末梢神経の麻痺，循環器障害，胃腸症状，浮腫，やせである。脚気による急な心障害を脚気衝心という。江戸時代，それまで玄米食が白米食に変わったことで，脚気は大流行した。そのため，「江戸わずらい」「白米病」ともよばれる。欧米では脚気のことをベリベリberiberiというが，これは，ヒンドスタン語でひつじのことをベリとよぶ。患者の歩行のよろめきがひつじの不安定な運動に類似しているところから由来したといわれている。

そのような中，国内外において脚気の研究はさかんに行われた。オランダの衛生学者であるエイクマン（Eijkmam，1858～1930）は，にわとりに起こる多発性神経炎（白米病）を発見し，飼料の白米を玄米に変えることで治癒することを認めた。1911年に，ポーランド人フンク（Funk，1884～1967）は米ぬかからとりの白米病に対して有効な成分を結晶として取り出した。これに先立ち，1910年，日本の鈴木梅太郎は脚気有効成分であるアベリ酸（のちにオリザニンと改名）を抽出した。

NADは脱水素酵素の補酵素として，解糖系，クエン酸回路における水素受容体となる。NADPは五炭糖リン酸回路で水素を受け取り還元型(NADPH)となり，脂肪酸，コレステロール合成系に水素を与える役目を行う。このように，ナイアシンは多くの脱水素反応や還元反応の補酵素として，エネルギー，糖質，脂質，たんぱく質代謝に関わっている。

② ナイアシンとトリプトファンとの関係：ナイアシン1mgは必須アミノ酸であるトリプトファン60mgから，体内合成することもできる。したがって，食事摂取基準では，食品中に含まれるニコチンアミドとニコチン酸の総量であるナイアシン量と，体内でトリプトファンから生合成されるナイアシン量との合計であるナイアシン当量(mgNE)を用いている。ナイアシンとトリプトファンの関係は，次式で表される。

$$1\,\text{mg ナイアシン当量(mgNE)} = 1\,\text{mg ナイアシン} = 60\,\text{mg トリプトファン}$$

③ 欠乏と過剰：ナイアシンが欠乏するとペラグラ(イタリア語で粗い皮膚)となる。皮膚炎，消化器症状，精神神経症状(頭痛，不眠，幻覚，錯乱など)の三主徴は，ペラグラの典型的な症状である。治療しないと死に至ることもある。ペラグラ患者は日本ではまれであるが，アルコール依存症患者のなかに，たんぱく質や他のビタミン不足とともに，ナイアシン不足がみられることもある。ペラグラは地中海沿岸や米国大陸のとうもろこし常食地帯で多発した。これは，とうもろこしたんぱく質にトリプトファン(体内でナイアシンに変換するアミノ酸)が含まれないためである。ナイアシンの大量投与により，消化器系(消化不良，ひどい下痢，便秘)や肝臓に障害(肝機能低下，劇症肝炎)を与えた例が報告されている。

ナイアシンは，ビタミンB_1，B_2同様，筋肉労働者，スポーツ選手などエネルギー摂取量の多い者では，その摂取量を増やす必要がある。

(4) ビタミンB_6(ピリドキシン)

ビタミンB_6作用を示すものとして，ピリドキシンあるいは，ピリドキサール，ピリドキサミンとそれぞれのリン酸エステルがある(図7-14)。

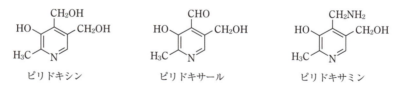

図7-14 ピリドキシン，ピリドキサール，ピリドキサミンの構造

① 代謝と生理作用：体内ではピリドキサールリン酸(pyridoxal phosphate; PLP)，ピリドキサミンリン酸(pyridoxaminephosphate; PMP)として，アミノ基転移反応，脱炭酸反応，ラセミ化反応の補酵素としての役割をもつ。

代表的なアミノ基転移酵素としては，アラニンとピルビン酸間を触媒するアラニンアミノトランスフェラーゼ(alanine amino transferase; ALT)，アスパラギン酸とオキサロ酢酸間を触媒するアスパラギン酸アミノトランスフェラーゼ(aspartate aminotransferase; AST)があり，PLPはこれらの補酵素となっている(図7-15)。

② 欠乏と過剰：欠乏症としては，食欲不振，ペラグラ様症候群，脂漏性皮膚炎，口内炎，貧血，うつ状態，てんかん発作等がある。てんかん発作は，神経伝達物質であるγ-アミノ酪酸(GABA, γ-aminobutyric acid)の生成が，ビタミンB_6不足によって障害を

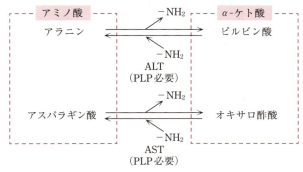

図7-15　ピリドキサールリン酸(PLP)のはたらき

受けるためと考えられている。PLPはホモシステイン代謝にも関係している。そのため，ビタミンB_6の欠乏によって，高ホモシステイン血症となり，尿中への排泄も増加する。現実的には，ビタミンB_6は，腸内細菌が合成するため，ヒトでの欠乏症はあまりみられない。ビタミンB_6の大量摂取時(数g/日を数か月程度)には，感覚神経障害(感覚性ニューロパシー)が観察される。

ビタミンB_6はアミノ酸代謝で使用されるビタミンであることから，たんぱく質摂取量に比例して，その摂取量を増やさなければならない。

(5) パントテン酸

パントテン酸は酵母の成長因子として発見された(図7-16)。自然界には広く分布している。

① **代謝と生理作用**：補酵素であるコエンザイムA(CoA)の成分として，アセチル基，アシル基(脂肪酸基)の転移反応に関与する。糖質および脂質(脂肪酸)代謝で重要な役割をもつ。

```
    H  CH₃ OH O       H  H
    |   |   |  ‖       |  |
HO-C - C - C - C - N - C - C - COOH
    |   |   |          |  |
    H  CH₃  H          H  H
```

図7-16　パントテン酸の構造式

② **欠乏と過剰**：パントテン酸の生理作用から，不足すると組織中のCoA濃度が低下し，エネルギー代謝やコレステロール生合成の障害が引き起こされる。それによってもたらされる臨床症状としては，成長停止，体重減少，皮膚炎，脱毛，胃不快感を伴う食欲不振，抑うつ，手足のしびれと焼けるような痛み，頭痛，疲労等である。パントテン酸の過剰摂取による副作用は，ほとんど報告されていない。

***　**もっと知りたい！　パントテン酸とアセチルCoA**

アセチルCoAは糖質がエネルギーになるとき，ピルビン酸からデヒドロゲナーゼによってつくられる。脂肪酸がβ酸化で燃焼するときにおいても，アセチルCoAが大量に産生される。これは，アセチル基にCoA(補酵素A；パントテン酸の補酵素型)が結合したもので，次の代謝系(クエン酸回路)にアセチル基を運んでいる補酵素を示している(図7-17)。アセチルCoAはオキサロ酢酸にアセチル基を渡し，クエン酸を生じる。運搬役を終わればCoAは代謝系から離れる。

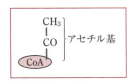

図7-17　アセチルCoAとは

***

(6) 葉酸

葉酸は，プテロイン酸にグルタミン酸が結合した構造で，その化学名はプテロイルグルタミン酸である。通常の食品に含まれる葉酸（食事性葉酸）は，ほとんどが複数のグルタミン酸が結合した「ポリグルタミン酸型」である。一方，加工食品などに添加されている葉酸は，グルタミン酸が一つ結合した「モノグルタミン酸型」（プテロイルモノグルタミン酸）である。

生体内では，還元され，炭素5，6，7，8位に水素が入ったもの（テトラヒドロ葉酸）のポリグルタミン酸型として存在する。ホルミル基（－CHO），ホルムイミノ基（－CH$_2$NH－），メチレン基（＞CH$_2$），メチル基（－CH$_3$）など1つの炭素原子を含む断片を，アミノ酸や核酸合成の中間体へ転移する酵素の補酵素としての役割を担う（図7-18）。

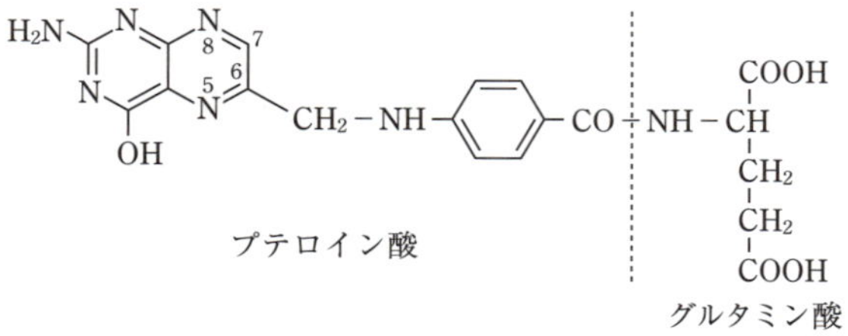

図7-18 プテロイルモノグルタミン酸の構造式

① **代謝と生理作用**：食事性葉酸の大半は補酵素型のポリグルタミン酸型であるが，腸内の酵素によって消化され，モノグルタミン酸型となったのち，小腸の粘膜細胞から吸収される。食事性葉酸の相対生体利用率はプテロイルモノグルタミン酸と比べ，25～81％と報告によってばらつきが大きい。日本人を対象とした実験では，遊離型プテロイルモノグルタミン酸に対する食事性葉酸の相対生体利用率は50％と報告されている。

葉酸は，核酸やアミノ酸代謝に関与する。葉酸が欠乏すると，DNAおよびRNA合成が阻害され，骨髄における**赤芽球**から赤血球への成熟に支障をきたす。また，ホモシステインからメチオニンへの変換の際，葉酸はメチル基供与体としてはたらく。

② **欠乏と過剰**：葉酸が欠乏すると，DNAおよびRNA合成が阻害され，巨赤芽球性貧血となる。つまり，赤血球は骨髄のなかで分裂をくり返しながら成熟する。葉酸欠乏により核酸合成の障害が起こると，赤血球成熟段階に支障をきたし，骨髄中に未熟な赤血球である赤芽球（巨赤芽球）が出現してくるためである。また，葉酸欠乏では，血漿ホモシステイン濃度が上昇するが，これは，血管内皮細胞障害や血管平滑筋細胞増殖を促し，動脈硬化の危険因子となる。さらに，神経細胞を傷めるアミロイドが増産されて認知症

栄養学の歴史 19

農芸化学の父，鈴木梅太郎

鈴木梅太郎（1874～1943）は，静岡県の農家に生まれ，幼児より学問を好み，15歳のときには単身上京し，苦学力行ののち，文部省留学生として渡欧し，たんぱく質化学の研究に従事した。帰国後は，日本人の体位向上のため，米ぬかの研究に着手した。動物の成長に必要なぬかの有効成分を得て，1910年アベリ酸と名付け，のちにこれをオリザニンと改め，1912年のドイツの生化学誌に発表した。1912年，理化学研究所の創設に参画し，また食糧問題解決の一助として合成酒をつくるなど広い領域で活躍した。

にもなる。葉酸欠乏によって，胎児の神経管閉鎖障害が起こることが知られている。神経管閉鎖障害は受胎後約28日で閉鎖する神経管の形成異常であり，無脳症，二分脊椎，髄膜瘤等の異常を示す。通常の食品のみを摂取している人において，過剰症は特に明確となっていない。

 胎児の神経管閉鎖障害を防ぐためにはどうすればいいのでしょうか？

女性では妊娠前からの十分な葉酸摂取が重要とされ，食事摂取基準では神経管閉鎖障害のリスク低減のために，付加的に400μg/日のプテロイルモノグルタミン酸（この量は，健康食品等の「モノグルタミン酸型の葉酸」を添加した食品からの摂取を想定したもの）の摂取が望ましいとしている。

(7) ビタミンB_{12}（コバラミン）

ビタミンB_{12}には，アデノシルコバラミン，メチルコバラミン，スルフィトコバラミン，ヒドロキソコバラミン，シアノコバラミンがある。コバルトを含有する赤色結晶のビタミンである。抗悪性貧血因子として牛の肝臓中に発見された（図7-19）。食事摂取基準では，シアノコバラミン相当量として設定している。

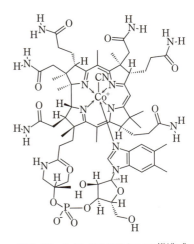

図7-19　シアノコバラミンの構造式

① **代謝と生理作用**：ヒト体内では，メチルコバラミンとアデノシルコバラミンが，アミノ酸代謝や脂質代謝の補酵素としてはたらいている。

メチルコバラミン：メチオニン合成酵素の補酵素として，ホモシステイン代謝に関与。

アデノシルコバラミン：メチルマロニルCoAからスクシニルCoAへの変換を行う酵素の補酵素として，脂肪酸や分岐鎖アミノ酸の代謝に関与。

② **ビタミンB_{12}吸収機構の特殊性**：ビタミンB_{12}の吸収には，B_{12}結合たんぱく質であ

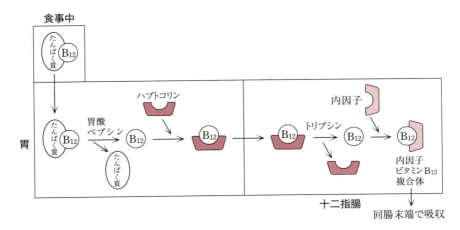

図7-20　ビタミンB_{12}の吸収

る内因子やハプトコリン(R-バインダー)，トランスコバラミンが必要である(図7-20)。

　食品中のビタミンB_{12}は，たんぱく質と結合して存在する。胃内においては，胃酸やペプシンの作用で，ビタミンB_{12}はたんぱく質から切り離される。遊離したビタミンB_{12}は，ただちに唾液腺由来の糖タンパク質であるハプトコリンに結合する。

　十二指腸までくると，ハプトコリンが膵液中のトリプシンなどの消化酵素によって分解される。ビタミンB_{12}は，その後，胃の壁細胞から分泌された糖たんぱく質である内因子と結合する。内因子-ビタミンB_{12}複合体は腸管を下降していき，回腸下部の上皮細胞の微絨毛に分布する内因子受容体に結合し，上皮細胞内に取り込まれる。その後，内因子の分解によりビタミンB_{12}は遊離し，今度はトランスコバラミンと結合し，門脈へと運ばれる。食品中のビタミンB_{12}の吸収率は約50％である。

③　欠乏と過剰：ビタミンB_{12}欠乏症は，巨赤芽球性貧血(悪性貧血ともいう)である。5-メチルテトラヒドロ葉酸からテトラヒドロ葉酸への変換は，補酵素をメチルコバラミンとするメチオニン合成酵素によって触媒される。そのため，ビタミンB_{12}が欠乏すると，DNA合成に必要なメチレンテトラヒドロ葉酸(テトラヒドロ葉酸から作られる)がつくられなくなる。DNA合成が阻害され，さらには，赤血球の成熟が阻害され，巨赤芽球性貧血となる。葉酸欠乏でも巨赤芽球性貧血は起こるが，ビタミンB_{12}の欠乏によるものは，しびれや痛みなどの神経症状が伴うことが特徴である。

　動物性食品のみに含まれることから，厳格な菜食主義者ではビタミンB_{12}の欠乏に注意を払う必要がある。

栄養学の歴史 20

水溶性ビタミンの発見

　壊血病は，ヨーロッパで十字軍の従軍者に発生し，また，初期の探検家の間に発生したことが記録されている。1747年，英国の海軍軍医リンド(Lind)は軍艦乗組員の食事にオレンジ，レモンなどのかんきつ類を加えることで，さらに，クック(Cook, 1728～79)は1772～5年の3年半の航海の間，果物，野菜を含む食品を船員に与えることで壊血病を予防した。1907年，ホルスト(Holst)とフレーリヒ(Fröhlich)は壊血病を起こしたモルモットに，野菜を加え飼育すると症状を防ぐことを見出した。ドラモンド(Drummond)はこの野菜中の因子に水溶性Cと名付けた。

　1926年，ビタミンBとよばれていたものが，加熱によって抗脚気作用は失われるが，動物の成長促進作用は残ることが認められ，1種類でないことが明らかとなってきた。そこで，1927年，英国医学研究会議では抗脚気因子をB_1，成長促進因子をB_2とよぶことにした。1935年，ジオルジー(György)によって，ねずみの皮膚炎予防因子としてビタミンB_6が発見された。

　1905～11年，米国に爆発的な発生を見たペラグラ(イタリア語で荒れた皮膚)は，1915年，ゴールドベルガー(Goldberger)らによって栄養障害が原因であることが突き止められた。1928年，彼らはイヌの黒舌病が酵母中の因子(抗ペラグラ因子)によって治癒することを認めた。1937年にはエバンス(Evans)らがニコチン酸投与によって犬の黒舌病を，1938年にはスピース(Spies)らがニコチン酸投与によってペラグラ患者を治癒することを証明した。

　1941年スネル(Snell)らは乳酸菌の増殖促進因子を，ほうれんそうから単離し葉酸とよんだ。1948年，リッケス(Rickes)とスミス(Smith)は肝臓中の抗悪性貧血因子としてビタミンB_{12}を抽出した。

胃がん等で胃を切除してしまった患者さんでは内因子が分泌されませんが大丈夫なのでしょうか？

　胃切除患者では，内因子欠乏が生じる。そのため，胃切除して3～5年経過後，B_{12}吸収障害による悪性貧血が起こる。

　50歳以上の多くの中高年は萎縮性胃炎等で胃酸分泌量が低下し，食品中に含まれるたんぱく質からのビタミンB_{12}の遊離が促進されず，その結果吸収率が減少する。特に高齢者では，加齢による体内ビタミンB_{12}の貯蔵量が減少していることも，欠乏の大きな要因となる。

(8) ビオチン

　ビオチンは**酵母**等の微生物の成長因子として見出された。分子構造中にイオウを含んでいる(図7-21)。

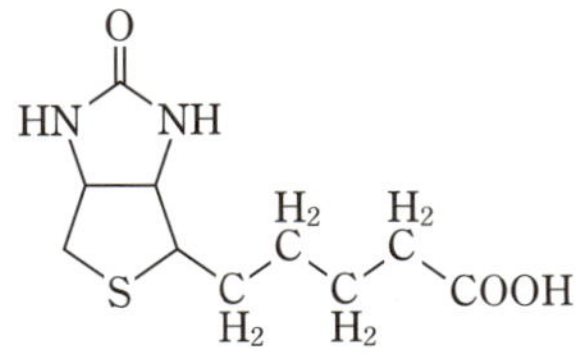

　ビオチンは糖新生，脂肪酸合成，分岐鎖アミノ酸，エネルギー代謝に関わる酵素の補酵素として作用している。

① **代謝と生理作用**：生体内では，ビオチンは酵素たんぱく質のリシン残基と結合した形で存在する。炭酸固定反応や炭酸転移反応にかかわるカルボキシラーゼの補酵素としての役割をもつ。

図7-21　ビオチンの構造式

　ビオチンを必要とするカルボキシラーゼとしては，代表的なものに，脂肪酸合成の初発反応におけるアセチルCoAカルボキシラーゼ(アセチルCoAをマロニルCoAに変換)，糖新生経路におけるピルビン酸カルボキシラーゼ(ピルビン酸をオキサロ酢酸に変換)がある。いずれも，ATPを利用した基質への炭酸(CO_2)付加反応である。ビオチンとリシンの結合したものをビオシチンといい，現在分離されるビオチンの大部分はビオシチンの形である。

② **欠乏と過剰**：ビオチンは腸内細菌によっても合成されるため，欠乏症はほとんどみられない。しかし，欠乏すると，皮膚炎，萎縮性舌炎，食欲不振，むかつき，吐き気，血清および尿中ビオチン量減少，カルボキシラーゼ活性低下がみられる。肝臓，魚介類，落花生，卵等に多い。

③ **食事中の成分との関係**：卵白に含まれるアビジン(糖たんぱく質)はビオチンと不可逆的に結合するため，ビオチンの腸管吸収を阻害する。生卵白の大量摂取によってビオチン不足が起こることが動物実験で認められている。このことを卵白障害という。アビジンは加熱によって失活するため，ヒトの日常の食生活の範囲では，卵白障害は事実上起こりにくい。

(9) ビタミンC(アスコルビン酸)

　ビタミンCの化学名はアスコルビン酸であり，生体内の酸化還元反応に広く関与している。

① **代謝と生理作用**：還元型(アスコルビン酸)が酸化型(デヒドロアスコルビン酸)に変換される際，遊離した水素が他の物質の還元にはたらく(図7-22)。酸化還元反応に関与し，抗酸化作用を有するビタミンの一つである。食品中には還元型のアスコルビン酸と酸化型のデヒドロアスコルビン酸が存在するが，両者の効力は等しいと考えられている。食品成分表においてはその成分値は両者の合計で示されている。

　ビタミンCの生理作用は多岐に渡る。

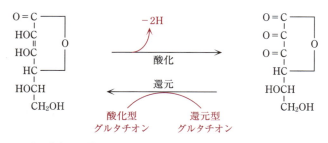

図7-22 アスコルビン酸の還元型と酸化型

- ビタミンCはコラーゲン生成に必須である。コラーゲンたんぱく質中のプロリンの約50％はヒドロキシプロリンとして存在する。ヒドロキシプロリンはプロリンから水酸化反応でつくられ，この際，ビタミンCが必要となる。
- ビタミンCは，抗酸化作用があり，生体内でビタミンEと協力して活性酸素を消去して細胞を保護する。抗酸化作用を介しての動脈硬化やがん予防に重要なはたらきをもっている。
- チロシンからカテコールアミン（副腎髄質ホルモン）の生成に必須である。カテコールアミンはストレス時の生体防御反応において重要なはたらきをすることから，ストレス侵襲下ではビタミンCの積極的な摂取が推奨される。
- 消化管内では，3価鉄を2価鉄に還元して鉄の吸収率を高める。

　食事からのビタミンCを必要とするのは，ヒト，サル，モルモットであり，他の動物は体内で合成することができる。糖質代謝の一つであるウロン酸（グルクロン酸）回路の分枝路でビタミンCは合成されるが，その途中の酵素のL-グロノラクトンオキシダーゼが，ヒトでは遺伝的に欠損している。

 なるほど，ヒトは新鮮な野菜や果物，いもを食べてビタミンCを補給しないと生きていけないのですね！

　ビタミンCは新鮮な野菜，果物，いも類に含まれる。1日10mg程度の摂取で壊血病は予防できる。しかし，抗酸化作用を十分発揮するためには，血漿ビタミンC濃度を50μmol/Lに維持するための摂取量（80mg/日）が必要となる。また，喫煙やストレス侵襲時にはビタミンCの必要量が増加する。

② 欠乏と過剰：ビタミンC不足によって，コラーゲンの構造が弱くなり，壊血病となる。症状としては，皮下出血，歯肉炎（壊血病の初期症状），全身倦怠感，いらいらする，顔色が悪い，関節痛，貧血，筋肉減少，食欲不振などである。子どもでは，骨や歯の発育が阻害され，骨折や骨の変形などがみられる。ビタミンCは過剰摂取しても尿中に排泄されることから，過剰症は起こりにくいと考えられている。しかし，大量に摂取した場合，一般的な症状として，吐き気，下痢，腹痛などの胃腸への影響がみられる。

✳✳✳ もっと知りたい！　ストレスに抵抗するしくみ

　ストレッサーによって起こる内部恒常性の乱れとその後に起こる防御反応をストレスという。ストレッサーにはさまざまなものがあり，寒冷や騒音，振動，熱傷，病原菌の

侵入，空腹，睡眠不足，人間関係によるトラブル，精神的な苦痛，怒り・不安・恐怖・憎しみ・悲しみ・緊張等がある。ストレスに抵抗するため，副腎髄質からはカテコールアミン（アドレナリン，ノルアドレナリン）が放出され，血管の収縮，血圧上昇，心拍数増加，血糖値上昇，消化管の活動抑制を，副腎皮質からはコルチゾルが分泌され，抗炎症作用，血糖値上昇，体たんぱく質や体脂肪の分解作用を行う。強いストレスに陥ると副腎の重量は重くなるといわれるほど，副腎からのホルモン作用が必要となる。ビタミンCはカテコールアミンの合成に必要であり，そのため，ストレス時にはその必要量は上昇する。

＊＊＊

C　ビタミンの栄養学的機能

(1)　ビタミンのホルモン様作用

(1)　レチノイド（ビタミンA）とホルモン様作用

　レチノイン酸は細胞の核内で作用を発揮し，細胞の分化や，個体発生における形態形成に関与すると考えられている。レチノイン酸は核内の受容体たんぱく質と結合し複合体をつくり，この複合体は次に遺伝子の制御部位に直接結合する。それにより，特定のたんぱく質の発現（遺伝子の情報を基にたんぱく質をつくること）を，mRNAの合成，即ち，転写の段階で調節する。レチノイン酸の一つの作用としては，上皮細胞成分である糖たんぱく質の合成調節がある。このようなレチノイン酸のはたらき方は，ステロイドホルモンとほぼ同様である。そのため，ビタミンAはステロイドホルモンの一種とみなすことができる。

(2)　活性型ビタミンDのホルモン様作用

　活性型ビタミンD（$1,25\text{-}(OH)_2\text{-}D$）は，ビタミンA同様，細胞の分化・増殖の制御を行う。細胞内において，活性型ビタミンDは受容体たんぱく質と複合体を形成し，次に遺伝子の制御部位に結合する。それにより，特定のたんぱく質の発現を転写の段階で調節する。このようにステロイドホルモンとよく似たはたらき方をすることから，活性型ビタミンDも，ビタミンA同様ステロイドホルモンの一種とみなされている。

活性型ビタミンDの作用の一つに，カルシウム吸収促進作用がありますね。

　活性型ビタミンDは，小腸のカルシウム結合たんぱく質遺伝子の転写を促進し，たんぱく質合成を行う。それによって作られたカルシウム結合たんぱく質は，小腸管腔内からのカルシウム吸収促進にはたらく。

(2)　抗酸化ビタミン

　体のなかでエネルギーをつくるときには酸素が大切な役目をするが，そのとき，微量ながら活性酸素（普通の酸素分子よりも活性化された状態の酸素分子とその関連物質）が体内で生じる。活性酸素は，非常に不安定で強い酸化力を示し，細胞や遺伝子に障害を与え，動脈硬化やがんなどを引き起こす。
　食物中には活性酸素のはたらきを防ぐ成分も含まれ，これらの抗酸化物質を摂取することで，活性酸素のはたらきを抑制している。ビタミンには抗酸化作用を有するものが

いくつか存在する。ビタミンCやEなどのビタミンや，カロテノイド色素などのプロビタミンである。

(1) ビタミンC

還元型のビタミンCが酸化型になる際に，放出される水素が還元剤としてはたらく。ビタミンCは細胞膜表面に存在し，細胞外の活性酸素の消去作用をもつとともに，酸化されたEを元のビタミンEに修復する作用もある。抗酸化作用によってビタミンCは酸化型となるが，酸化型ビタミンCは還元型グルタチオンにより還元型ビタミンCに再生される。

(2) ビタミンE

細胞膜を構成するリン脂質は，二重結合をもつ多価不飽和脂肪酸を高濃度で含む。そのため，活性酸素の攻撃を受けやすく，やがて，組織傷害を引き起こす。ビタミンEは脂溶性であるため，リン脂質でできた細胞膜に組み込まれて存在し，活性酸素による細胞膜リン脂質の酸化を防ぐ。

(3) カロテノイド

カロテノイドはビタミンEと同様に脂溶性である。そのため，細胞膜に存在し，活性酸素の消去にはたらく。カロテノイドはプロビタミンAとしてのはたらきをもつものとそうでないものとに分類される。非プロビタミンAであるリコペンは特に強い抗酸化作用をもつ。

 プロビタミンAとしての働きのないカロテノイドも，からだにとっては重要ですね。

(3) 造血作用とビタミンB_{12}，葉酸

ビタミンB_{12}の補酵素型であるメチルコバラミン，葉酸の補酵素型であるテトラヒドロ葉酸はいずれも造血作用に必要である。これらのビタミンが欠乏すると，巨赤芽球性貧血を引き起こす。その発症メカニズムは以下の通りである。

骨髄では赤血球形成のため，骨髄細胞が盛んに細胞分裂しており，そのためにDNA合成がされなければならない。テトラヒドロ葉酸が不足すると，DNA合成に必要なチミジル酸が生成されず，その結果，赤血球の成熟が妨げられてしまう。また，メチルコバラミンが欠乏すると，同時に，メチル基転移反応が低下することでテトラヒドロ葉酸生成も低下する。このように，葉酸は赤血球生成に必要であり，ビタミンB_{12}は赤血球生成を助けるはたらきをもつ。

***　もっと知りたい！　血液凝固のしくみ

血液凝固のしくみは次のとおりである。血管が破れると，まず，破れた部分に血小板が集まり血栓をつくる（一次止血）。次いで，血液中の凝固因子と呼ばれるたんぱく質が連続的にはたらき，不溶性のフィブリンが網の目のように血小板血栓の全体をおおい固める（二次止血）。これにより，血液凝固が完了する。二次止血の過程では，12種類の凝固因子が関係しており，第II因子であるプロトロンビンの他，VII，IX，X因子は，γ-カルボキシグルタミン酸を必要とするたんぱく質であり，いずれもその生成にはビタミンKが必要である（図7-23）。

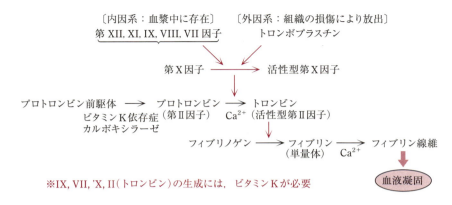

図7-23 血液凝固のしくみ

＊＊＊

（4） ホモシステインとビタミンB_{12}，葉酸，ビタミンB_6

　　ホモシステインがメチル基を受け取りメチオニンになる際には，メチオニン合成酵素がはたらくが，この酵素にはメチルコバラミンが必要となる。同時に，メチル基の供与体として，メチルテトラヒドロ葉酸が必要となる。また，ホモシステインからシスタチオニンやシステインへの変換にはビタミンB_6も必要となる。そのため，これらのビタミンが1つでも不足すると，ホモシステイン代謝障害が生じ，処理できなくなったホモシステインが血液や尿中に放出されてくる。血漿中のホモシステインが高くなった状態を高ホモシステイン血症という。血液中のホモシステインは，動脈硬化や心筋梗塞などの危険因子の一つとして挙げられている。

D　ビタミンの生物学的利用度

（1） 脂溶性ビタミンと脂質の消化吸収の共通性

　　食品に含まれる脂質（トリアシルグリセロール）は，腸管内で胆汁酸によってミセル化された後，腸管から吸収される。小腸上皮細胞内では，リポたんぱく質であるキロミクロンに取り込まれた後，リンパ管に入る。脂溶性ビタミンは，トリアシルグリセロールと同様の方式によって，腸管から吸収される。したがって，腸管が健康であり，十分な脂肪吸収能をもっている場合には，脂溶性ビタミンの吸収率も高い。吸収後，脂溶性ビタミンは組織に取り込まれるか，あるいは，肝臓に運ばれ貯蔵される。

（2） 水溶性ビタミンの組織飽和と尿中排泄

　　通常，水溶性ビタミンは体内の飽和量を超えると，ビタミンそのものとして，あるいは代謝産物として，尿中に排泄が認められるようになる。また，尿中排泄をみることで，食事からのビタミンの必要量を推定することができる。

（3） 腸内細菌叢とビタミン

　　ヒトの大腸内には，多数の腸内細菌が存在しており，この集まりを腸内細菌叢（腸内フローラ）という。腸内細菌のはたらきのなかには，免疫機能増強，化学物質の分解，難消

化性糖質の分解，ビタミン産生など，ヒトによって有用なことも多い。

腸内細菌によってつくられるビタミンとしては，ビタミンK, B_1, B_2, ナイアシン, B_6, B_{12}, パントテン酸, 葉酸, ビオチンの9種類である。しかし，合成される各種ビタミンが，どの程度ヒトに取り込まれ，ヒトの栄養に寄与しているかいまだ不明である。

但し，腸内細菌叢は食生活や健康状態などによって影響を受けやすい。抗生物質投与時には，腸内細菌の活性は低下する。また，乳児においては，腸内細菌が未発達であるため，腸内細菌からのビタミンの供給は期待できない。また，バチルス菌はチアミナーゼ（アノイリナーゼ）を産生し，ビタミンB_1を分解することが知られている。

E　ビタミンと他の栄養素との関係

（1）糖質代謝とビタミン

グルコースがエネルギーとして利用される際に必要となるビタミンは，ビタミンB_1, B_2, ナイアシン，パントテン酸などである。ビタミンB_1はチアミン二リン酸として，脱炭酸反応に関与する。ビタミンB_2はFAD, FMNとして，ナイアシンはNADとして，水素の受け渡し反応（酸化還元反応）に必要となる。パントテン酸はCoAとして，ピルビン酸から生じたアセチル基を受け取り，クエン酸回路に運ぶ役割を担っている（図7-24）。

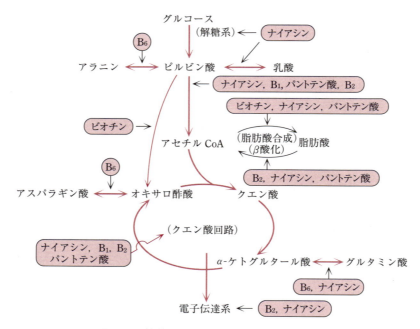

図7-24　糖質，脂質，アミノ酸代謝とビタミン

　糖質代謝に関わるということは，エネルギー代謝にも関わるということですね。

エネルギー代謝に密接に関わり，なおかつ，食事からの摂取が重要なビタミンとして，ビタミンB_1, B_2, ナイアシンが挙げられる。これらのビタミンは，エネルギー摂取量に合わせて，その基準値も設定しなければならない。

（2） 脂質代謝とビタミン

　　体脂肪を構成するトリアシルグリセロールは，必要に応じてエネルギーとして利用される。トリアシルグリセロールの大部分を占める脂肪酸は，β酸化によってアセチルCoAとなり，アセチルCoAはクエン酸回路に入り完全酸化を受ける。脂肪酸の活性化ではパントテン酸の補酵素CoAが必要となる。また，β酸化で生じた水素を受け取る役目を担うFAD（ビタミンB_2の補酵素型）とNAD（ナイアシンの補酵素型）も必要となる。

　　脂肪酸合成においては，ナイアシン，パントテン酸，ビオチンである。ナイアシンはNADPとして，水素を脂肪酸合成経路に与える役目をもつ。ビオチンは，脂肪酸合成の初期段階であるアセチルCoA→マロニルCoAの反応で必要となる。

（3） たんぱく質代謝とビタミン

　　たんぱく質代謝では，その構成因子であるアミノ酸がエネルギーとして利用される。アミノ酸からアミノ基がはずれ，残った炭素骨格は側鎖の形状によって，ピルビン酸，オキサロ酢酸，α-ケトグルタール酸，アセチルCoAなどのいずれかに代謝され，エネルギーとして利用される。

　　アミノ酸からアミノ基がはずれる際，アミノ基転移反応が行われる。アミノ基転移にはたらく酵素は，ピリドキサールリン酸（ビタミンB_6の補酵素型）を補酵素としている。そのため，食事摂取基準ではビタミンB_6の必要量は，たんぱく質摂取量当たりで求められている。

（4） カルシウム代謝とビタミン

　　骨代謝に関与するビタミンは，ビタミンD，K，Cである。

　　活性型ビタミンDは腸管でのカルシウム結合たんぱく質の合成を促進し，カルシウム吸収を高め，骨の代謝回転や腎尿細管でのカルシウムやリンの再吸収を促進する。

　　骨の約1/3はたんぱく質でつくられている。その大部分はコラーゲンであるが，コラーゲンの合成にはビタミンCが必要である。コラーゲンたんぱく質に含まれるヒドロキシプロリンはビタミンCの還元作用によってつくられる。また，骨たんぱく質にはオステオカルシンも含まれている。ビタミンKはオステオカルシンたんぱく質に含まれるγ-カルボキシグルタミン酸のカルボキシ化に必須である。

練習問題 ── 国家試験対策

第7章 ビタミンの栄養学的役割

第38回（2024年） 76番

1　ビタミンEに関する記述である。最も適当なのはどれか。1つ選べ。
（1）　生体内で7-デヒドロコレステロールから合成される。
（2）　膜脂質の酸化を抑制する。
（3）　ビタミンCにより，ビタミンEラジカルに変換される。
（4）　欠乏すると，悪性貧血を引き起こす。
（5）　摂取量が必要量を超えると，速やかに尿中へ排泄される。

解答：2
（1）　×　選択肢の文章は，ビタミンEではなくビタミンDについての記述である。ビタミンDは，コレステロール合成の中間体である7-デヒドロコレステロールから紫外線照射によって皮膚で合成される。
（2）　○
（3）　×　ビタミンCが共存していると，ビタミンEラジカルはビタミンCの作用によりもとの還元型ビタミンEに戻る。
（4）　×　ビタミンEの欠乏症としては，未熟児などで溶血性貧血が報告されている。一方，悪性貧血はビタミンB_{12}の欠乏症である。
（5）　×　ビタミンEは脂溶性であるため，摂取量が必要量を超えても，尿中へは排泄されない。

第38回（2024年） 77番

2　ビタミンB群に関する記述である。最も適当なのはどれか。1つ選べ。
（1）　ビタミンB_1は，フラビン酵素の補酵素として働く。
（2）　ビタミンB_6は，たんぱく質摂取量の増加に伴い必要量が減少する。
（3）　ビタミンB_{12}は，内因子と結合すると吸収が抑制される。
（4）　葉酸は，DNAの合成に必要である。
（5）　パントテン酸は，生体内でトリプトファンから合成される。

解答：4
（1）　×　ビタミンB_2は，フラビン酵素の補酵素として働く。フラビン酵素は，ビタミンB_2（リボフラビン）を基本とするFAD，FMNを補酵素にもつ酵素群をいう。
（2）　×　たんぱく質摂取量が増加し，たんぱく質代謝が亢進すると，アミノ基転移反応の補酵素としての役割をもつビタミンB_6の必要量は増加する。
（3）　×　ビタミンB_{12}は内因子と結合して複合体を形成し，回腸に存在する受容体と結合し，粘膜細胞に取り込まれる。したがって，ビタミンB_{12}は内因子と結合することで，吸収が促進される。
（4）　○
（5）　×　必須アミノ酸であるトリプトファン60 mgは，体内でナイアシン1 mgに変換される。そのため，たんぱく質の欠乏があると，ナイアシン欠乏も生じやすい。

第 37 回（2023 年）　76 番

3　水溶性ビタミンと，それが関与する生体内代謝の組合せである。最も適当なのはどれか。1 つ選べ。
  (1)　ビタミン B_1 ………… アミノ基転移反応
  (2)　ビタミン B_2 ………… 一炭素単位代謝
  (3)　ナイアシン ………… 炭酸固定反応
  (4)　パントテン酸 ……… 血液凝固因子合成
  (5)　ビタミン C ………… コラーゲン合成

解答：5
  (1)　×　ビタミン B_1（チアミン）はチアミン二リン酸とよばれる補酵素として，グルコースの解糖によって生じたピルビン酸をアセチル CoA へ転換する際や，クエン酸回路での α-ケトグルタル酸をスクシニル CoA へ転換する際の脱炭酸反応で働く。
  (2)　×　ビタミン B_2（リボフラビン）は，FAD，FMN とよばれる補酵素型に変換され，エネルギー代謝の酸化還元反応で必要となる。
  (3)　×　ナイアシンは，体内で NAD あるいは NADP という補酵素型になり，エネルギー代謝の酸化還元反応に関与する。
  (4)　×　パントテン酸は，体内では補酵素であるコエンザイム A（CoA）となり，アセチル基，アシル基の転移反応で働く。
  (5)　○　コラーゲンたんぱく質中のプロリンの約 50％は，ヒドロキシプロリンとして存在する。ヒドロキシプロリンはプロリンから水酸化反応で作られ，この際，ビタミン C が必要となる。コラーゲンの合成が阻害されて生じる疾病が壊血病である。

第 37 回（2023 年）　77 番

4　ビタミンの消化・吸収および代謝に関する記述である。最も適当なのはどれか。1 つ選べ。
  (1)　ビタミン A は，脂質と一緒に摂取すると吸収率が低下する。
  (2)　ビタミン K は，腸内細菌により合成される。
  (3)　ビタミン B_1 は，組織飽和量に達すると尿中排泄量が減少する。
  (4)　吸収されたビタミン B_2 は，キロミクロンに取り込まれる。
  (5)　ビタミン B_6 の吸収には，内因子が必要である。

解答：2
  (1)　×　脂溶性物質であるビタミン A は，脂質と一緒に摂取すると吸収率が上昇する。
  (2)　○　ビタミン K は腸内細菌によって産生されるため，欠乏症は起こりにくい。しかし，腸内細菌叢が未発達である新生児や乳児では，母乳中のビタミン K が少ないと出血性疾患に陥る。
  (3)　×　ビタミン B_1 は，組織飽和量に達すると尿中排泄量が上昇する。
  (4)　×　食品中のビタミン B_2 は，酵素タンパク質と結合した状態で存在している。食品の調理や消化によって酵素タンパク質から遊離したビタミン B_2 は，小腸上皮細胞から吸収される。水溶性であることから，その後は静脈に取り込まれ，門脈経由で肝臓に入る。
  (5)　×　内因子が必要となるのはビタミン B_{12} の吸収においてである。

8章　ミネラル(無機質)の栄養学的役割

ヒトのからだを構成する元素のうち，大部分は水と有機物質を構成するための酸素，炭素，水素，窒素で占められる。これ以外の元素をミネラル(無機質)という。ミネラルは，体重のわずか4〜6%にすぎないが，ビタミンとともに体内の重要な生理作用を担っている。

A　ミネラルの分類と栄養学的機能

(1) 多量ミネラルと微量ミネラル

体内のミネラルは30種類以上といわれているが，実際に体内での生理機能がわかっており，摂取に配慮すべきミネラルはナトリウム，カリウム，カルシウム，マグネシウム，リン，鉄，亜鉛，銅，マンガン，ヨウ素，セレン，クロム，モリブデンの13種類である(表8-1)。このうち，ナトリウム，カリウム，カルシウム，マグネシウム，リンは体内の存在量が多いことから多量ミネラルとよび，それ以外のものは微量ミネラルとよぶ。

(2) ミネラルの体内における役割

ミネラルの体内における役割を大きく分けると以下のようになる。

① 骨や歯の成分：骨重量の約2/3はカルシウム，リン，マグネシウム等のミネラル，残り1/3はコラーゲン(たんぱく質)である。骨はカルシウム等のミネラルによってその強度を増し，重力に負けないからだを構築する。

② 体液の主要電解質：カリウム，ナトリウム，カルシウム，マグネシウム，リン等のミネラルが細胞内外液中にイオンとして存在し，浸透圧の調節，体液pHの維持にはたらいている。

③ ヘモグロビン，核酸，酵素，ホルモン，その他生理活性物質の構成成分：鉄，亜鉛，銅，マンガン等の必須微量ミネラルとともに，リン，カルシウム，マグネシウム等多く

栄養学の歴史 21

カルシウムの発見

1748年，スウェーデンのガーン(Gahn)は，骨の成分は大部分がカルシウムとリンからなることを発見した。1842〜3年，ショッサ(Shossat, 1796〜1875)はトリを小麦のみで養うと体内の鉱物質が減少するが，炭酸カルシウムを補うことで防ぐことができることを実験的に証明した。1878年，バートラム(Bertram)は，カルシウム出納実験を最初に行い，毎日摂取すべき最低のカルシウム量が，酸化カルシウムとして0.4gであることを報告した。マッキャラム(MacCallum)，フェーグトリン(Voegtlin)は，1908年カルシウム塩の投与が，テタニー(強縮症)の症状を治すことを発見した。1920年，シャーマン(Sherman, 1875〜1955)はそれまでに発表された出納試験の報告と自分の実験データから，体重70kgの成人でのカルシウム必要量は1日0.45gであるとした。さらに，彼は，1934〜44年，摂取カルシウムの利用について研究し，ほうれんそうなどシュウ酸の多い食品の存在が，カルシウム吸収率を低下させることを示した。

の元素がこれらの機能に関与している。ヘモグロビン，シトクロム，ペルオキシダーゼ中の鉄，ヌクレオチド中のリン，チロキシン（甲状腺ホルモン）中のヨウ素，RNAポリメラーゼやアルカリホスファターゼ中の亜鉛等，ごく微量で各種生理物質の活性化因子としての作用をもつ。

表8-1 ミネラルの種類とその供給源となる食品

元素名	元素記号	化学性状	体内の含有量	体内の含有割合	供給源となる食品群（割合；%）	食品含有量（100g当たり）例
ナトリウム	Na	軽金属	63 g	0.1%	調味料類(51%)，穀類(17%)	食塩(39,000 mg)，即席カップ油揚げ麺(2,200 mg)
カリウム	K	軽金属	150 g	0.3%	野菜類(25%)，肉類(9%)，乳類(9%)，穀類(8%)，果実類(8%)	切干大根(3,500 mg)，挽きわり納豆(700 mg)，ほうれんそうゆで(490 mg)
カルシウム	Ca	軽金属	1,160 g	1.9%	乳類(36%)，野菜類(14%)	牛乳(110 mg)，プロセスチーズ(630 mg)，大根葉ゆで(220 mg)
マグネシウム	mg	軽金属	25 g	<0.1%	穀類(19%)，野菜類(15%)，豆類(11%)	そば(100 mg)，アーモンド（フライ）(270 mg)
リン	P	非金属	670 g	1.1%	穀類(19%)，乳類(16%)，魚介類(14%)，肉類(14%)	胚が精米(150 mg)，プロセスチーズ(730 mg)，いわし丸干し(570 mg)，凍り豆腐(820 mg)
鉄	Fe	重金属	4.5 g	<0.01%	穀類(15%)，野菜類(14%)，豆類(10%)	ポップコーン(4.3 mg)，切り干し大根(3.1 mg)，えだまめ(2.5 mg)，凍り豆腐(7.5 mg)
亜鉛	Zn	重金属	2 g	<0.01%	穀類(29%)，肉類(21%)	かき 13.2 mg，豚レバー(6.9 mg)，糸ひき納豆(1.9 mg)
銅	Cu	重金属	100 mg	<0.001%	穀類(35%)，野菜類(13%)，豆類(10%)	牛レバー(5.3 mg)，ほたるいか(3.42 mg)，もち米(0.22 mg)，そら豆(0.33 mg)
マンガン	Mn	重金属	15 mg	<0.0001%	し好飲料類(40%)，穀類(35%)，野菜類(11%)	玉露抽出液(4.6 mg)，胚が精米(1.53 mg)，モロヘイヤゆで(1.02 mg)
ヨウ素	I	非金属	15 mg	<0.0001%	（海藻類，魚介類，穀類）	まこんぶ素干し(200 mg)，干しひじき(45 mg)
セレン	Se	非金属	13 mg	<0.0001%	（魚介類，穀類，豆類）	ぶたの腎臓(240 μg)，たらこ(130 μg)
クロム	Cr	重金属	2 mg	<0.00001%	（穀類，肉類，卵類）	バジル粉(47 μg)，きざみこんぶ(33 μg)
モリブデン	Mo	重金属	9 mg	<0.0001%	（穀類，豆類，野菜類）	だいず（乾）(660 μg)，糸引き納豆(290 μg)

＊食品含有量は食品成分表2015より

B 硬組織とミネラル

(1) カルシウム

(1) 体内のカルシウム量

体内に最も多く存在するミネラルで，その量は体重60kgのヒトで約1kgにも達する。そのうち，99％は骨や歯のなかに貯蔵カルシウムとして存在している。骨中のカルシウムはリン酸と結合してヒドロキシアパタイトとよばれる結晶状態で存在する。

残りの1％は筋肉や神経などの軟組織中に，0.1％が血液中にイオンや塩として存在する。こちらは，機能カルシウムとよばれており，血液の凝固，筋肉の収縮，神経刺激伝達，生体膜の物質透過，酵素の成分等の役割をもつ。機能カルシウムはごく微量であるが，生命維持にとって非常に重要であることから，血漿中のカルシウム濃度は8.5〜10.4mg/dLの濃度に，各種ホルモンや活性型ビタミンD作用によって一定に保たれている。

＊＊＊ もっと知りたい！ 血液凝固とカルシウム

血液凝固に関する因子は14種あり，血漿中のフィブリノーゲン，プロトロンビン，カルシウムイオン等がある。プロトロンビンは肝臓でビタミンKの存在のもと生成され血漿中にあらわれる。（第4章 SECTION IV ビタミンの栄養，もっと知りたい"血液凝固"のしくみを参照）

出血時，トロンボプラスチンは，プロトロンビンをカルシウムイオンの助けを借りてトロンビンにする。トロンビンはフィブリノーゲンを繊維状のフィブリンに変え，赤血球や白血球とともに血液凝塊（血餅）を生成する。これによって止血される。

採血をして血液を放置すると血液は凝固するが，あらかじめ抗凝固剤を加えておくといつまでも液体のまま保存できる。抗凝固剤のなかには，カルシウムを吸着する作用をもつものがある。カルシウムを吸着し，血液からカルシウムを取り除くことで凝固を防ぐ。

＊＊＊

---

(2) 血液カルシウム濃度の調節（図8-1）

血液カルシウム濃度が低下すると，副甲状腺ホルモンのパラトルモン（parathyroid hormone；PTH）の分泌が亢進される。パラトルモンは腎臓においては，ビタミンDを活性化し，その生成を促進する（25-(OH)-D → 1.25-(OH)$_2$-D）。さらに腎の遠位尿細管における

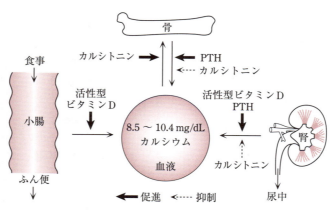

図8-1 カルシウムの代謝調節

カルシウム再吸収促進，近位尿細管におけるリン酸再吸収抑制を行う。骨に対しては，破骨細胞を刺激して**骨吸収**を促進させる。

血液カルシウム濃度が上昇すると，甲状腺からカルシトニンが分泌される。カルシトニンは骨吸収を抑制，**骨形成**を促進するとともに，腎臓でのカルシウム再吸収を抑制する。

✱✱✱ もっと知りたい！ 骨形成と骨吸収

骨組織は一生涯骨吸収と骨形成を繰り返している（図8-2）。つまり，リモデリング（改造）サイクルを行っている。骨組織には，骨形成（骨をつくる）ための骨芽細胞と，骨吸収（骨をこわす）ための破骨細胞が存在する。骨吸収と骨形成のバランスがとれていれば，骨の健康は維持される。しかし，骨形成が骨吸収を下回ることによって骨粗鬆症（低回転骨粗鬆症）が起こる。加齢による骨粗鬆症の多くはこのタイプである。女性ホルモンのエストロゲンは骨吸収に対して抑制的にはたらくとされている。そのため，更年期過ぎの女性では，エストロゲン不足による骨吸収の促進によって高回転骨粗鬆症になりやすい。

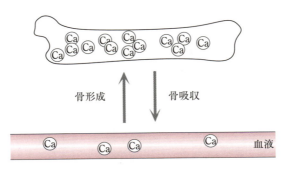

図8-2 骨形成と骨吸収

✱✱✱

(3) カルシウムの吸収

小腸におけるカルシウム吸収経路には，細胞外路と細胞路がある。細胞外路は吸収細胞の間隙を通過する方式で受動輸送によって吸収される。一方，細胞路は吸収細胞の内部を通過する吸収方式である。微絨毛側から受動的に取り込まれたカルシウムは，カルシウム結合たんぱく質と結合して，細胞内を移動する。さらに細胞の底面から，エネルギー依存的に血管側に移行する。細胞路の吸収では，小腸に存在するカルシウム結合たんぱく質によって，カルシウムの細胞内移動は約60倍に促進される。したがって，このたんぱく質の存在はカルシウム吸収にとって重要な役割を果たしている。

 カルシウムの吸収率はどれくらいですか？

カルシウムの吸収率は成人で約25〜30％である。吸収率は年代によって大きく異なり，成長期では高い。骨の成長が活発となり，カルシウムの蓄積の増える思春期には約40％近くにもなる（図8-3）。また，妊婦や授乳婦等カルシウムの需要が高まると吸収率は増加する。吸収率に与える因子としては，活性型ビタミンDがある。体内の活性型ビタミンD量を十分にしておくことで，カルシウム結合たんぱく質の合成が促進され，カル

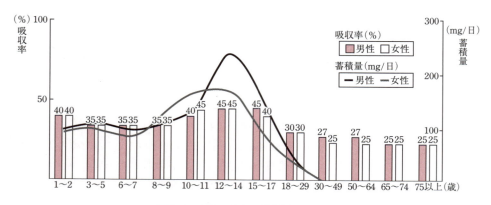

図8-3　カルシウムの蓄積量と吸収率

シウムの吸収は高まる。また，乳糖や**カゼインホスホペプチド**(**CPP**)が食品中に存在することによって，カルシウムの吸収率は増加する。一方，食品中のリンや，野菜に含まれる**シュウ酸**，穀類・豆類に含まれる**フィチン酸**は，カルシウム吸収を阻害する。

(4) カルシウムの不足と過剰

日本人のカルシウム摂取量は不足傾向にあり，欠乏が長期に及ぶと骨中のカルシウムが減少し，骨折等の原因となる。特に，女性では閉経後，ホルモン変化によって骨吸収が骨形成を上回り，骨量は低下する。骨粗鬆症になると，腰痛，脊柱彎曲，身長の短縮を伴い，骨折を生じやすくなる。若いうちからカルシウムを十分摂取して骨のカルシウム密度をあげておくことが大切である。この他，カルシウムの欠乏により，高血圧，動脈硬化などを招くことがある。

カルシウムの過剰症としては，高カルシウム血症，高カルシウム尿症，軟組織の石灰化，泌尿器系結石，鉄や亜鉛の吸収抑制等がある。ミルクアルカリ症候群(カルシウムアルカリ症候群)は消化性潰瘍の治療において，ミルクの飲料と制酸剤(水溶性のアルカリ)を長期間続けたときに生じることがある。

(2) リ　ン

(1) 体内のリン量

成人体内には最大850gのリンが含まれ，カルシウムに次いで多いミネラルである。体内リンの85％はリン酸カルシウム，リン酸マグネシウムとして，骨や歯の構成成分となっている。また，14％が軟組織や細胞膜に，1％が細胞外液に存在している。高エネルギーリン酸化合物(ATPやクレアチンリン酸)，核酸，リン脂質，補酵素(TPP，NAD，FAD，PLP，CoA)等の構成成分として，さらには，体液成分として酸塩基平衡の維持にも関与している。細胞内の陽イオンであるカリウムに対する主要な陰イオンとして，重要な生理的役割を果たしている。

(2) 血液リン濃度の調節

体内リンの代謝には，腸管からの吸収，骨への貯蔵，骨からの溶出，筋肉組織への移行，筋肉組織からの取り出し，尿への排泄が関わっている。血漿中のリン濃度は，2.5～5.0mg/dLと，カルシウムと異なり正常範囲が広い。血清リン濃度の正常範囲を超えた体内リンは，尿中への排泄によって調節される。これらの調節は，副甲状腺ホルモン

のパラトルモン，甲状腺から分泌されるカルシトニン，活性型ビタミンDが関与している。パラトルモンはカルシウムと共にリンも骨から血液に移行させるが，尿細管でのリン再吸収を抑制し，尿中リン排泄量を高める。それにより，血漿リン濃度を低下させる。

(3) リンの欠乏症と過剰症

リンは動植物組織に含まれているため，健康なヒトでのリン欠乏はめったにみられない。まれに，長期間，制酸薬（胃薬）である水酸化アルミニウムを服用すると，リンの吸収が妨げられ，代償的に胃吸収が起こり，衰弱，食欲不振，倦怠感などの症状が起こる。さらに欠乏が進むと，骨軟化症，くる病，発育不全を起こす。

食品添加物として各種リン酸塩が加工食品に広く添加されていることから，過剰摂取に注意を払う必要がある。リンを多量に摂取した場合，副甲状腺機能の亢進をきたす。長期間の過剰が継続すると，カルシウムの腸管吸収阻害がみられる。同時に，急激な血清無機リン濃度の上昇により，血清カルシウムイオンの減少が引き起こされる。腎結石，慢性腎不全，また，加齢に伴う骨折の危険性を増加させるなどの一因ともなる。

リンはカルシウム代謝と関係が深く，カルシウム／リン比の低い食事により，骨量が減少する可能性が示唆されている。カルシウム：リンの摂取比は1：1～1：2が理想的とされるが，加工食品の利用が多くなった現在では，個人によってはその摂取比が1：3になることが多いとされている。

(3) マグネシウム

成人の体内に約25g存在しており，その50～60％は骨に，20～30％が筋肉に，残りは脳，神経，体液に存在する。主に骨の成分であり，また，補因子として300種以上の酵素の活性化に関与している。神経の興奮，筋肉の収縮に関与し，細胞の機能維持にはたらく。マグネシウムは，カルシウム拮抗作用をもつ。カルシウム拮抗作用とは，血管平滑筋におけるカルシウムイオンの流入を選択的に抑制して，血管壁の収縮を妨げ，それによって血圧を下げることをいう。マグネシウムには，高血圧の予防効果が期待される。

マグネシウムの欠乏は，低カルシウム血症，筋肉の痙攣，冠動脈のれん縮を引き起こす。慢性的欠乏で虚血性心疾患等の心臓血管の障害，骨粗鬆症，糖尿病等の生活習慣病のリスク上昇の可能性がある。一方，サプリメント等からのマグネシウムの過剰摂取によって起こる症状は下痢である。マグネシウムは尿中に排泄されるため，腎臓疾患があると，マグネシウムの排泄障害を起こし，過剰症（倦怠感，排尿障害，嘔吐など）を引き起こすことがある。

C 電解質ミネラル

(1) ナトリウム

生体内のナトリウムの50％は細胞外液中に，残りの40％は骨中に，10％が細胞内液中に存在する。ナトリウムは細胞外液中の主要な陽イオン（Na^+）であり，浸透圧の維持，体液pH調節等の生理作用を行う。胆汁，膵液，腸液等の材料ともなる。

血漿ナトリウム濃度は136～142mEq/Lである。体内濃度は食事からの摂取と尿中への排泄によって調節される。ナトリウム損失の90％以上は尿中への排泄である。また，ナトリウム摂取量が増加すれば排泄量も増加し，摂取量が減少すれば排泄量も減少する。したがって，24時間蓄尿中の食塩量によって，おおよその食塩摂取量を把握すること

ができる。ナトリウムは腎臓の糸球体でろ過された後、尿細管と集合管で再吸収される。ナトリウム再吸収は、副腎皮質から分泌されるアルドステロンによって促進される。

　ナトリウムの過剰摂取によって高血圧となる。高血圧患者のうち、遺伝的・環境的因子が絡み合って発症する本態性高血圧が90％以上を占める。

（2）塩素

　生体の塩素の70％は細胞外液中に、残りの30％が細胞内液中に存在している。食事中では、NaCl（食塩）として、主にナトリウムとともに摂取される。また、この両者は生体内においては等濃度に存在している。

（3）カリウム

　生体のカリウムの98％は細胞内に、2％が細胞外に存在している。浸透圧の維持や酸・塩基平衡維持のほか、神経刺激の伝達や筋肉の収縮等、生命維持にとって重要な役割をもっている。

　血漿カリウム濃度は3.8～5.0mEq/Lであり、その濃度はナトリウム同様、食事からの摂取と尿中への排泄によって調節されている。ナトリウムの尿中排泄を促すカリウムを高摂取すると血圧上昇や他の心血管系リスクを軽減する。特に、**食塩感受性**のある人において、良好な血圧低下効果が示されている。

 腎臓病の患者さんでは、食事からのカリウム制限をしなければならないとよく聞きますが…

　腎臓疾患はカリウム排泄に支障をきたし、血漿カリウム濃度は増加する。高カリウム血症では、疲労感、精神・神経障害、徐脈、不整脈が起き、急激な血漿カリウムの増加によって心停止にいたることがある。

D　鉄代謝と栄養

（1）鉄

　体内鉄の総量は約3～4gである。そのうち約80％は機能鉄として、赤血球中のヘモグロビンの活性部位に取り込まれ酸素の運搬にあずかる。また、ミオグロビンや**シトクロム**、カタラーゼ等の構成成分ともなる。残りの20％は貯蔵鉄として、肝臓、脾臓、骨髄等で、鉄たんぱく質のフェリチン（一部は**ヘモジデリン**）として貯えられる。血液中

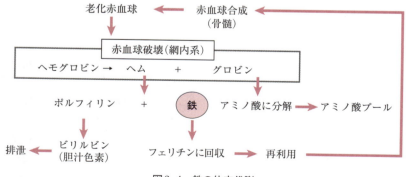

図8-4　鉄の体内代謝

では，トランスフェリンとよばれる鉄たんぱく質の形態で運搬される。

(1) 鉄の体内代謝（図8-4）

骨髄で作られた赤血球は，循環血中で約120日間はたらき，最終的に，脾臓を中心とした網内系のマクロファージに捕食される。ヘモグロビンはヘムとグロビンに分解され，さらに，ヘムはポルフィリンと鉄に分解される。ポルフィリンはビリルビン（胆汁色素）となり，糞便へ排泄される。一方，ヘムから遊離した鉄のほとんどは，トランスフェリンあるいはフェリチン（一部はヘモジデリン）に回収され，再び，赤血球合成に利用される。すなわち，鉄は，血清鉄⇒骨髄（赤血球合成）⇒赤血球（鉄利用）⇒網内系（赤血球破壊）⇒血清鉄（鉄回収）と閉鎖的に体内循環している。

 鉄は繰り返し使われているのですね！

＊＊＊ もっと知りたい！　赤血球の構造

赤血球は血液中で酸素を運搬している細胞である。ヒトの赤血球は直径が7〜8μm，中央がややくぼんだ円盤状をしている（図8-5）。通常の細胞とは異なり，核やミトコンドリア等の細胞内小器官をもたず，そのかわり，色素たんぱく質であるヘモグロビンを有している。ヘモグロビンは，赤い色素であるヘムとたんぱく質であるグロビンとからなり，さらに，ヘムはポルフィリンと鉄からなる（図8-6）。体内鉄の多くは，このヘムに捉えられ，酸素運搬に寄与している。骨髄でつくられ，脾臓で破壊される。寿命は120日，半減期は30日である。

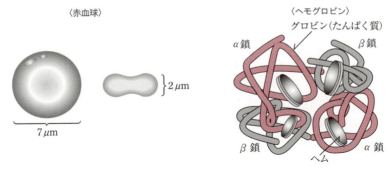

図8-5　赤血球とヘモグロビン

図8-6　ポルフィリンとヘム

(2) ヘム鉄と非ヘム鉄

食品中の鉄は，ヘム鉄と非ヘム鉄に分類される。ヘモグロビンやミオグロビンに由来するヘム鉄は，肉や魚などの動物性食品に含まれる。非ヘム鉄はヘム鉄以外の鉄をいい，穀類や野菜，豆類などの植物性食品および鶏卵や乳製品に含まれる。小腸では，ヘム鉄は特殊な受容体を介して選択的に吸収されるため，非ヘム鉄より吸収率は高い。

食品中の非ヘム鉄には，2価鉄(Fe^{2+})と3価鉄(Fe^{3+})が存在する。鉄の吸収が行われる十二指腸は弱アルカリ環境である。3価鉄に比べて，2価鉄はアルカリ側で溶解性が高いため，2価鉄の吸収率は高くなる。ビタミンCは3価鉄を2価鉄に還元する作用があり，その結果，非ヘム鉄の吸収率を上昇させる。また，かんきつ類や梅干し等に多く含まれるクエン酸にはキレート作用(酸化防止効果)があり，鉄の吸収率を上昇させる。

(3) 鉄の吸収率

鉄の吸収率は約15％であるが，月経等で鉄を失い体内鉄が減少しているヒトでは，鉄の吸収率は高くなる。すなわち，鉄の需要度の高いヒトでは鉄吸収率は高く，そうでないヒトでは低い。なお，食事摂取基準(2025年版)において，必要量の算定に用いる鉄吸収率は，月経のある女性の場合を18％，月経のない場合は6〜11か月児以上の全ての年齢区分について男女共通で一律に16％としている。

日本人は鉄摂取量が少なく，特に，若い女性では鉄欠乏性貧血が多い。そのため，日常食からの鉄摂取量を多くする必要があるが，同時に鉄の吸収率を高める努力も，鉄取り込みの観点からは重要となる。鉄同位体を用いた研究では，食事中のヘム鉄の吸収率は50％，非ヘム鉄の吸収率は15％との報告もある。2価鉄は3価鉄より，動物性食品中の鉄は植物性食品中の鉄より吸収率は高い。一方，シュウ酸，フィチン酸，**タンニン**が食事中に存在すると，鉄は不溶性の塩となり吸収率は低下する。

(4) 鉄欠乏性貧血

生体内でヘモグロビンの合成に必要な鉄が欠乏し，ヘモグロビンの生成が十分に行われないことで生じる貧血をいう。慢性的な鉄摂取量の不足，月経過多や出血で生じる。また，成長期や妊娠期では，鉄の需要が増大することで起こる。症状は，顔面蒼白，動悸，息切れ，めまい，全身倦怠感，浮腫，立ちくらみ，スプーン・ネイル(さじ状爪 spoon nail)，異食症等である。

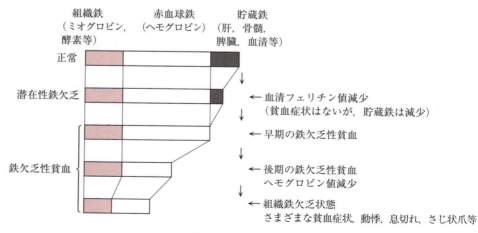

図8-7　鉄欠乏性貧血

鉄欠乏性貧血の初期はフェリチン中の貯蔵鉄によって不足を補うことができる。貧血症状は現れていないが，鉄欠乏が進んでいる段階を潜在性鉄欠乏状態という（図8-7）。潜在性鉄欠乏状態は血清フェリチン濃度の測定で判定できる。さらに，鉄欠乏が進み血中ヘモグロビン濃度が低下し，明らかな貧血症状があらわれ始めた頃には，かなり鉄欠乏状態が深刻な状態になっていると考えられる。

 潜在性鉄欠乏状態の時期から食事療法を始めることが大切なのですね！

(5) 鉄の過剰症

　鉄の過剰症であるバンツー鉄沈着症は，鉄を大量に含んだビールの常習的な飲用や，鉄鍋からの鉄混入によって生じた。鉄摂取量が約100 mgを超えた場合に発生するとされる。しかし，この鉄沈着症は，鉄吸収に関する遺伝子の異常が関わっているとの説もある。

　ヘモクロマトーシスは鉄の過剰摂取や吸収機構の障害，輸血が原因となり起こる鉄代謝異常であり，全身の臓器に鉄が過剰に沈着して臓器障害を起こす。肝腫大，脾腫，関節炎，皮膚色素沈着がみられる。

E　必須微量ミネラル

(1) 亜鉛

　亜鉛は体内に約2,000 mgあり，主に，骨格筋，骨，皮膚，肝臓等に分布している。亜

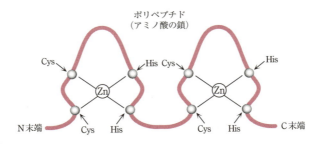

図8-8　亜鉛フィンガーたんぱく質

栄養学の歴史 22

鉄の発見

　シデナム(Sydenham, 1624～89)は鉄くずをワインに浸してつくった強壮剤で貧血を改善することを認めた。1747年，メンギニ(Menghini, 1705～59)は，血液中に常成分として鉄が存在することを明らかにしており，ベリツェリウス(Berzelius, 1779～1848)は，1838年に血液中の赤い色素が多量の酸素と化学的に結合することを発見し，組織の呼吸に鉄が関与していることを証明した。1867年，ブサンゴー(Boussingault)は動物体内の鉄含有量を測定し，また，鉄の摂取がヒトにとって必要であることを示した。1925～8年，ホイップル(Whipple, 18781～976)らは犬を実験に用いて，体内における血色素の生成と食事との関係について報告し，この研究でノーベル賞を受賞した。1937年，ウィドウソン(Widdowson)，マッキャンス(McCance)は，体が鉄を必要としているときには，鉄の吸収率が上昇することを示した。1945年，ハーン(Hahn)らは，3価鉄より2価鉄の吸収が良いことを観察した。

鉛含有酵素としては，DNA ポリメラーゼ，RNA ポリメラーゼ，アルカリホスファターゼ等があり，生理作用に関わっている。また，細胞質のスーパーオキシドジスムターゼ（Superoxide dismutase; SOD）に存在し，抗酸化作用に関わっている。亜鉛フィンガーたんぱく質は，亜鉛がその2次構造形成に関与している（図8-8）。このような構造をもつことで，DNA に結合し mRNA への転写の調節にはたらく。

亜鉛欠乏症の主な症状としては，皮膚炎と味覚障害である。過剰摂取によって，銅の吸収阻害が起こる。

（2）銅

銅は生体内に約100 mg 存在し，その約65％が筋肉や骨，約10％が肝臓に分布する。血清中銅の約95％はセルロプラスミンとよばれるたんぱく質に結合している。セルロプラスミンは貯蔵鉄の動員を促す。すなわち，貯蔵鉄がトランスフェリンに結合するためには3価鉄であることが必要である。セルロプラスミンは，2価の鉄を3価の鉄へ酸化する作用をもつ。そのため，銅の不足は貧血を引き起こす。

銅の欠乏症としては，鉄投与に反応しない貧血の他，好中球減少，脊髄神経系の異常等があげられる。銅は，約10種類の酵素の活性に関与している。チトクロム酸化酵素の補因子としてのはたらきをもつ他，亜鉛同様，細胞質のSOD として**活性酸素消去**に役立つ。

＊＊＊ もっと知りたい！ 銅の先天性代謝異常症

銅の先天性の代謝異常としては，ウイルソン病とメンケス病が有名である。ウイルソン病は，常染色体劣性疾患で，肝臓から胆汁への銅の排泄障害によって，肝臓や脳，角膜へ銅が異常に沈着し，重度の肝障害，腎不全，脳神経障害等を生じる。メンケス病は伴性劣性遺伝疾患であり，銅の吸収と輸送障害により，セルロプラスミンの減少，肝臓や脳の銅が減少し，毛髪の縮れ，知能低下をきたす。

＊＊＊

（3）マンガン

マンガンは生体内に約10〜20 mg 存在し，そのうちの25％は骨に，残りは生体内組織および臓器に分布し，多くの酵素の活性化に関与している。ミトコンドリアのSOD中に存在し，活性酸素消去にはたらく。この他，**アルギナーゼ**，**ピルビン酸脱炭酸酵素**等，多くの酵素に含まれる。欠乏によって，骨の発育低下，生殖能力の低下が起こるとされている。

（4）ヨウ素

ヨウ素は体内に約15 mg 含まれ，その70〜80％は甲状腺に分布し，甲状腺ホルモン（T3；トリヨードチロニン，T4；チロキシン）を構成する。甲状腺ホルモンは基礎代謝を亢進し，胎児の発育を促す。

ヨウ素の欠乏では甲状腺ホルモンがつくられなくなるのでしょうか？

ヨウ素の欠乏では，甲状腺機能は低下し，甲状腺ホルモンはつくられなくなる。その

結果甲状腺刺激ホルモンの過剰分泌をまねき，甲状腺が肥大（甲状腺腫）化される。妊娠中のヨウ素欠乏は，死産，流産，胎児の甲状腺機能低下（先天性甲状腺機能低下症）を引き起こす。重度の先天性甲状腺機能低下症では，精神発達遅延を伴う。ヨウ素は海藻に多く含まれる。そのため，海藻が入手しにくい地域（中国，中央アフリカ，インド，東南アジア等）でヨウ素欠乏による甲状腺腫が発症しやすい。

ヨウ素の過剰における症状は複雑で，甲状腺機能低下，甲状腺腫，あるいは，甲状腺機能亢進症（甲状腺中毒症）が認められる。

食品中に含まれるゴイドロゲンは，ヨウ素の吸収や利用を妨げ，甲状腺腫を起こすと言われている。ゴイトロゲンには，アブラナ科植物等に含まれるチオシアネート，豆類に含まれるイソフラボン等がある。そのため，大豆製品の過剰摂取は，ヨウ素の体内利用を減じることになる。

*** **もっと知りたい！　放射性物質** ────────────

通常食品中のミネラルにはごくわずかに自然性の放射性物質が含まれる。カリウムの0.012％程度含まれるカリウム40はその「自然放射性物質」の一つである。一方，2011年3月に起きた東日本大震災による福島の原子力発電所の放射性物質の拡散により，ヨウ素131，セシウム134，セシウム137などの「人工放射性物質」が空気，水や土壌などに蓄積し，ミネラルとして動植物が吸収（被ばく）する事態になり，一部米，茶，しいたけなど出荷規制や生活活動への規制がなされる事態となった。この混乱による食品摂取の影響を考慮し，食品中の放射性物質に係る暫定基準が見直しされ，2012年4月より，放射性セシウムとして飲料水10ベクレル/kg，牛乳50ベクレル/kg，一般食品100ベクレル/kg，乳児用食品50ベクレル/kg（ベクレルは放射線を出す能力の強さ）で規制することになった。

──────────────────────────── ***

（5）セレン

ヒト体内には約13 mgのセレンが含まれ，セレン含有たんぱく質としては25種類が存

栄養学の歴史 23

微量元素の発見

ヨウ素の必須性を発見したのはマリン（Marine）とキンバル（Kimball）である。彼らは1917～8年，甲状腺腫の発生する地方でヨウ素投与によりこの病気が予防されることを明らかにした。1892年クリクトン・ブラウン（Browne）は英国の虫歯の発生が多いのは食事中のフッ素の欠乏に基づくことを明らかにした。1974年，モイナハン（Moynahan）はヒトでの亜鉛欠乏症を報告している。1925年，ハルト（Hart）とエルビエム（Elvehjem, 1901～62）は，動物での銅の必須性を発見した。すなわち，ねずみの実験において，鉄投与で改善されない貧血に対して，銅の投与で改善されることを示し，銅がヘモグロビン合成のため必要であることを明らかとした。1948年，米国のリッケス（Rickes）ら，英国のスミス（Smith）らは，コバルトを含有する赤い結晶としてビタミンB_{12}を肝臓からから単離した。1979年，中国研究班は，中国の北東および南西部にみられた慢性の心筋症を克山病とし，セレン欠乏が原因であることを報告した。1959年，シュワルツ（Schwartz），メルツ（Mertz）はクロムの耐糖能亢進性を発見した。

在する。抗酸化作用を有するグルタチオンペルオキシダーゼ（glutathione peroxidase; GPx）はセレンを含んでいる。

セレンの欠乏症としては，中国東北部の風土病である克山病（ケシャン病；Keshan disease）が知られている。克山病では，心筋障害が主症状としてみられた。ニュージーランドでは，完全静脈栄養により，セレン欠乏を引き起こした症例が報告されている。症状としては，血漿セレン濃度の著しい低下，下肢の筋肉痛，皮膚の乾燥・薄片状等を生じ，心筋障害によって死亡している。カシン・ベック病（Kashin-Beck disease）は中国北部にみられたセレン欠乏であり，O脚，X脚，自然骨折が報告されている。過剰症では，毛髪と爪の脆弱化・脱落がみられる。

（6） クロム

体内には約2mgのクロムが含まれている。クロムは，肝臓や脾臓，軟組織，骨に蓄積する。食品に含まれるのは3価クロムである。

以前より，糖代謝に関わる因子にクロムが含まれることから，耐糖能改善に期待できるとされてきた。しかし，耐糖能異常を起こしたラットやヒトの糖尿病の症例に3価クロムを投与すると症状の改善が認められるものの，実験動物に低クロム飼料を投与しても糖代謝異常は見られない。そのため，食事摂取基準2025年版では，3価クロムによる糖代謝の改善は薬理作用に過ぎず，クロムを必須の栄養素とする根拠はないとする可能性を示している。さらに，3価クロムを用いたサプリメント摂取者において血清クロム濃度とインスリン感受性との間に逆相関が報告されており，生活習慣病の予防を目的としたクロムサプリメントの利用は勧められないとしている。

（7） モリブデン

成人体内には約9mgのモリブデンが含まれる。モリブデンは，**キサンチンオキシダーゼ**，アルデヒドオキシダーゼ，亜硫酸オキシダーゼに含まれている。

完全静脈栄養によるモリブデン欠乏患者では，血漿メチオニンと尿中チオ硫酸の増加，血漿尿酸，尿中尿酸の減少，さらに，神経過敏，昏睡，頻脈，頻呼吸がみられたとの報告がある。モリブデンの過剰症の報告は少ないが，職業性曝露患者では，血中尿酸値上昇と痛風が認められている。

（8） コバルト

成人体内には約2mgのコバルトが含まれる。ビタミンB_{12}の構成元素として重要な役割を担っており，骨髄の造血機能に不可欠であることから，欠乏によって貧血となる。過剰症には悪心，嘔吐，食欲不振等がある。

（9） フッ素

成人体内には約2.6gのフッ素が含まれ，その95％は骨・歯に存在する。フッ素は，歯のエナメル質中ヒドロキシアパタイトに取り込まれ，結晶構造の安定化や再石灰化の促進に関与する。また，解糖阻止作用があることから，糖分が分解して酸が生成されるのを防ぐ。そのため，フッ素が欠乏すると虫歯になりやすくなる。過剰症としては，歯に白い斑点やしみ等の症状があらわれる斑状歯（慢性歯牙フッ素中毒症）がある。

F　ミネラルの必要量

ミネラルは，糞，尿，皮膚からの不可避損失量を求め，その損失を補うだけの量を食事から摂取することで，必要量を満たすことが可能となる。カルシウム，鉄においては尿中排泄量，経皮的損失量と見かけの吸収率を用いて推定平均必要量を算出している。また，成長期においては蓄積量をさらに考慮することで求める。

（1）カルシウムの必要量

18～29歳女性を例として，カルシウム必要量を求めると，以下のようになる（図8-9）。

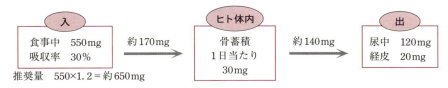

要因加算法によって推定必要量が設定されている。

図8-9　カルシウムの出納　（18～29歳女性）

カルシウムの体からの損失は，主として尿中への排泄であり，その量は1日約120mgである。さらに，経皮的な排泄量は約20mgであり，合計約140mgのカルシウムが損失される。また，骨への蓄積は，成長期である12～14歳の男子では約240mg，女子では約180mgにも達するが，19～29歳女性では1日当たり約30mgである。したがって，カルシウムの損失量と蓄積量を合計すると170mgとなり，食事からの供給をそれに見合う量とすればよい。18～29歳女性の吸収率を30％とすれば，170mg×100/30＝約550mg，さらに個人差を考慮して20％上乗せすると，推奨量は約650mgとなる。1日650mgのカルシウムを摂取することで，損失を補うことが可能となる。

（2）鉄の必要量

カルシウム同様，18～29歳女性を例として，鉄必要量を求めると以下のようになる（図8-10）。鉄は，尿，皮膚，毛髪，爪等から，1日約0.75mgとわずかながら損失されている（不可避鉄損失）。

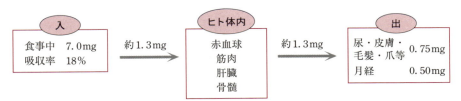

要因加算法によって推定必要量が設定されている

図8-10　鉄の出納　（18～29歳女性）

女性では月経血による損失と妊娠中の需要の増大によって，鉄の必要量は高まる。18～29歳の女性では，月経によって失われる鉄量（過多月経でない人の場合）は1日当たり約0.50mgとなる。これに，基本的鉄損失量である約0.75mgを加えると，1日約1.3mgの鉄損失となる。鉄の吸収率は18％であることから，食事からの必要量は約7.0mg（1.3mg×100/18＝約7.0mg）となる（推定平均必要量）。これに，月経による血

液損失量と基本的鉄損失量の個人差をそれぞれ考慮して，鉄推奨量を 10.5 mg としている。

 男性に比べて女性では，鉄の必要量はかなり高いですね！

（3） ナトリウムの必要量

不可避損失量から計算されたナトリウムの推定平均必要量は，600 mg/日（食塩相当量として 1.5 g/日）であり，日常の食生活では，自然食品中そのものに含まれるナトリウム量で必要量を十分満たすことが可能である。

平成 30・令和元年国民健康・栄養調査における食塩摂取量の中央値は 10.1 g であった。2012 年の WHO のガイドラインでは，成人の食塩相当量として 5 g/日未満を推奨している。そこで食事摂取基準 2025 年版では，実施可能性を考慮し，WHO のガイドラインと日本人の現状の摂取量の両方を考慮し，食塩として男性では 7.5 g 未満，女性では 6.5 g 未満を目標量と設定した。

（4） その他のミネラルの必要量

成人において推定平均必要量が求められているミネラルは，上記の他，マグネシウム，亜鉛，銅，ヨウ素，セレン，モリブデンである。

マグネシウム，モリブデンは出納実験から摂取量と排泄量が等しくなる（平衡を維持する量），あるいは正となる摂取量から算出された。銅は平衡維持量と血漿・血清銅濃度を銅の栄養状態の指標として推定平均必要量を設定している。

亜鉛の損失は，腸管粘膜の脱落，膵液の分泌等に伴う体内亜鉛の糞便中への排泄によって生じる。そこで，欠乏や過剰のないヒトにおける亜鉛排泄量を推定し，その損失を補うだけの吸収量を算出して，必要量を求めている。

ヨウ素は甲状腺ホルモンとしてのみ機能していることから，甲状腺へのヨウ素蓄積量の測定値を用いている。

セレンは，克山病のような欠乏症の予防の観点から血漿グルタチオンペルオキシダーゼ活性値が飽和値の 2/3 となるときのセレン摂取量を必要量としている。

G　ミネラルと他の栄養素との関連

ミネラルの吸収に対して，食事中の他の成分の与える影響は大きい。フィチン酸，シュウ酸，食物繊維が食事中に共存すると，カルシウム，マグネシウム，非ヘム鉄，亜鉛等の吸収を阻害する。

（1） ビタミン C と鉄吸収

食品中の非ヘム鉄には，2 価鉄（Fe^{2+}）と 3 価鉄（Fe^{3+}）があり，2 価鉄はアルカリ側で溶解性が高い。鉄の吸収は十二指腸で行われるが，十二指腸は弱アルカリ環境であるため，3 価鉄に比べて 2 価鉄の吸収率は高くなる。ビタミン C（還元型アスコルビン酸）は，3 価鉄を 2 価鉄に還元する作用があることから，非ヘム鉄の吸収率を上昇させる。ビタミン C 以外にも，かんきつ類や梅干し等に多く含まれるクエン酸には，キレート作用（酸化防止効果）があることから鉄の吸収率を上昇させる。

（2） 食品中の共存物質

　　フィチン酸は鉄や亜鉛の吸収を下げる。食物繊維のなかでは，特に，不溶性の食物繊維が，カルシウム，マグネシウム，鉄の吸収を阻害する。ポリフェノール（タンニンも含む）は鉄の吸収を，シュウ酸やリンはカルシウムの吸収を阻害する。

　　クエン酸やビタミンCはカルシウム，鉄，亜鉛の溶解性を高め，吸収率を上昇させる。乳糖はカルシウム，鉄，マグネシウム，マンガン，亜鉛，ナトリウムの吸収を促進する。メチオニン，ヒスチジン，リシンなどの一部のアミノ酸は，カルシウムや鉄，亜鉛などの二価陽イオンの吸収を改善する。牛乳に含まれるカゼインの，腸管における分解産物であるカゼインホスホペプチドは，カルシウムの吸収を促進する。

（3） 生体内での相互作用

　　カリウム摂取量の増加は，ナトリウムの尿中排泄を増やす。そのため，カリウム摂取量を増加することによって，血圧低下，脳卒中予防につながることが示されている。食事摂取基準では，高血圧を中心とした生活習慣病の一次予防の観点から，カリウムの目標量が設定されている。

　　リンの過剰摂取はカルシウムの吸収低下を，また，亜鉛やモリブデンの過剰摂取は銅の腸管吸収を低下させる。

　　カルシウムの尿中排泄量に与える食事成分としては，ナトリウムとたんぱく質が挙げられる。ナトリウムの摂取量が増加するとカルシウムの尿中への排泄は増加する。閉経後の女性において，食塩摂取量の高い集団では骨密度が低いことが報告されている。また，たんぱく質も尿中カルシウム排出を増加させる。

　　活性型ビタミンDとカルシウム代謝は密接な関係をもつ。活性型ビタミンDは体内カルシウムレベル維持のため，腸管からのカルシウムの吸収促進，腎でのカルシウム再吸収促進の作用をもつ。ビタミンDを摂取して，普段から体内のビタミンDレベルを上げておくことは，骨粗鬆症予防のために重要となる。

練習問題 —— 国家試験対策

第8章 ミネラル（無機質）の栄養学的役割

第38回（2024年）　78番

1　血中カルシウム濃度の低下時にみられる生体応答に関する記述である。最も適当なのはどれか。1つ選べ。
　（1）　カルシウムの腸管吸収率が下がる。
　（2）　活性型ビタミンDの産生が抑制される。
　（3）　骨吸収が促進される。
　（4）　尿細管でのカルシウムの再吸収が抑制される。
　（5）　カルシトニンの分泌が促進される。

解答：3
　（1）　×　血中カルシウム濃度が低下すると，副甲状腺ホルモンのパラトルモンの分泌が亢進される。血中カルシウム上昇に働くパラトルモンは，尿細管でのカルシウムの再吸収や骨吸収促進の他，腎近位尿細管において活性型ビタミンDの生成（ビタミンDを活性型ビタミンDに変換）を促進させる。生成した活性型ビタミンDは，腸管からのカルシウム吸収及び腎近位尿細管でのカルシウム再吸収，骨からのカルシウム溶出を促進する。
　（2）　×　活性型ビタミンDの産生が促進される。
　（3）　○　血中カルシウム上昇に働くパラトルモンは骨吸収を促進する。
　（4）　×　尿細管でのカルシウムの再吸収が促進される。
　（5）　×　パラトルモンの分泌が促進される。一方，血中カルシウム濃度が上昇すると，甲状腺からカルシトニンが分泌され，カルシウム濃度を下げるように働く。

第38回（2024年）　79番

2　微量ミネラルとその欠乏症に関する組合せである。最も適当なのはどれか。1つ選べ。
　（1）　鉄……………………ヘモクロマトーシス
　（2）　亜鉛……………………味覚障害
　（3）　銅……………………ウィルソン病
　（4）　セレン……………………夜盲症
　（5）　モリブデン…………克山病

解答：2
　（1）　×　ヘモクロマトーシスは，先天性の鉄過剰症である。鉄が過剰に体内に蓄積して，貯蔵鉄であるヘモジデリンが全身諸臓器に沈着する結果，組織の構造や機能が障害さる。
　（2）　○　亜鉛の欠乏では，味覚障害の他，皮膚炎，慢性下痢，低アルブミン血症，汎血球減少，成長障害，性腺発育障害などがある。
　（3）　×　先天的な銅代謝異常によって起こる疾患としては，メンケス病とウィルソン病がある。メンケス病は銅の欠乏を，ウィルソン病は銅の過剰をきたす。
　（4）　×　セレンの欠乏症としては，中国東北部の風土病である克山病（ケシャン病；Keshan disease）が知られている。
　（5）　×　夜盲症はビタミンAの欠乏症であるが，モリブデンの欠乏でも見られる。モリブデンは，キサンチンオキシダーゼに含まれ，プリン塩基の異化に関与している。

第37回（2023年）　78番

3　鉄代謝と栄養に関する記述である。最も適当なのはどれか。1つ選べ。
(1)　ヘム鉄は、植物性食品に含まれる。
(2)　非ヘム鉄は、二価鉄に還元されて吸収される。
(3)　体内総鉄量に占める機能鉄の割合は、貯蔵鉄より低い。
(4)　鉄は、主にトランスフェリンと結合して貯蔵される。
(5)　鉄欠乏では、血中ヘモグロビン値が血中フェリチン値より先に低下する。

解答：2
(1)　×　ヘム鉄は、ヘモグロビンやミオグロビンに由来し、肉や魚などの動物性食品に含まれる。非ヘム鉄はヘム鉄以外の鉄をいい、穀類や野菜、豆類などの植物性食品及び鶏卵や乳製品に含まれる。
(2)　○　食品中の非ヘム鉄には、二価鉄（Fe^{2+}）と三価鉄（Fe^{3+}）があり、三価鉄に比べて二価鉄の吸収率は高い。そのため、三価鉄は二価鉄に還元されてから吸収される。
(3)　×　貧血のない健康なヒトの体内鉄の総量は約4gである。そのうち約80％は機能鉄、20％は貯蔵鉄である。体内総鉄量に占める機能鉄の割合は、貯蔵鉄より多い。
(4)　×　体内鉄はフェリチンやヘモジデリンと呼ばれるたんぱく質に取り込まれ、三価鉄の形態で肝臓、脾臓、骨髄等で貯えられる。トランスフェリンは、血液中に存在し鉄の運搬に働く。
(5)　×　鉄欠乏の初期は血中フェリチン値が低下し始めるが、この段階では血中ヘモグロビン値は正常である。さらに鉄欠乏が進むと、血中ヘモグロビン値が低下し、明らかな貧血症状が現れ始める。

第36回（2022年）　79番

4　微量ミネラルに関する記述である。最も適当なのはどれか。1つ選べ。
(1)　鉄は、グルタチオンペルオキシダーゼの構成成分である。
(2)　亜鉛は、甲状腺ホルモンの構成成分である。
(3)　銅は、スーパーオキシドジスムターゼ（SOD）の構成成分である。
(4)　セレンは、シトクロムの構成成分である。
(5)　クロムは、ミオグロビンの構成成分である。

解答：3
(1)　×　セレンは、抗酸化作用を有するグルタチオンペルオキシダーゼの構成成分である。
(2)　×　甲状腺ホルモンの構成成分はヨウ素である。そのため、ヨウ素が欠乏すると甲状腺ホルモン分泌低下から甲状腺刺激ホルモンが過剰に分泌され、甲状腺が肥大（甲状腺腫）し、甲状腺機能は低下する。一方、亜鉛は体内に約2g存在し、DNA/RNAポリメラーゼやアルカリホスファターゼ等の酵素成分となっている。
(3)　○　SODは活性酸素の毒性から生体を保護し、がん、動脈硬化などの疾患や老化の防止効果を有する。
(4)　×　シトクロムの構成成分は鉄である。シトクロムaはヘム鉄を含有しており、電子伝達系（呼吸鎖）を構成しているたんぱく質の一種である。
(5)　×　鉄は、ミオグロビンの構成成分である。

9章 水・電解質の栄養学的役割

体内の水分は，成人男性で約60％である。体内における水分の役割は，物質の溶解と体温の維持である。

A 生体内の水の分布

(1) 水の体内分布

細胞内液は体重の約40％（体水分量の約2/3），細胞外液は約20％（体水分量の約1/3）である。細胞外液は，**細胞間質液**，血漿，リンパ液等からなるが，それぞれ，15％，4％，1％の分布である。

女性は脂肪の割合が高いため，相対的に水分割合は少なく，約55％である。同様の理由で，肥満者はやせの者より水分割合は少ない。新生児の水分割合は80％，乳児では70％と，成人より多い。これは，細胞外液である細胞間質液が相対的に多いためである。高齢者の水分割合は成人に比べて約50％と低いが，これは細胞内液の減少による。

(2) 体液中の成分

水に溶けてイオン化される物質を電解質という。血漿や細胞間質液等の細胞外液には，陽イオンとしてナトリウムイオン（Na^+）が，陰イオンとして塩素イオン（Cl^-），炭酸水素イオン（HCO_3^-）が多い。細胞内液には，陽イオンとしてカリウムイオン（K^+）が，陰イオンとしてリン酸水素イオン（HPO_4^{2-}）が多い（図9-1）。

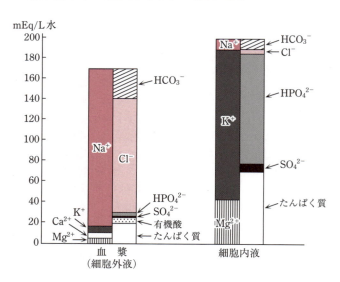

図9-1 体液組成

細胞外液にはナトリウム，細胞内液にはカリウムが多く溶けているのですね！

細胞内と細胞外の電解質の分布差は，能動輸送，神経伝達，筋肉収縮などの生命維持に重要なはたらきをもつ。そのため，細胞膜にはナトリウムイオンを細胞外へ，カリウムイオンを細胞内へ移動させるためのたんぱく質（Na^+-K^+ATPアーゼ）が存在し，ATPのエネルギーを消費しながら濃度差を維持している。

＊＊＊ もっと知りたい！ 神経，筋肉の機能維持とカリウム，マグネシウム

細胞外にはナトリウムイオンが，細胞内にはカリウムイオンがそれぞれ多く分布し，また，細胞内は細胞外に比べて電気的にマイナスとなっている（静止電位の状態）。細胞に何らかの刺激が加わると，ナトリウムイオンが細胞内に流入し，カリウムイオンが細胞外に流出する。その結果，細胞内外の電気的関係が逆転する（活動電位が発生）。この電気的変化は神経や筋肉に伝達され，その結果，神経の緊張が高まったり，筋収縮が生じたりする。細胞外へ流出したカリウムイオンは，Na^+-K^+ATPアーゼの作用で再び細胞内に戻り，元の状態となる。このように，神経や筋肉の機能は，細胞内のカリオウムイオンが細胞外へ流出し，再び細胞内に取り込まれることによって維持されている。さらに，マグネシウムはカリウムの細胞内への取り込みを促進し，安定性と興奮性を維持している。マグネシウムは神経や筋肉の作用に，重要なはたらきをもっている（図9-2）。

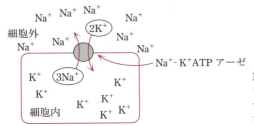

Na^+-K^+ATPアーゼ：ATPのエネルギーを使い，細胞外へナトリウムイオン3個を，細胞内へカリウムイオン2個を移動させる。陽イオンが1個減り，細胞内電位はマイナスとなる。

図9-2 Na^+-K^+ATPアーゼのはたらき

＊＊＊

栄養学の歴史 24

ナトリウムの必須性

1805年ミッチェル（Mitchell）は，草食獣が北米の内陸部の塩に欠けている土地において，塩水の沼に群がることを観察し，食塩が必須成分であることを主張した。ブサンゴー（Boussingault）は1847〜9年，3頭ずつの牛に対して，食塩を添加したものとそうでない植物飼料で飼育した結果，無塩飼料の牛では含塩飼料の牛に比べて，皮膚が荒れ，毛が抜け落ち，歩行等の障害を認めた。1848〜50年，ローゼ（Rose, 1759〜1864）は筋肉，血液，分泌物，排泄物の灰分について，無機塩を3種（水に可溶のもの，希塩酸に可溶のものおよび残渣）に分類して分析した。1873年，フォルスター（Forster）はイヌを無塩の飼料で飼うと，筋肉や神経機能に支障をきたすことを観察し，動物組織中の無機元素のあるものは食物成分として必須であると報告した。1885年，英国の生理学者リンゲル（Ringer, 1835〜1910）は，種々の器官の生理機能が，塩化ナトリウム，塩化カリウム，塩化カルシウムを含む溶液中で最もよく保たれることを認め，これら3種の最適な混合割合を研究した。1900年ロック（Locke）はこの組成をさらに改良した。

（3）水分出納

成人では1日2〜2.5Lもの水分の出入りがあり，排泄量は摂取量と等しい（図9-3）。

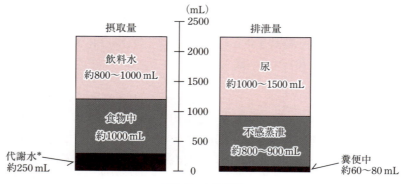

図9-3 水分出納

入る水は，飲料水，食物中の水，代謝水である。*代謝水とは，エネルギー産生栄養素が燃焼する過程において生成される水のことを指す。糖質，脂質，たんぱく質の代謝水は，それぞれ1g当たり約0.56 mL，約1.07 mL，約0.43 mLである。通常の食事では消費エネルギー100 kcalあたり約12 mLとされ，成人では1日約250 mLの水をエネルギー代謝によって獲得している。

排泄される（出る）水は，尿および糞便中の水，不感蒸泄である。不感蒸泄は皮膚表面からの水分の蒸発（汗以外）や，呼吸に伴う呼吸器からの水分の蒸発のことで，1日800〜900 mLにも達する。汗とは異なり，ナトリウムなどの電解質の損失は伴わない。

生体内で産生される代謝産物を排泄するための最低限の尿量を不可避尿といい，残りを随意尿という。不可避尿は1日当たり約400 mL必要とされる。腎臓疾患等で，尿量がそれ以下になった場合を，乏尿という。

（4）水分必要量

健康なヒトでの体内水分量はほぼ一定に保たれており，1日のうちの変動は体重の1％以下である。

水分必要量は，生後3か月の乳児では，体重kg当たり140〜160 mL，1歳では120〜135 mL，6歳では90〜100 mL，18歳では40〜50 mLとなる。成人に比べて，子供では約2倍，乳児では約3倍であり，乳幼児ほど水分必要量は高い。

体内水分量の不足した状態を脱水という。水分必要量の多い乳幼児では，発熱・下痢・嘔吐・食欲低下などによって，脱水を起こしやすい。

（5）水の代謝と体温調節

1日の水分出納を平衡に保つために，入る水としては飲料水量として，出る水としては尿量として調節されている。飲水行動は間脳の視床下部にある口渇中枢の刺激によって開始される。口渇中枢は，発汗等によって血液の浸透圧が上昇することが刺激となる。

（1）水の代謝

血液浸透圧の上昇は，下垂体後葉からの**抗利尿ホルモン**の分泌を促進する。抗利尿ホルモンは，腎臓の遠位尿細管あるいは集合管での水の再吸収を高める作用をもつ。

水の排泄に関する調節は腎臓で行われる。腎糸球体の血漿ろ過量（Glomerular filtration rate; GFR）は1日当たり150〜180Lであり，その99％は尿細管で再吸収される。循環血流量が確保されることは重要であり，それを維持するしくみが生体には備わっている。すなわち，腎臓の血流量が低下すると，腎臓からはレニンとよばれるたんぱく質分解酵素が分泌される。レニンはアンジオテンシンの活性化，アルドステロンの分泌を促進し，ナトリウムの再吸収を高め，血圧を維持，循環血流量を確保する。

✳✳✳ もっと知りたい！ レニン・アンジオテンシン・アルドステロン系

血圧調節機構の一つとして，レニン・アンジオテンシン・アルドステロン系がある。この系のしくみは，以下のとおりである。
- 腎臓の血流量が減少し，**傍糸球体装置**が血圧低下を感知すると，たんぱく質分解酵素であるレニン（酵素）が放出される。
- レニンの作用によって血漿中のアンジオテンシノーゲン（肝臓から分泌されるたんぱく質）はアンジオテンシン I となる。
- アンジオテンシン I は肺血管にある酵素（アンジオテンシン I 変換酵素）によってアンジオテンシン II となる。
- アンジオテンシン II は血圧上昇を起こす。
- アンジオテンシン II は副腎皮質からアルドステロン分泌を促進する。
- アルドステロンは，腎臓でのナトリウムおよび塩素イオンの再吸収，カリウムの排泄を促進する。

✳✳✳

（2）水の欠乏

体液の不足した状態を脱水という。特に，循環血液量が正常域を下回って低下した状態をいい，大きく分けて2つのタイプがある。

高張性脱水：一次性脱水ともいう（水欠乏型）。炎天下での作業やスポーツ等で，大量の発汗によって起こりやすい。ナトリウムの損失の割合より水分の損失の割合が大きいことから，細胞外液の浸透圧が上昇し高張化する。血漿ナトリウム濃度は上昇し，その結果，細胞内液の水分が細胞外に移動する。

低張性脱水：二次性脱水ともいう（塩欠乏型）。脱水した際に水（食塩を含まない）を大量に補給すると発生しやすい。水分の損失よりナトリウムの損失割合が大きいことから，細胞外液の浸透圧が低下する。細胞外液が低張性のために水分が細胞外から細胞内へと移動し，細胞内**水中毒**の状態となる。そのため**脳浮腫**を起こし，意識障害を生じる。

（3）水の過剰

体水分の過剰な状態を浮腫という。主に，細胞外液，特に，組織間隙の水分量が2.5〜3.0L増加した段階で臨床的に浮腫と認識される。浮腫の成因は，主に排泄が障害された場合にみられる。浮腫をきたす主な疾患としては，心機能不全，リンパ管閉塞等の循環障害，肝硬変等の肝障害，糸球体腎炎やネフローゼ症候群等による腎障害，飢餓等の低栄養である。

（4）体温の調節

体温は，体内での熱産生と，体表からの熱放散のバランスによって，環境温度とは無関係にほぼ37℃に維持されている。

熱放散は，体表からの放射・伝導・対流・蒸発等の物理的過程で行われる。体水分の蒸発には不感蒸泄と発汗があり，水1g当たり約0.6kcalの体熱が失われる。通常，放射によって約60％，伝導と対流によって25％，蒸発（発汗）によって10％程度の熱が失われているが，外気温が高い場合には発汗による体熱放散がさかんとなる。

(5) 熱中症

　熱中症とは，高温多湿な環境に長時間いることで，体温調節機能が乱れて，体外への熱の放散ができなくなり，体内に熱がこもった状態をいう。それにより，けいれんやめまい，失神，頭痛，吐き気といった症状があらわれる。屋外だけでなく室内で何もしていないときでも発症し，場合によっては死亡することもある。

B　電解質代謝と栄養

(1) 酸塩基平衡の調節

　体液のpHは7.35～7.45の非常に狭い範囲に保たれており，pH7.35未満の酸性状態をアシドーシス，pH7.45以上のアルカリ性状態をアルカローシスという。いずれも病的な状態であり，pH6.8以下，あるいはpH7.8以上になると，死に至る。

　生体内では代謝によって常に酸性物質（アミノ酸，乳酸，ピルビン酸，ケトン体など）がつくられている。また，二酸化炭素（CO_2）は揮発性の酸であるため，呼吸によっても絶えず酸がつくられている。そのため，血液は酸性に傾きやすい。

(1) アシドーシスとアルカローシス

　アシドーシス：肺炎などの呼吸器疾患などで，体内のCO_2排泄不足によるものを呼吸性アシドーシス，それ以外の原因のものを代謝性アシドーシスという。代謝性アシドーシスの原因としては，腎不全などにより酸性物質の排泄が低下し，体内に酸性物質が蓄積することで起こる。また，アルカリ性物質を失うことでもアシドーシスとなる。例えば，激しい下痢によって大量の膵液や腸液（アルカリ性の消化液）を失うことで起こる。

　アルカローシス：心身症の一つである過換気症候群では，CO_2の過剰排泄により呼吸性アルカローシスとなる。代謝性アルカローシスは，塩基性薬剤（アルカリ性物質）の過剰摂取や嘔吐による胃酸（酸性物質）の喪失などによって生じる。一般的に，アルカローシスはアシドーシスに比べて起こりにくい。

(2) 体液pHを一定に保つ仕組み

　体液pHの変化を抑えて一定に保つしくみが生体には備わっており，そのしくみを緩衝作用という。緩衝作用の主なものとして次の3つがある

① 細胞外液による緩衝作用（重炭酸－炭酸緩衝系）：体液中に存在するCO_2の一部は水（H_2O）と反応して炭酸（H_2CO_3）の形となり，さらに，H_2CO_3の一部はH^+とHCO_3^-に解離し，緩衝作用に関与する。

$$CO_2 + H_2O \Leftrightarrow H_2CO_3 \Leftrightarrow H^+ + HCO_3^-$$

血中に酸性物質（H^+）が増えた場合，H^+はHCO_3^-と反応し，

$$H_2CO_3 \Leftarrow H^+ + HCO_3^-$$

H^+は中和される。

　一方，血中に塩基性物質（OH^-）が増えた場合，OH^-はH^+と結合し水になり，その結果，不足したH^+は

$$H_2CO_3 \Rightarrow H^+ + HCO_3^-$$

の反応が進むことによって補充される。
② 肺による緩衝作用：呼吸の速さを調節することで，肺は体外へ吐き出されるCO_2の量を調節する。体内に酸性物質が増加すると，呼吸を速くしCO_2を吐き出すことによりpHが上昇する。逆に，塩基性物質が増加すると，呼吸が抑制され，CO_2が体内に蓄積するためpHは低下する。呼吸の速さを調節することで，分単位で血液のpH値を調節できる。
③ 腎臓による緩衝作用：腎臓も，余分な酸や塩基を排出することで，血液のpH値を変えることができる。腎臓での調整は，肺よりゆるやかなペースで行われるため，その調節には数日間かかる。

(2) 高血圧とナトリウム・カリウム
(1) 血圧調節の機序
　血液を体全体の細胞に行き渡らせるためには，常に血管には圧力をかけなければならない。血液の圧力によって血管壁が押される力のことを「血圧」という。一般的には動脈壁への圧力のことを指す。血圧は，心臓が送り出す血液の量(心拍出量)と，それを流す血管の硬さ(末梢血管抵抗)とで決まる。つまり，血液の量と血管の抵抗性を高めることで，一定以上の血圧が維持される。
　心臓が送り出す血液の量(心拍出量)の確保に関しては，その代表的なしくみとして，レニン–アンジオテンシン–アルドステロン系がある(前述)。副腎皮質ホルモンであるアルドステロンは，ナトリウムの再吸収を高め，体内ナトリウム量を高める。一方，体液の浸透圧が上昇すると，口渇中枢が刺激されて飲水行動が促される。それと同時に，下垂体後葉からは抗利尿ホルモンが分泌され，腎臓での水の再吸収を高める。

(2) 高血圧とナトリウム・カリウム
　「血圧」が基準値以上の状態が続く状態を高血圧という。高血圧を放置すると，動脈硬化になり，さらには，虚血性心疾患(狭心症や心筋梗塞)や脳卒中などの発作を引き起こすことになる。高血圧は生活習慣病のなかで最も多い疾患であり，その80〜90％は本態性高血圧症とよばれる原因不明のものである。
　食塩を過剰に摂取すると，体液中のナトリウムイオンの増加によって，浸透圧が高まる。浸透圧を元に戻すために，飲水量が増え，水の再吸収が促進する。水が増え体液が薄まり，浸透圧は低下するが，この結果，体液量が増加し血圧は上昇することになる。この状態が繰り返し続くことにより，次第に高血圧となる。一方，カリウムにはナトリウムの尿中排泄の促進，交感神経系の抑制，血管平滑筋の弛緩作用がある。そのため，カリウム摂取量を増やすと血圧は低下する。
　日本人の食事摂取基準では，成人の目標量として，食塩摂取量は上限値(男性7.5未満，女性6.5g未満)を，カリウム摂取量は下限値(男性3g，女性2.6g)を設定している。

練習問題 —— 国家試験対策

第9章 水・電解質の栄養学的役割

第38回（2024年） 80番

1　低張性脱水に関する記述である。最も適当なのはどれか。1つ選べ。
(1) 血漿ナトリウムイオン濃度が上昇する。
(2) 血漿浸透圧が上昇する。
(3) 血圧が低下する。
(4) 細胞内液量が減少する。
(5) 尿量が増加する。

解答：3
(1) ×　水分の損失に比べてナトリウムの損失が大きいことから，血漿ナトリウムイオン濃度は低下する。
(2) ×　低張性脱水では血漿浸透圧（ナトリウムイオン濃度）は低下し，高張性脱水では上昇する。
(3) ○　細胞外液の浸透圧が低下するため，細胞外から細胞内に水が移動する。細胞内液量は増加する一方，血漿量は著しく低下し，そのため低血圧を起こす。
(4) ×　(3)の解説を参照。
(5) ×　循環血漿量の減少によりバソプレシン分泌が亢進するため，尿量が減少する。

第37回（2023年） 79番

2　水と電解質に関する記述である。最も適当なのはどれか。1つ選べ。
(1) 代謝水は，栄養素の代謝により失われる水である。
(2) 不感蒸泄は，発汗により失われる水である。
(3) 不可避水分摂取量は，不可避尿量と等しい。
(4) 低張性脱水では，細胞外液から細胞内液へ水が移動する。
(5) 細胞内液では，カリウムイオン濃度よりナトリウムイオン濃度が高い。

解答：4
(1) ×　代謝水は，栄養素の代謝により生じる水である。
(2) ×　不感蒸泄は，呼気や体表面から失われる水である。発汗により失われる水のことは有感蒸泄という。
(3) ×　不可避水分摂取量は，不可避尿量より多い。不可避尿量は，体内で産生される老廃物を排泄するために必要な尿量のことであり，1日当たり約500 mLとされる。一方，不可避水分摂取量は，生存のために摂取しなければならない最低限の水の量のことであり，不可避水分摂取量＝不可避尿＋不感蒸泄＋便に含まれる水の量－代謝水で表され，1日あたり約1,100 mLとされる。
(4) ○
(5) ×　細胞内液では，ナトリウムイオン濃度よりカリウムイオン濃度が高い。

10章　エネルギー代謝

ヒトは各種の身体活動を行っている。また，どのような環境においても体温はほぼ37℃に維持され，体内では，無意識のうちに器官がはたらき，物質がつくられ，あるいは，移動され，蓄積されている。これらの作業にはすべてエネルギーが必要となるが，このエネルギーは，食物中のエネルギー産生栄養素である炭水化物，脂質，たんぱく質から得ている。

そこで，本章ではエネルギーとはどのようなものであるか，また，食品からのエネルギー量とヒトが生きていくうえで必要となるエネルギー量等について理解する。

A　エネルギーの概念

(1) エネルギーの定義

(1) エネルギーとは

エネルギーとは，「物理的な仕事ができる力」のことである。

体内で利用されるエネルギーには，

① **熱エネルギー**：体温の維持

② **機械エネルギー**：からだを動かすための筋収縮，体内での物質移動（能動輸送），神経の刺激伝達等

③ **化学エネルギー**：体内での物質合成がある（図10-1）。糖質，脂質，たんぱく質等の有機物は，二酸化炭素と水に分解することで，物質内部のエネルギーが放出される。遊離された自由エネルギー（仕事に利用することのできるエネルギー）は，ATP（アデノシン三リン酸）とよばれる高エネルギー化合物の形で利用される。

(2) エネルギーの単位

栄養学では，エネルギーの単位としてkcal（キロカロリー）あるいはkJ（キロジュール）が利用される。

1 calとは1 gの水を14.5から15.5℃に，1℃上昇させるのに必要なエネルギー量をい

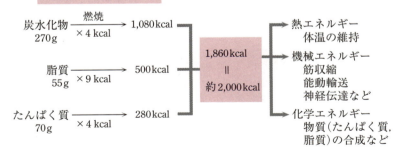

図10-1　栄養素からのエネルギーとヒトでの利用

う。また，1kgの水を1℃上昇させるのに必要なエネルギー量を1kcalという。

国際規約ではエネルギーの単位はジュール（J）に統一されている。1Jは1ニュートン（1kgの質量をもつ物体に$1m/s^2$の加速度を生じさせる力）の力が，その力の方向に物体を1m動かすときに必要なエネルギー量である。

日本食品標準成分表では，エネルギーの単位として，カロリーとジュールとが併記されている。

(3) エネルギー代謝

 どのようにして，エネルギー産生栄養素はエネルギーになるのでしょうか？

試験管内であれば，酸素の存在下，食品に火をつけて燃やすことで，エネルギー産生栄養素は分解（酸化）されエネルギーが取り出される。例えばグルコースが完全酸化された場合，この現象を化学式で表すと，以下のようになる。

$$C_6H_{12}O_6 + 6O_2 + 6H_2O \xrightarrow{燃焼} 6CO_2 + 12H_2O + エネルギー$$

しかし，体温37度，pH7.4という体内の環境下では，栄養素に火をつけることはできない。そこで，生体内では酵素とよばれる生体触媒によって一つ一つ反応を進めながら，付図（p.178）のような長い経路をたどることによってエネルギーを産生する。主軸となるエネルギー産生経路は糖質を出発点としたもので，これらは解糖系，クエン酸回路，電子伝達系とよばれるおもな経路からなる。これらの主軸となる経路に脂質とたんぱく質の分解産物が合流し，最終的に水と二酸化炭素にまで分解され，エネルギーはATPとして捕えられる。

(2) 炭水化物・脂質・たんぱく質の燃焼値

食品をからだの外で燃焼したとき生じるエネルギー産生栄養素の，1g当たりの燃焼量を物理的燃焼値といい，食品を生体内で燃焼したとき生じるエネルギー産生栄養素の1g当たりの燃焼量を生理的燃焼値という。

(1) 物理的燃焼値

食品のエネルギー量はボンブ熱量計で測定できる（図10-2）。白金の試料皿に重さを測った食品を置き，25気圧の酸素を密封し，その試料を外から電流を加え一瞬にして燃焼させる。すると，燃焼によって生じたエネルギーが熱に転換され，周りの水の温度を上昇させる。この上昇温度を測定することで，熱となって生じたエネルギー量を知ることができる。

栄養学の歴史 25

クレブスはクエン酸回路の発見者

ドイツの生化学者であるクレブス（Krebs, 1900～81）は，尿素回路やクエン酸回路を発見し，栄養学を大きく発展させた。クエン酸回路は別名，クレブス回路ともよばれる。1937年，クエン酸回路はピルビン酸の酸化経路として見出されるが，のちに，細胞ミトコンドリアの酵素系として諸代謝物質の終末酸化に関しての重要経路であることがわかった。クレブスは1953年にノーベル医学生理学賞受賞，1958年に英国のナイト爵位に叙せられた。

炭水化物，脂質，たんぱく質の完全燃焼時には，それぞれ，1g当たり4.10, 9.45, 5.65 kcalのエネルギーが発生する。このようにして得られた燃焼値を，物理的燃焼値という(表10-1)。

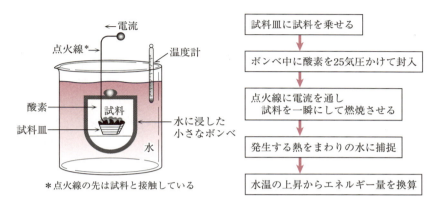

図10-2　ボンブ熱量計の原理

表10-1　物理的燃焼値と生理的燃焼値

	物理的燃焼値 (kcal/g)	尿中排泄エネルギー (kcal/g)	ルブネルの係数 (kcal/g) (生理的燃焼値)	消化吸収率 (%)	アトウォーターの係数(kcal/g) (生理的燃焼値)
炭水化物	4.10	0	4.10	97	4.0
脂質	9.45	0	9.45	95	9.0
たんぱく質	5.65	1.25	4.40	92	4.0

(2) 生理的燃焼値

　ボンブ熱量計で測定したのと同じエネルギー量を，そのままヒト体内で利用することはできない。ボンブ熱量計では，たんぱく質を構成しているアミノ酸のアミノ基部分の窒素は亜酸化窒素，酸化窒素に分解され，同時にエネルギーが放出される。しかし，体内ではアミノ基部分の窒素を燃焼することはできず，尿素に合成し尿へ排泄する。1gのたんぱく質から生じる尿素には，1.25 kcalのエネルギーが含まれるので，生体内におけるたんぱく質の燃焼値は，5.65 kcalから1.25 kcalを差し引いて，4.40 kcalとなる。従って，生理的燃焼値は，炭水化物，脂質，たんぱく質，それぞれ1g当たり4.10, 9.45, 4.40 kcalとなる。この燃焼値はルブネルによって提唱されたことから，ルブネルの係数とよんでいる。

 なるほど，たんぱく質の場合，物理的燃焼値に比べて，生理的燃焼値のほうが低いことがわかりました。

　食物中の栄養素は，消化吸収後，小腸を形成する粘膜細胞に取り込まれ，そのうえで体内利用される。アメリカのアトウォーターは，ルブネルの係数に消化吸収率(糖質97%, 脂質95%, たんぱく質92%)を考慮し，炭水化物1g当たり4, 脂質9, たんぱく質4 kcalとした。この数値はアトウォーターの係数とよばれ，広く用いられている。

＊＊＊ もっと知りたい！　食物のもつエネルギー

食物のもつエネルギーは，それぞれの食品中に含まれるエネルギー産生栄養素の量を測定し，それに1g当たりのエネルギー（アトウォーターの係数）を乗じて，これらを合計することによって得られる。

アトウォーターの係数は，この数値が決められた頃のアメリカの食品における消化吸収率に基づいて求められたものであることから，現在の日本人が一般的に食べている食品と異なる。また，炭水化物，脂質，たんぱく質の生理的燃焼値は実際には食品の種類によって多少異なることから，日本食品標準成分表では食品ごとに個々のエネルギー換算係数を定めている。

その他，日本食品標準成分表ではアルコールのエネルギー換算係数を7.1 kcal/g（FAO/WHO合同特別専門委員会報告），酢酸を3.5 kcal/gとして計算している。また，難消化性糖質を含む「いも及びでん粉類」のきくいも，こんにゃくいも，「きのこ類」，「藻類」及び「し好飲料類」の昆布茶については，生体内利用率の個人差は大きいため，アトウォーターの係数を適用して求めた値に0.5を乗じて暫定的に算出している。

＊＊＊

B　生体の利用エネルギー

ヒトが1日に消費するエネルギーの内訳は図10-3のとおりとなる。エネルギー消費量は，基礎代謝量（睡眠時代謝量），安静時代謝量，食事誘発性体熱産生，活動代謝量などの要素から構成される。

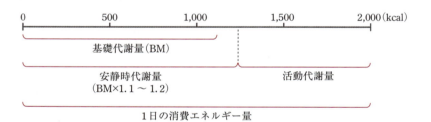

図10-3　消費エネルギーの内訳　（2,000 kcalのヒトを例として）

(1) 基礎代謝量

(1) 基礎代謝量とは

基礎代謝（basal metabolism; BM）とは，身体的・精神的に安静にしている状態でのエネルギー代謝量であり，覚醒時における生命維持に最低限必要なエネルギーである。1日のエネルギー消費量に占める基礎代謝量の割合は個人差が大きく，一概に数値を上げることはできない。しかし，一般的な生活環境においては，ほぼ40〜70％の範囲とされ，座位中心の静的な生活をしているヒトの場合は割合が高く，活動的なヒトほど割合が低い（表10-6参照）。

基礎代謝量の測定は，早朝空腹時に，排便・排尿後，快適な温度条件下で，睡眠に陥ることなく，静かに仰臥している状態で行われる。

（2） 基礎代謝量に与える影響

① 体　格：基本的に体格（からだの大きさ）に比例して基礎代謝量は上昇する。また，基礎代謝量は，体重でみるよりも除脂肪体重（lean body mass; LBM）により強く比例する。LBMとは，全体重のうち体脂肪を除いた筋肉や骨，内臓等の除脂肪組織の総量をいう。脂肪組織に対して徐脂肪組織はエネルギー代謝が盛んな組織である。

 なるほど！
筋肉質のヒト（除脂肪組織大）は，そうでないヒトより基礎代謝は高い！

② 体表面積：体表面積が広い場合には，体表面からの放熱量がそれに比例して多い。そのため，年齢・性・体重が同じであっても，身長が高くやせている人（体表面積が広い）は体重当たりの基礎代謝量が大きい。

③ 性：女性の基礎代謝量は，男性より約20％低い。女性は脂肪組織が多く，骨格筋等のエネルギー代謝の盛んな組織が少ないためである。

④ 年　齢：体重当たりの基礎代謝量は，1～2歳児で最大となり，加齢に伴い減少する。乳幼児期は体脂肪率が低く，エネルギー代謝の盛んな組織の比率が高いためである。1日の基礎代謝量としては，10代をピークに加齢とともに低下する。

⑤ 外気温：基礎代謝量は，一般に夏が低く，冬が高い。これは気温が低いと筋肉が緊張して，エネルギー代謝が亢進し，熱産生が増加するためである。

⑥ ホルモン：甲状腺ホルモン（チロキシン，トリヨードチロニン）は基礎代謝量を上昇させる。バセドウ病（甲状腺機能亢進症）の患者では，基礎代謝量が高く，体重の減少がみられる。逆に，甲状腺機能低下症では，基礎代謝量は低く太りやすい体質となる。また，副腎髄質ホルモンのカテコールアミン（アドレナリン）や成長ホルモンも基礎代謝量を増加させる。

⑦ 月　経：基礎体温の変動と一致し，卵胞期には基礎代謝量は低く，排卵後の黄体期には高い。基礎代謝量は月経開始2～3日前に最高に達し，月経中に最低になる。

⑧ 発　熱：発熱時，基礎代謝量は高くなる。1℃の体温上昇は基礎代謝量を約13％増加させる。

⑨ 妊　娠：妊娠期では胎児が成長し，体重が増加する後期に，基礎代謝は高い。

栄養学の歴史 26

栄養素の生理的燃焼価

生体内でのエネルギーの燃焼量，すなわち，生理的燃焼値算定に貢献したのはドイツのルブネル（Rubner M, 1854～1932）とアメリカのアトウォーター（Atwater, 1844～1907）である。ルブネルは，たんぱく質が体内で不完全酸化物を生じて排泄されることを見出し，炭水化物，脂質，たんぱく質それぞれ1gあたりの燃焼量を，4.1，9.3，4.1kcalと定めた。さらに，食事摂取後に熱の発生量が増えることを動物実験で証明し，これを特異動性作用（食事誘発性体熱産生）とよんだ。アトウォーターは種々の食品の消化率を調べ，炭水化物，脂質，たんぱく質それぞれ1gあたりの燃焼量を，4，9，4kcalと定めた。すなわち，これがアトウォーターの係数である。彼は，米国最初の食品成分表（1986年）の作製を手掛けている。

(2) 安静時代謝量 (resting energy expenditure; REE)

　　安静時代謝とは，文字通り，安静(静かに休息)にしている状態で消費されるエネルギーのことである。基礎代謝量の測定のように姿勢や食事・室温・時間等の制約を受けることなく，仰臥位あるいは，座位で測定されるエネルギー消費量をいう。現在では，携帯用簡易熱量計を用いて，容易に測定できるようになっている。安静時代謝量は，基礎代謝量の10～20％増しとなる。

(3) 睡眠時代謝量

　　睡眠中は，副交感神経が優位で，心拍数や血圧，呼吸数，体温が低く，骨格筋が弛緩した状態となる。理論的には，生きていくのに最小のエネルギー量であり，基礎代謝と同じであるとされている。

(4) 食事誘発性体熱産生 (diet induced thermogenesis; DIT)

　　特異動的作用 (specific dynamic action; SDA) ともいう。食事誘発性体熱産生は，食物摂取によってエネルギー代謝が亢進し，体温が上昇する現象をいう。栄養素の消化，吸収，各組織への運搬等の代謝に伴って生じるエネルギー産生である。食後まもなく発現し，約1時間後に最高値となり，その後徐々に減少するものの5～10時間程度持続する。

　　これによって産生したエネルギーは，運動のエネルギー等には利用されず，熱エネルギーに変換される。寒いときには，体温の維持に利用されるが，気温が適温の場合には単に放散される。

 DITは，食事によって変わってくるのでしょうか？

　　DITは，栄養素によって異なり，たんぱく質だけを摂取した場合にはエネルギー摂取量の約30％に達し，炭水化物は約6％，脂質は約4％である。混合食では，エネルギー摂取量の8～10％程度とされる。たんぱく質の食事誘発性体熱産生が大きいのは，アミノ酸のアミノ基部分の代謝，すなわち，脱アミノと尿素合成に伴う熱発生が大きいためと考えられる。なお，食事摂取基準ではDITは活動時のエネルギー消費量に含めて考えている。

(5) 活動代謝量

　　身体活動 (physical activity) とは，安静にしている状態よりも多くのエネルギーを消費するすべての動作を指す。具体的には，日常生活における通学や通勤のための歩行，家事，オフィスワーク等の「生活活動」と，体力の維持・向上を目的とし，計画的・継続的に実施されるスポーツなどのジョギング，テニス，水泳等の「運動」によるものとに大きく分けられる。

　　すなわち，日常生活におけるさまざまな身体活動によって亢進するエネルギー代謝を活動代謝という。

　　活動の強度は，以下に示すような指標で表すことができる。

① メッツ：メッツ・時とは，運動強度の指数であるメッツに運動時間(hr)を乗じたものである。メッツ (metabolic equivalent; MET) とは，身体活動時のエネルギー消費量を座位安静時代謝量の倍数として表したものをいう。座って安静にしている状態での酸素

必要量は3.5 mL/kg/分となり，これを1メッツとしている。酸素1Lの消費を5.0 kcalのエネルギー消費と換算すると，1メッツ・時は体重70 kgの場合は，1時間当たり70 kcal，60 kgの場合は60 kcalとなる。

 1時間当たりのエネルギー消費量は，体重とほぼ同じエネルギー消費量となるのですね！

このように標準的な体格であれば，1時間当たりの安静時のエネルギー消費量は，体重と同じと考えてよい。

例えば，体重60 kgの人が30分の歩行（3メッツの運動強度）をすれば

エネルギー消費量＝3 kcal/kg/時 × 0.5時間 × 60 kg ＝ 90 kcal

となる（表10-2，3）。

表10-2　生活活動のメッツ表

メッツ	3メッツ以上の生活活動の例
3.0	普通歩行（平地，67 m/分，犬を連れて），電動アシスト付き自転車に乗る，家財道具の片付け，子どもの世話（立位），台所の手伝い，大工仕事，梱包，ギター演奏（立位）
3.3	カーペット掃き，フロア掃き，掃除機，電気関係の仕事：配線工事，身体の動きを伴うスポーツ観戦
3.5	歩行（平地，75～85 m/分，ほどほどの速さ，散歩など），楽に自転車に乗る（8.9 km/時），階段を下りる，軽い荷物運び，車の荷物の積み下ろし，荷づくり，モップがけ，床磨き，風呂掃除，庭の草むしり，子どもと遊ぶ（歩く／走る，中強度），車椅子を押す，釣り（全般），スクーター（原付）・オートバイの運転
4.0	自転車に乗る（≒16 km/時未満，通勤），階段を上る（ゆっくり），動物と遊ぶ（歩く／走る，中強度），高齢者や障がい者の介護（身支度，風呂，ベッドの乗り降り），屋根の雪下ろし
4.3	やや速歩（平地，やや速めに＝93 m/分），苗木の植栽，農作業（家畜に餌を与える）
4.5	耕作，家の修繕
5.0	かなり速歩（平地，速く＝107 m/分），動物と遊ぶ（歩く／走る，活発に）
5.5	シャベルで土や泥をすくう
5.8	子どもと遊ぶ（歩く／走る，活発に），家具・家財道具の移動・運搬
6.0	スコップで雪かきをする
7.8	農作業（干し草をまとめる，納屋の掃除）
8.0	運搬（重い荷物）
8.3	荷物を上の階へ運ぶ
8.8	階段を上る（速く）

メッツ	3メッツ未満の生活活動の例
1.8	立位（会話，電話，読書），皿洗い
2.0	ゆっくりした歩行（平地，非常に遅い＝53 m/分未満，散歩または家の中），料理や食材の準備（立位，座位），洗濯，子どもを抱えながら立つ，洗車・ワックスがけ
2.2	子どもと遊ぶ（座位，軽度）
2.3	ガーデニング（コンテナを使用する），動物の世話，ピアノの演奏
2.5	植物への水やり，子どもの世話，仕立て作業
2.8	ゆっくりした歩行（平地，遅い＝53 m/分），子ども・動物と遊ぶ（立位，軽度）

出典：「健康づくりのための運動基準2013」

表 10-3 運動のメッツ表

メッツ	3メッツ以上の運動の例
3.0	ボウリング，バレーボール，社交ダンス（ワルツ，サンバ，タンゴ），ピラティス，太極拳
3.5	自転車エルゴメーター（30〜50ワット），自体重を使った軽い筋力トレーニング（軽・中等度），体操（家で，軽・中等度），ゴルフ（手引きカートを使って），カヌー
3.8	全身を使ったテレビゲーム（スポーツ・ダンス）
4.0	卓球，パワーヨガ，ラジオ体操第1
4.3	やや速歩（平地，やや速めに＝93m/分），ゴルフ（クラブを担いで運ぶ）
4.5	テニス（ダブルス）*，水中歩行（中等度），ラジオ体操第2
4.8	水泳（ゆっくりとした背泳）
5.0	かなり速歩（平地，速く＝107m/分），野球，ソフトボール，サーフィン，バレエ（モダン，ジャズ）
5.3	水泳（ゆっくりとした平泳ぎ），スキー，アクアビクス
5.5	バドミントン
6.0	ゆっくりとしたジョギング，ウェイトトレーニング（高強度，パワーリフティング，ボディビル），バスケットボール，水泳（のんびり泳ぐ）
6.5	山を登る（0〜4.1kgの荷物を持って）
6.8	自転車エルゴメーター（90〜100ワット）
7.0	ジョギング，サッカー，スキー，スケート，ハンドボール*
7.3	エアロビクス，テニス（シングルス）*，山を登る（約4.5〜9.0kgの荷物を持って）
8.0	サイクリング（約20km/時）
8.3	ランニング（134m/分），水泳（クロール，ふつうの速さ，46m/分未満），ラグビー*
9.0	ランニング（139m/分）
9.8	ランニング（161m/分）
10.0	水泳（クロール，速い，69m/分）
10.3	武道・武術（柔道，柔術，空手，キックボクシング，テコンドー）
11.0	ランニング（188m/分），自転車エルゴメーター（161〜200ワット）

メッツ	3メッツ未満の運動の例
2.3	ストレッチング，全身を使ったテレビゲーム（バランス運動，ヨガ）
2.5	ヨガ，ビリヤード
2.8	座って行うラジオ体操

*試合の場合
出典：「健康づくりのための運動基準2013」

② **エネルギー代謝率**(relative metabolic rate; RMR)：エネルギー代謝率は，身体活動のみに要するエネルギー消費量を基礎代謝量の倍数として表したものをいう。

$$RMR = \frac{（活動時のエネルギー消費量 - 安静時のエネルギー消費量）}{基礎代謝量} = \frac{活動代謝量}{基礎代謝量}$$

また，RMR ＝ 1.2 ×（メッツ − 1）で表される。

③ **動作強度**(Activity factor; Af)：身体活動時の強度が，基礎代謝の何倍にあたるかを1分あたりの指数で示したものをいう。したがって，単位時間当たりのエネルギー消費量は下記の式で表される。

$$\text{エネルギー消費量(kcal)} = \text{基礎代謝量(kcal)} \times \text{動作強度(Af)} \times \text{時間(分)}$$

絶食時の座位安静時代謝量は，仰臥位で測定する基礎代謝量より，およそ10％大きいため，

$$\text{メッツ・時} \times 1.1 \fallingdotseq \text{Af}$$

という関係式が成り立つ。

④ **身体活動レベル**（physical activity level; PAL）：1日の総エネルギー消費量を1日の基礎代謝量の倍数で表したものをいう。

$$\text{PAL} = \frac{1\text{日当たり総エネルギー消費量}}{1\text{日当たりの基礎代謝量}}$$

身体活動レベルをAfによって示すと

$$\text{PAL} = \frac{\Sigma \text{Af} \cdot \text{T}}{1,440 \text{分}}$$

ただし，T：各種生活動作の時間（分）

となる。

C 臓器別エネルギー代謝

単位重量（kg）当たりのエネルギー消費量は筋肉では13 kcal，脂肪組織では5 kcalであり，筋肉の方が高い（表10-4）。このほか，単位重量（kg）当たり肝臓200，脳240，心臓440 kcalである。安静時代謝量全体の割合でみると，筋肉，心臓，脳がほぼ2割ずつを消費している。筋肉は体重の40％もあることから，（単位重量当たりのエネルギー消費量は低いが）筋肉全体にすると消費エネルギーの高い組織となる。

表10-4 安静時における臓器別エネルギー消費量*

	重量(kg)	エネルギー消費量(kcal/kg/日)**	エネルギー消費量(kcal/日)	割合(％)
筋肉	28	13	364	22
肝臓	1.8	200	360	21
脳	1.4	240	336	20
心臓	0.33	440	145	9
腎臓	0.31	440	136	8
脂肪組織	15	5	75	4
その他	23.16	12	278	16
全身	70	24	1680	100

*男性，体重70 kg，体脂肪率約20％の場合
**1日当たり，臓器・組織1 kg当たりのエネルギー代謝量

Gallagher, D et al., より引用

(1) 筋肉

筋肉のエネルギー消費量は，安静時エネルギー消費量の22％を占め，最も消費量の大きい組織の一つとしてあげられる。また，筋肉におけるエネルギー消費量は，筋肉労働や運動等によって変動が大きく，安静時に比べ数倍になるなど，他の臓器・組織ではみられない特徴をもつ。

筋肉がエネルギー源として利用できるのは，グルコース，脂肪酸，アミノ酸，ケトン

体である。運動の初期には，食事からのグルコースの取り込みによって，あるいは，筋肉に蓄積されたグリコーゲンが分解され，エネルギー源として使われる。持続的な運動時には，体脂肪から遊離した脂肪酸を取り込み，持続的にエネルギー源として利用する。飢餓時や糖尿病患者ではケトン体も利用される。

　筋肉をつくっている横紋筋には，収縮は遅いが持続力のある赤筋と，早いが持続力のない白筋に大別される。赤筋はミオグロビンと血流が多く，有酸素性の持久的なスポーツに適した筋繊維である。白筋は無酸素性のエネルギー供給が可能であり，瞬発的なスポーツに適している。

（2）肝　臓

　肝臓は生命維持のための基本的な機能を担う大切な臓器である。単位重量当たりのエネルギー消費量も大きく，総エネルギー消費量に占める割合も高い。

　肝細胞がエネルギー源として利用できるのは，グルコース，脂肪酸，アミノ酸，アルコールである。ケトン体は利用できない。食後，肝細胞内に取り込まれたグルコースは，エネルギーを供給し，余剰分はグリコーゲンや脂肪となり肝臓内に貯蔵される。食後数時間が経つと，グリコーゲンは分解され血糖供給にはたらく。空腹が継続すると，体脂肪由来の脂肪酸を取り込み，β酸化でエネルギー産生を行う。これに伴い生成されたケトン体を血中に放出する。

（3）脂肪組織

　成人では体重の15～25％を占めるが，単位重量当たりのエネルギー消費量は小さく，総エネルギー消費量に占める割合も4％と少ない。

　脂肪細胞には褐色脂肪細胞と白色脂肪細胞の2種類がある。成人の脂肪細胞のほとんどは白色脂肪細胞であるが，この細胞は大きな脂肪滴で満たされている。一方，褐色脂肪細胞は胎児から新生児期に多く，この細胞には**脱共役たんぱく質**（uncoupling protein；UCP）を含むミトコンドリアが多い。そのため，活発なエネルギー産生が行われ，その産生されたエネルギーは熱として発散される。体重当たりの体表面積が大きい新生児では，

栄養学の歴史 27

化学の革命家，ラボアジェ

　フランスのラボアジェ（Lavoisier，1743～1794）は，呼吸が燃焼と同じ現象であることを示した。彼は，呼吸で取り込んだ空気組成のうち，酸素の81％が炭酸ガスになることを認め，残りの19％は水素と結合して水を生ずると考えた。炭酸ガスの発生量と熱の発生量との関係を量的に求め，さらに，食物摂取によって酸素の吸入量と炭酸の排泄量が増え，機械的労作に比例して増えることを示した。このようにして，呼吸が体内における熱の発生や機械的労作のエネルギーを与えていることを導いた。ラボアジェの生きた時代は18世紀後半であり，ギリシャ以来の「四元素説」（この世のすべてのものは火と水と空気と土からできている）が信じられていた時代である。

　ラボアジェの研究によってエネルギー代謝の基礎がひらかれ，彼の研究は今後の栄養学の進歩に大きく寄与することとなった。

　1793年，政府の収税代理人を引き受けていた理由により，革命政府に逮捕され翌年ギロチンにかけられた。当時の数学者ラグランジュ（Lagrange）は，"ラボアジェの首を落とすには，ほんの一瞬あればよいが，これと同じ頭をつくるには100年あっても足りないだろう"と嘆いた。

体熱の損失も大きい。褐色脂肪細胞における発熱現象は、胎児から新生児期の体温維持に役立っている。

(4) 脳

脳の重量は成人で約1.5kg、体重の2.5％に過ぎないが、総エネルギー消費量に占める割合は高い。頭を使っているときとリラックスしているときのエネルギー消費量は大きく変わらない。

脳血管と脳の神経細胞との間には、血液脳関門とよばれるバリアがあり、脂肪酸（アルブミンと結合し分子サイズが大きい）は通過できない。そのため、脳はグルコースを唯一のエネルギー源としている。空腹時、肝臓ではアミノ酸、乳酸、グリセロールを取り込み、糖新生によってグルコースを合成する。合成されたグルコースは血中に放出され、脳のエネルギー源として利用される。例外的に、飢餓状態が3日間以上続くと、肝臓で生成されたケトン体も脳のエネルギー源として使われるようになる。グルコースの代替燃料としてはたらく。

D　エネルギー代謝の測定法

(1) エネルギー消費量の測定法

エネルギー消費量の測定法は、直接エネルギー測定法と間接エネルギー測定法に大別される。

(1) 直接エネルギー測定法

消費されたエネルギーは熱となって放散されるため、その熱量を直接測ることでエネルギー消費量を求めることが可能となる。アトウォーター・ローザ・ベネディクト呼吸熱量測定装置は、外気と熱の交流を完全に遮断した室内にヒトを入れ、部屋を取り囲む水管の水温変化、呼気中の水蒸気の気化熱、あるいは対象者の体温変化等を考慮してエネルギー消費量を測定する。装置は高価であり、高度な測定技術も必要となり、また、運動時のエネルギー量を測定しにくいこと等の理由から、現在ではほとんど使用されていない。

(2) 間接エネルギー測定法

食物からとりこんだ栄養素がエネルギーに変換されるとき、酸素を使いながら、二酸化炭素を産生する。さらに、たんぱく質がエネルギーになる際には、尿中に窒素が排泄される。したがって、呼吸によって体内に摂取した酸素の量と吐き出した二酸化炭素の量、尿中窒素量が正確に得られれば、エネルギー消費量が推定できる。このような原理を用いて、測定方法がいくつか開発されている。

① ダグラスバッグ法：間接エネルギー測定法の代表的なものは、ダグラスバッグ（Douglas bag）を用いる方法である（図10-4）。短時間マスクを装着し、一定時間大気を吸い込み、呼気をバッグに集める。歩行やジョギング、階段の昇り降りなど、特定の活

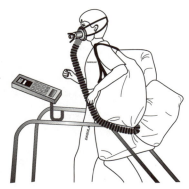

図10-4　ダグラスバッグ装置による呼気採集

資料：小池五郎：新やさしい栄養学、女子栄養大学出版部、2000

動で消費されるエネルギー量を求めるときには有効な方法である。しかし，食事中を含むいくつかの活動の測定は不可能である。また，不快感や見た目の違和感等から，日常生活は制限され，長時間のエネルギー消費量の測定は困難である。

② ヒューマンカロリメーター(エネルギー代謝測定室)：日常生活におけるエネルギー消費量を測定する方法としてヒューマンカロリメーター(エネルギー代謝測定室)が開発されている(図10-5)。約15〜20 m^2 の部屋と空気中の酸素や二酸化炭素濃度，あるいは空気の容積等の測定機を備えた装置である。被験者に一定時間，測定室で生活をしてもらい，その間の室内のガス濃度の変化からエネルギー消費量を測定する。

室内は机，ベッド，トイレ，ルームランナー等が設置されており，ヒトの日常生活をシミュレーションできるように工夫されている。この方法によるエネルギー消費量の測定では，生活が室内に限定されることから，必ずしも，日常の生活活動をそのまま反映するものとはならない。しかし，睡眠時，基礎代謝時，安静時，食事摂取時など，室内環境下での長時間の生活活動のエネルギー消費量の評価をする際には有効である。現在，多くの研究者，そしてマスコミからも注目を集め，その成果が期待されている。

③ 二重標識水法(doubly labeled water; DLW)：酸素の**安定同位体**である ^{18}O と水素の安定同位体である ^{2}H (重水素)で二重にラベルした二重標識水($^{2}H_2{}^{18}O$)を使った測定方法である。被験者に二重標識水を飲んでもらい，約2週間日常生活を送った後，尿中の同位体を測定する。身体活動量の多い人では，酸素を多く使うため，体の水分中の ^{18}O の濃度が速く薄くなる。その原理を使用して身体活動量を評価できる。

食事摂取基準では，身体活動レベル(PAL)の基準値を，二重標識水法によるエネルギー消費量と基礎代謝量を正確に測定した報告を基に求めている。

 二重標識水法で測定した総エネルギー消費量を，基礎代謝量で除したものがPALですね！

このデータから，平均的な日本人の身体活動レベル(PAL)は1.75(1.60〜1.90)であり，これを「ふつう」とし，PALが1.50(1.40〜1.60)では「低い」，2.00(1.90〜2.20)では「高い」としている(表10-8参照)。

二重標識水法は，日常生活に制限を与えることなく，長期間のエネルギー消費量を正確に測定できることから，大変優れている。しかし，二重標識水が非常に高価であり，測定に高度な技術を要することから，手軽に用いることができないのが現状である。

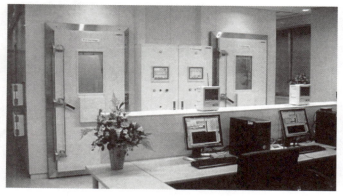
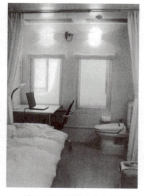

図10-5　ヒューマンカロリメーター　　　　　　　　　　富士医科産業株式会社提供

④ 時間調査表(タイムスタディ)：1日のエネルギー消費量を，行動記録によって求める方法である。家庭や職場での活動を，分単位で記録する。その記録から，活動別の消費エネルギーと活動時間を求め，それら積み上げて求める。高価な装置や高度な技術が要求されないため，各個人の1日のエネルギー消費量を知るうえでは，誰にでも行うことのできる簡便な方法といえよう。

⑤ 加速度計法：からだの動きを感知する小型の装置を身につけ，そのデータをもとに身体活動量の測定やエネルギー消費量を推定する(図10-6)。現在，圧電素子を応用した加速度センサー内蔵型の歩数計の開発が進んでいる。歩行時の活動量だけでなく，ヒトの体の動き(前後，左右，上下)の大きさやその出現頻度から，エネルギー消費量や活動強度(メッツ)を推定する。小型機器の装着のみで活動量を測定できることから，各個人のエネルギー消費量を求めるうえで有効な手段となる。ただし，身体に装着するため，入浴時に用いることはできない。

(3) 呼気ガス分析

呼気ガス分析は，呼気中の酸素および二酸化炭素の濃度と呼気量(容積)を測定することで，エネルギー消費量を間接的に算出する方法である。

呼気ガス分析では，呼吸によって吐き出した気体(呼気ガス)中の酸素と二酸化炭素濃度を測定する。酸素は体内で栄養素の酸化に使われるため大気中の濃度より減少し，二酸化炭素は栄養素の酸化によって発生するため大気中の濃度より増加する。大気中の酸素濃度は21％，二酸化炭素濃度は0.04％であることから，大気中と呼気ガス中の酸素および二酸化炭素濃度の濃度差を分析することで，消費した酸素と発生した二酸化炭素を知ることができる。同時に，呼気量(容積)は専用のガスメーターを用いて正確に計測しておく。

たんぱく質の燃焼量を知るためには，尿中窒素排泄量を測定しなければならない。しかし，摂取エネルギーに占めるたんぱく質の割合を15％程度と仮定し，計算式を補正することでエネルギー消費量はほぼ正確に求めることができる。したがって，尿中窒素排泄量の測定は行なわないのが一般的である。

呼気ガス分析を用いた測定には，ダグラスバッグによる呼気の採取やヒューマンカロリーメーターなどがある(前述)。ダグラスバッグは，短時間の多様な活動時のエネルギー消費量を測定するのに適している。ヒューマンカロリーメーターは，24時間あるいはそれ以上の期間中のエネルギー消費量を測定するのに適している。

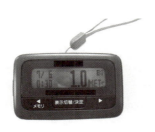 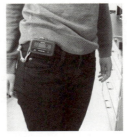

図10-6 加速度計と装着例

(2) 呼吸商(呼吸比)（respiratory quotient; RQ）

呼吸によって取り込む酸素はエネルギー代謝に利用され，呼気として排出される。呼

呼吸商とは，呼吸によって体内に取り込まれ消費された酸素量と，体外に排泄された二酸化炭素量の容積比（CO_2/O_2）をいう。

$$呼吸商（RQ）=\frac{（発生したCO_2）}{（消費したO_2）}$$

この値は燃焼する栄養素によって一定の値となることから，エネルギーとして利用されているエネルギー産生栄養素について知ることができる。

(1) エネルギー産生栄養素のRQ

炭水化物だけが燃焼したときには1.0であり，脂質だけが燃焼したときには0.707である。また，たんぱく質だけが燃焼したときには0.80となる（表10-5）。例えば，強い運動を行なったとき（無酸素運動）には，炭水化物のみが燃焼するのでRQは1となり，低強度の運動を長時間行なったとき（有酸素運動）には，脂質の燃焼が増えるためRQは0.7に近くなる。また，飢餓状態では脂質の燃焼が主になるため，呼吸商は0.7に近くなる。

表10-5 呼吸商と栄養素の燃焼比率

非たんぱく質性呼吸商	燃焼比率		1Lの酸素に対する熱量 (kcal)
	炭水化物	脂肪	
0.707	0	100	4.686
0.75	15.6	84.4	4.739
0.80	33.4	66.0	4.801
0.85	50.7	49.3	4.862
0.90	67.5	32.5	4.924
0.95	84.0	16.0	4.985
1.00	100.0	0	5.047

＊＊＊ もっと知りたい！ RQの算出式

各栄養素が単独で燃焼したときのRQは理論的に以下のとおり算出される。

グルコースが燃焼したとき

$$C_6H_{12}O_6 + 6O_2 \longrightarrow 6CO_2 + 6H_2O \text{ となり，}$$

$RQ = 6CO_2/6O_2 = 1$ となる。

トリオレイン（グリセロールについている3分子の脂肪酸がすべてオレイン酸と仮定）が燃焼したとき

$$C_{57}H_{104}O_6 + 80O_2 \longrightarrow 57CO_2 + 52H_2O \text{ となり，}$$

$RQ = 57CO_2/80O_2 ≒ 0.7$ となる。

アルブミンが燃焼したとき

$$C_{72}H_{112}N_{18}O_{22}S + 77O_2 \longrightarrow 63CO_2 + 38H_2O + SO_3 + 9CO(NH_2)_2$$

$RQ = 63CO_2/77O_2 ≒ 0.8$ となる。

＊＊＊

(2) 非たんぱく質性呼吸商（non protein respiratory quotient; NPRQ）

炭水化物と脂質の燃焼によって排出されたCO_2の量と消費されたO_2の量の比をいう。すなわち，たんぱく質の燃焼量を差し引いて，炭水化物と脂質だけの燃焼を算出したものである。たんぱく質の燃焼量は尿中の窒素排泄量を測定することで求める。

$$NPRQ=\frac{（発生したCO_2－たんぱく質の燃焼により発生したCO_2）}{（消費したO_2－たんぱく質の燃焼により消費したO_2）}$$

尿中に排泄された窒素(N) 1gは，体内で6.25gのたんぱく質の燃焼に相当する。このときO_2は5.92L消費され，CO_2は4.75L発生されることがわかっている。そこで，分母のたんぱく質の燃焼により消費したO_2はN×5.92，分子のたんぱく質の燃焼により発生したCO_2はN×4.75で表される。

E エネルギー必要量

推定エネルギー必要量の求め方は，以下の式で示される。

推定エネルギー必要量(kcal/日)＝体重1kgあたりの基礎代謝基準量(kcal/kg体重/日)×参照体重(kg)×身体活動レベル基準値

基礎代謝基準値は，性，年齢階級別に体重kg当たりで示されたものである(表10-6)。ただし，基礎代謝基準値は参照体位(表10-7)において推定値と実測値が一致するように決定されている。

表10-6　基礎代謝量基準値

性別	男性			女性		
年齢(歳)	基礎代謝量(A) (kcal/kg体重/日)	参照体重(B) (kg)	基礎代謝量 (A)×(B) (kcal/日)	基礎代謝量(A) (kcal/kg体重/日)	参照体重(B) (kg)	基礎代謝量 (A)×(B) (kcal/日)
1～2	61.0	11.5	700	59.7	11.0	660
3～5	54.8	16.5	900	52.2	16.1	840
6～7	44.3	22.2	980	41.9	21.9	920
8～9	40.8	28.0	1,140	38.3	27.4	1,050
10～11	37.4	35.6	1,330	34.8	36.3	1,260
12～14	31.0	49.0	1,520	29.6	47.5	1,410
15～17	27.0	59.7	1,610	25.3	51.9	1,310
18～29	23.7	63.0	1,490	22.1	51.0	1,130
30～49	22.5	70.0	1,570	21.9	53.3	1,170
50～64	21.8	69.1	1,510	20.7	54.0	1,120
65～74	21.6	64.4	1,390	20.7	52.6	1,090
75以上	21.5	61.0	1,310	20.7	49.3	1,020

 そうなると，参照体位から大きく外れた体格の人では推定誤差がおおきくなるのでしょうか？

肥満者においてそのまま用いてしまうと，基礎代謝量は過大に評価されることとなる。過大評価された基礎代謝量に身体活動レベルを乗じて得られた推定エネルギー必要量は，真のエネルギー必要量も高く評価されることとなり，ますます，肥満を助長する結果となる。逆に，やせの者に用いると，基礎代謝量は過小に評価され，その結果，真の推定エネルギー必要量も低く評価され，ますます，やせを助長する結果となる。

体重の増減はエネルギーの過不足のよい指標となる。体重増加があればエネルギー過剰であり，体重減少があればエネルギー不足状態と判断できる。実際の栄養管理の場においては，算出された推定エネルギー必要量の数値のみに頼るのではなく，体重の増減を常に確認することが大切となる。

なお，身体活動レベル(PAL)は，二重標識水法で測定された総エネルギー消費量を基礎代謝量で除して求める。食事摂取基準では，成人の身体活動レベルの代表値を，「低い」＝1.50，「ふつう」＝1.75，「高い」＝2.00としている(表10-8)。

表10-7　参照体位(参照身長，参照体重)[1]

性別	男性		女性[2]	
年齢等	参照身長(cm)	参照体重(kg)	参照身長(cm)	参照体重(kg)
0～5(月)	61.5	6.3	60.1	5.9
6～11(月)	71.6	8.8	70.2	8.1
6～8(月)	69.8	8.4	68.3	7.8
9～11(月)	73.2	9.1	71.9	8.4
1～2(歳)	85.8	11.5	84.6	11.0
3～5(歳)	103.6	16.5	103.2	16.1
6～7(歳)	119.5	22.2	118.3	21.9
8～9(歳)	130.4	28.0	130.4	27.4
10～11(歳)	142.0	35.6	144.0	36.3
12～14(歳)	160.5	49.0	155.1	47.5
15～17(歳)	170.1	59.7	157.7	51.9
18～29(歳)	172.0	63.0	158.0	51.0
30～49(歳)	171.8	70.0	158.5	53.3
50～64(歳)	169.7	69.1	156.4	54.0
65～74(歳)	165.3	64.4	152.2	52.6
75以上(歳)	162.0	61.0	148.3	49.3
18以上(歳)[3]	(男女計)参照身長161.0cm，参照体重58.6kg			

注] 1　0～17歳は，日本小児内分泌学会・日本成長学会合同標準値委員会による小児の体格評価に用いる身長，体重の標準値を基に，年齢区分に応じて，当該月齢及び年齢区分の中央時点における中央値を引用した。ただし，公表数値が年齢区分と合致しない場合は，同様の方法で算出した値を用いた。18歳以上は，平成30・令和元年国民健康・栄養調査の2か年における当該の性及び年齢区分における身長・体重の中央値を用いた。
2　妊婦，授乳婦を除く。
3　18歳以上成人，男女合わせた参照身長及び参照体重として，平成30・令和元年の2か年分の人口推計を用い，「地域ブロック・性・年齢階級別人口÷地域ブロック・性・年齢階級別　国民健康・栄養調査解析対象者数」で重み付けをして，地域ブロック・性・年齢区分を調整した身長・体重の中央値を算出した。

表10-8　身体活動レベル(カテゴリー)別にみた活動内容と活動時間の代表例

身体活動レベル(カテゴリー)	低い	ふつう	高い
身体活動レベル基準値[1]	1.50 (1.40～1.60)	1.75 (1.60～1.90)	2.00 (1.90～2.20)
日常生活の内容[2]	生活の大部分が座位で，静的な活動が中心の場合	座位中心の仕事だが，職場内での移動や立位での作業・接客等，通勤・買い物での歩行，家事，軽いスポーツのいずれかを含む場合	移動や立位の多い仕事への従事者，あるいは，スポーツ等余暇における活発な運動習慣をもっている場合
中程度の強度(3.0～5.9メッツ)の身体活動の1日当たりの合計時間(時間/日)[3]	1.65	2.06	2.53
仕事での1日当たりの合計歩行時間(時間/日)[3]	0.25	0.54	1.00

[1] 代表値。(　)内はおよその範囲。
[2] 参考文献を参考に，身体活動レベルに及ぼす仕事時間中の労作の影響が大きいことを考慮して作成。
[3] 参考文献による。

練習問題 —— 国家試験対策

第10章 エネルギー代謝

第37回(2023年)　80番

1　基礎代謝量に関する記述である。最も適当なのはどれか。1つ選べ。
(1) 同じ体重の場合，体脂肪量が多いほど高くなる。
(2) 体表面積が大きいほど低くなる。
(3) 体重当たりの基礎代謝量は，加齢とともに高くなる。
(4) 発熱に伴い低くなる。
(5) 低栄養状態で低くなる。

解答：5
(1) ×　同じ体重の場合，体脂肪量が多いほど低くなる。エネルギー代謝の盛んな除脂肪体重(LBM)に対して，脂肪組織はエネルギー代謝が低い。そのため，LBMに対して体脂肪量が多くなるほど，基礎代謝量は低下する。
(2) ×　体表面積が広い場合には，体表面からの放熱量がそれに比例して多い。そのため，年齢・性・体重が同じであっても，身長が高くやせている人(体表面積が広い)は体重当たりの基礎代謝量が大きい。
(3) ×　体重当たりの基礎代謝量は，1～2歳児で最大であり，加齢に伴い減少する。
(4) ×　発熱時，基礎代謝量は高くなる。1℃の体温上昇は基礎代謝量を約13%増加させる。
(5) ○　低栄養状態でやせとなり，特にエネルギー代謝の盛んな筋肉組織が減少すると基礎代謝の低下につながる。また，少ないエネルギーに対するからだの適応現象として，組織でのエネルギー消費が減少する。そのために基礎代謝は低下する。

第37回(2023年)　81番

2　非たんぱく質呼吸商を求めるために呼気分析を行い，以下の結果を得た。酸素消費量A(L：リットル)，二酸化炭素排出量B(L)，たんぱく質の燃焼による酸素消費量C(L)，たんぱく質の燃焼による二酸化炭素排出量D(L)。非たんぱく質呼吸商を求めるための計算式として，最も適当なのはどれか。1つ選べ。
(1) B/A　　(2) (B−D)/(A−C)　　(3) (B+D)/(A+C)
(4) (A−C)/(B−D)　　(5) (A+C)/(B+D)

解答：2
非たんぱく質呼吸商(NPRQ)とは，たんぱく質の燃焼量を差し引いて，糖質と脂質の燃焼によって排出された二酸化炭素の量と消費された酸素の量の比をいう。
計算式は，
$$\text{NPRQ} = \frac{(二酸化炭素排出量(B) − たんぱく質の燃焼による二酸化炭素排出量(D))}{(酸素消費量(A) − たんぱく質の燃焼による酸素消費量(C))}$$
で表される。

(1) ×　　(2) ○　　(3) ×
(4) ×　　(5) ×

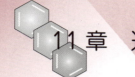

11章　遺伝子と栄養

1990年から13年間にわたり行われたヒトゲノム計画は，ヒトの全遺伝情報を解読することを目的とした国際的協力プロジェクトであった。ヒトの形質や遺伝性疾患に関与する遺伝子の正確な位置をつきとめることであり，その成果は，多くの疾病に対する治療や予防を画期的に進歩させた。今まさに，1人ひとりの遺伝情報に合わせた個人別のテーラーメイド医療が始まろうとしている。

A　遺伝形質と栄養の相互作用

(1) ヒトゲノム・遺伝子とは

ヒトの体は約37兆個もの細胞からなるが，これらの細胞はもともと1個の受精卵に由来する。1個の受精卵が細胞分裂によって，2個，4個，8個，16個と増え，ついには37兆個にまでなったのである。細胞分裂が起こるとき，核のなかのDNAは倍に複製され，それぞれの細胞に同じものが分配されていく。したがって，すべての細胞はすべて同じDNAをもっている。

1つの細胞の核内に含まれるDNAの長さを測ってみると1.8mにもなる。これはヒストンとよばれるたんぱく質でできた芯をDNAが巻き，伸びてまた巻くという繰り返し構造によって，染色体は構成される。ヒトは染色体を全部で46本もっている。すなわち，DNAは46本に分断されて細胞の核内に存在しているのである。染色体はそもそも母親と父親から1本ずつ受け継いだものである。そのため，染色体は対をなしており，その対をなす2本は同じ遺伝子群をもっていることになる。したがって，ヒトの染色体は，全部で23対である。ヒトとして必要な遺伝情報は細胞に含まれるDNAの1/2に存在し，このようなヒトの全遺伝情報の1セットをゲノムという。

 つまり，ヒトはゲノムを2セットもっているのですね！

遺伝子は，親から子へと遺伝する，あるいは細胞から細胞へと伝えられる形質を決定する因子のことである。DNA上には，2〜2.5万個の遺伝子が散在している。ヌクレオチドは，塩基（アデニン(A)，グアニン(G)，シトシン(C)，チミン(T)）と糖とリン酸か

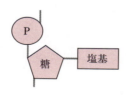

	糖	プリン塩基	ピリミジン塩基
DNA	デオキシリボース	アデニン(A) グアニン(G)	チミン(T) シトシン(C)
RNA	リボース	アデニン(A) グアニン(G)	ウラシル(U) シトシン(C)

━：相補的塩基対

図11-1　ヌクレオチドとは

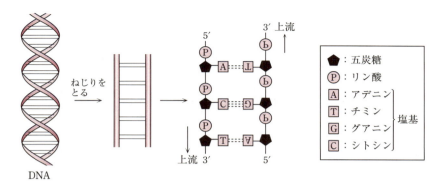

図11-2　DNAの構造

らなり，ヌクレオチドがつながってできたものがDNAである（図11-1, 2）。この4種の塩基，AGCTの配列が遺伝情報となる。ヒトの細胞の核には30億個のヌクレオチド（＝30億個の塩基配列）が存在しており，新聞の文字数でたとえると朝刊・夕刊合わせて11年分に相当するとされる。とてつもなく膨大な情報が収められているのである。この遺伝情報に従ってヒトの体や機能に必要なたんぱく質が細胞で合成される。すなわち，ヌクレオチド3個の配列が遺伝暗号（コドン）となり，1つのアミノ酸を指定し，その並び方や組合せの変化によって，さまざまなたんぱく質を合成している。

（2）遺伝子発現に関わる因子

　すでに述べたとおり，ヒトの体を構成している約37兆個の細胞には，全く同一のゲノムが含まれている。ところが，同じゲノムをもちながら，肝細胞，筋肉細胞，脂肪細胞等，それぞれの細胞ごとの構造や機能は異なる。つまり，細胞に存在する遺伝子は，個々の細胞機能に必要なたんぱく質を，必要なときに，必要な量だけつくるように調節されている。例えば，空腹時，血糖値は低下する。すると，体内では，血糖値を上げるように，さまざまなことが行われる。筋肉ではたんぱく質の異化が亢進し，肝臓ではグリコーゲンが分解され，たんぱく質の分解によって生じたアミノ酸が糖新生でグルコースとなる。また，脂肪組織ではトリアシルグリセロールが分解され，遊離脂肪酸が血液中に放出される。これらの作用に関与する酵素たんぱく質が，特定の各臓器・組織の細胞内でつくられることで，それぞれの代謝は進む。生成される酵素の種類や量は，臓器・組織でそもそも異なっており，このことが代謝の違いに反映される。

 なぜ，代謝に必要な酵素が，それぞれの細胞で間違いなくつくられるのでしょうか？

　酵素はたんぱく質でできている。したがって，DNAの情報に基づいて合成されなければならない。酵素たんぱく質が必要な細胞で必要なだけつくられるためには，ゲノム上の遺伝子から，転写，翻訳等の各プロセスを経なければならない。DNAの遺伝情報がRNAポリメラーゼのはたらきによってmRNAに転写され，リボソーム上でmRNAを鋳型として翻訳を行い，tRNAによって運ばれたアミノ酸からポリペプチド鎖を構成し，その結果，たんぱく質が生成される。この一連のプロセスが滞りなく行われることが必要となる（図11-3）。

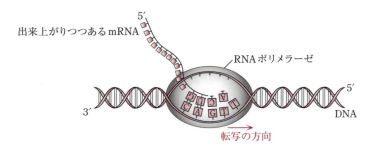

図11-3　DNAからmRNAへの転写のしくみ

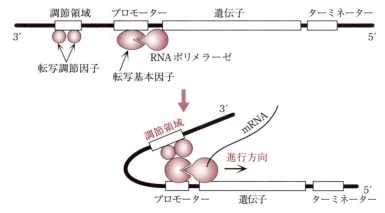

図11-4　RNAポリメラーゼと転写調節因子の相互作用

　たんぱく質合成の過程のなかでも，DNA情報がmRNAへ転写される際の調節が作用発現の最も重要なステップとなる．転写は，DNAの鋳型鎖にあるプロモーターとよばれる特定の塩基配列部分に，RNAポリメラーゼが結合して開始する．プロモーター周辺には，転写調節因子とよばれるたんぱく質合成を調節する物質が結合できる調節領域が存在する．たんぱく質の合成は，この転写調節因子が調節領域に結合したり，はずれたりすることで調節される（図11-4）．例えば，肝細胞は糖新生を発現するための転写調節因子を，細胞内にもっていることが知られている．一方，筋肉にはその転写調節因子が存在しない．そのため，筋肉では糖新生を行うことはできない．

＊＊＊　もっと知りたい！　栄養は遺伝子発現をも変える!?――――――――

　近年，DNAやヒストンたんぱく質にメチル基やアセチル基が結合することによって，転写が調節されることもわかってきた．例えば，DNAの塩基に生じるメチル化修飾は，染色体構造を変化させることで転写因子の結合を阻害し，遺伝子発現を抑制する．妊娠中の母親が低栄養であると，生まれた子供は成人になったときに，生活習慣病を発症しやすくなることが多くの疫学研究から示されているが，これは胎児期における児のDNAのメチル化による遺伝子発現の変化が一つの原因と考えられている．遺伝子DNAの変異はみられず，その代わりにDNAの修飾状態が変化して遺伝子のスイッチが切り替わってしまうことを，「エピジェネティック修飾」という．エピジェネティック修飾は後天的なものであり，個体をとりまく栄養状態が大きく関わっている．

――――――――――――――――――――――――――――――――＊＊＊

（3） 遺伝子発現と栄養成分との関わり

食事中の成分は，DNA からたんぱく質合成に至る過程に対して，大きな影響力をもっている．例えば，ビタミン A，ビタミン D，鉄などが挙げられるが，ここでは，脂質代謝にかかわる調節因子を例に，細胞レベルでの調節について説明する．

例えば，健常なヒトでは，体内のコレステロール量は常に一定に保たれている．

 コレステロールの生合成が，律速酵素である HMG‐CoA 還元酵素活性によって調節されているためですね！

コレステロールの生合成の律速酵素である HMG‐CoA 還元酵素の発現にかかわる転写因子は，ステロール調節配列結合たんぱく質（sterol regulatory element-binding protein；SREBP）とよばれ，細胞では小胞体膜に存在している．コレステロール摂取量が減少し，体内のコレステロールが低下すると，SREBP はプロテアーゼの作用で切断され，小さくなった SREBP が核内に移動する．SREBP は転写調節因子となって，HMG‐CoA 還元酵素遺伝子や LDL 受容体遺伝子から mRNA への転写調節を促進する．これにより，体内のコレステロール量が維持される（図 11-5）．

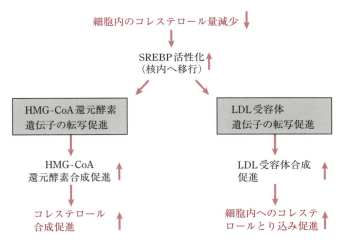

図 11-5　SREBP の作用のしくみ

ペルオキシソーム増殖剤活性化受容体；peroxysome proliferator‐activated receptor；PPAR）は，核内受容体であると同時に転写調節因子であることが知られており，現在，脂質異常症において注目されている．PPAR ファミリー（PPAR とよばれる受容体は 3 種類あり，これらをファミリーという）が知られているが，なかでも，PPAR α は肝臓や腎臓，筋肉，褐色脂肪組織に広く存在し，**レチノイド X 受容体（RXR）**と結合し，遺伝子の転写調節因子として脂質代謝を制御する．つまり，ペルオキシソームを増やし，脂肪酸の β 酸化を亢進し，肥満や脂質異常症予防にはたらく．PPAR α は活性化される際，**リガンドを必要とするが**，このリガンドの一つとして多価不飽和脂肪酸が挙げられる．食事からの n-3 系多価不飽和脂肪酸には脂質代謝改善効果があり，この作用には PPAR α の活性化を介しての遺伝子発現が深く関与している（図 11-6）．

遺伝子発現の調節のほかに，mRNA の安定化やたんぱく質の合成や分解等も食事によって影響を受ける．また細胞のなかに，たんぱく質合成に必要な遺伝子と，その発現

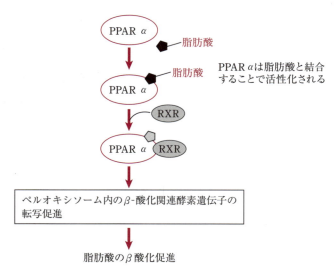

図11-6　PPARαの作用のしくみ

に必要な転写調節因子がそろっていても，必須アミノ酸が一つでも不足していれば，たんぱく質合成は進まない。DNA情報がmRNAへ転写され，たんぱく質が合成される過程は，食事中の成分によって複雑に調節されている。

（4）　内臓脂肪蓄積はなぜわるいか

肥満症や糖尿病，脂質異常症，高血圧等の生活習慣病は，それぞれが独立した別の病気ではなく，内臓脂肪が蓄積した状態によって引き起こされる可能性が高いことがわかってきた。このように病気が引き起こされやすくなった状態をメタボリックシンドロームとよんでいる。

体脂肪は脂肪細胞によって構成されている。脂肪細胞はトリアシルグリセロールを多量にため込み，そのため，細胞内の小器官はすみに寄せられている。ヒトでは通常300億個ほどあり，肥満になると直径は20倍にも大きくなり数も増える。これまで，単にエネルギー貯蔵庫と考えられていた脂肪細胞が，実は200種以上の重要な生理活性因子（アディポサイトカイン）を産生・分泌する内分泌細胞であることが明らかになった。アディポサイトカインには，インスリン抵抗性を促進するTNF1-α（tumor necrosis factor：腫瘍壊死因子）やレジスチン，血栓形成に関わるPAI-1（plasminogen activator inhibitor-1），血圧上昇にはたらくアンギオテンシノーゲン等がある。脂肪細胞が増えると，アディポサイトカインの分泌量も高まり，その結果，インスリン抵抗性や血圧上昇が引き起こされる。メタボが生活習慣病のひきがねとされる所以である。

B　生活習慣病と遺伝子多型
（1）　遺伝子多型

ヒトには，生まれつきそれぞれ個人差がある。色の白い人，浅黒い人，目の大きい人，小さい人，背の高い人，低い人……。顔かたちだけでなく，ヒトはそれぞれ，性格も異なる。また，同じような食生活をしていても，太りやすい人，やせやすい人，アルコールに強い人，弱い人等千差万別である。身体的な特徴や性格，体質等は，親から遺伝的

に受け継がれた個人差が形質となってあらわれたものである。同一種に属する生物であっても，個々人のゲノムの塩基配列は多種多様である。ヒトゲノムの99.9％は万人に共通であるが，残りのわずか0.1％が異なり，このゲノムの塩基配列の違いが個人差となって現れるのである。

　遺伝子の塩基配列の違いは，表現型に病的影響を与える場合と与えない場合とがある。病的影響を与えることのない遺伝子の違いであって，さらに，集団の1％以上の頻度で存在する場合を，遺伝子多型(polymorphism)という。すなわち，塩基がほかの塩基に置き換わる"置換"，塩基が失われる"欠失"，塩基が入る"挿入"や"重複"及び遺伝的組換え等によって生じる。DNA塩基配列の1か所だけが，このような組み換えで起こる多型は，遺伝子一塩基多型(single nucleotide polymorphism; SNP：スニップあるいはSNPs：スニップス)とよばれ，もっとも代表的な多型の様式である。ヒトゲノム中には，300万〜1000万箇所のSNPがあるとされ，この遺伝子多型は遺伝的背景の個別化マーカーとして有用視されている。

＊＊＊　もっと知りたい！　お酒に強い人，弱い人─────────────

　摂取したアルコールは，アルコール脱水素酵素(alcohol dehydrogenase; ADH)によって酸化されアセトアルデヒドとなり，さらにアルデヒド脱水素酵素(aldehyde dehydrogenase; ALDH)によって，酢酸となる。酢酸はアセチルCoAとなり，クエン酸回路で代謝される。ADHにおいても，ALDHにおいても変異のある人ではお酒に弱い。しかし，ADH遺伝子には民族差がみられ，ALDH遺伝子においては同じ日本人でも個人差がみられる。いわゆる下戸とよばれる人の場合，ALDH2遺伝子に変異があり，アセトアルデヒドの処理がうまくいかず，不快症状を引き起こす。ALDH2遺伝子変異は日本人の場合25％にみられる。北海道，東北，九州，沖縄には，変異をもつ人が少なく，この地域には酒豪が多いといわれる。

─────────────────────────────────＊＊＊

（2）栄養素に対する応答の個人差

　ヒトはさまざまな遺伝子多型をもった雑種の集団である。そのため，同じ食事を摂取している場合においても，疾病の発症や食品成分の効果に大きな個人差が認められる。一つの疾病遺伝子を受け継ぐことで生じる疾患を単一遺伝子疾患とよぶのに対して，遺伝子多型が複雑に絡み合って発症する疾病を多因子疾患とよぶ。肥満症，糖尿病，脂質異常症，高血圧症等の生活習慣病は多因子疾患であり，これらの疾病の発症には複数の遺伝子多型が関係している。

　生活習慣病は遺伝性素因に加え，食生活や運動等の生活環境が重なって引き起こされるのですね！

　生活習慣病の発症に対する遺伝子多型のかかわりを明らかにすることが重要となる。すなわち，遺伝的には不利な素因をもった人でも，食生活等の生活習慣を個人に適した内容に変えることで，生活習慣病を予防あるいは治療することが可能になると期待されている。

　個人の遺伝子多型の特徴に合わせて，最適な栄養教育を施すことを，テーラーメイド

医療あるいは，オーダーメイド医療と呼ばれてきた。β3アドレナリン受容体（β3-adrenergic receptor；β3-AR）遺伝子の変異型をもつヒトの場合，正常の人に比べてエネルギー消費が1日あたり約200 kcal 低いことがわかっている。そこで，遺伝子診断を行い，変異型であった場合には，マイナス200 kcal のエネルギー量を処方すればよいことになる。それによって，肥満を予防することが可能となる。近年では，遺伝子多型にとどまらず，腸内細菌，睡眠，運動，体組成，血液などにおけるバイオマーカーといった様々な要因を統合して，各個人に最適な栄養を提案する「プレシジョン栄養学」が求められる。

＊＊＊ もっと知りたい！ 葉酸の欠乏による認知症を防ぐには ─────────

　メチレンテトラヒドロ葉酸還元酵素遺伝子の変異型をもつヒトの場合，葉酸の欠乏に罹りやすい。日本人の15％（6〜7人に1人）は，変異型であり，このようなヒトでは，葉酸欠乏による動脈硬化や認知症を起こすリスクが高くなる。食事摂取基準では成人の場合，1日240μgを推奨量としているが，個人の遺伝子を調べ，変異型であることがわかった場合には，推奨量の2倍の葉酸を摂ることが勧められる。変異型のヒトでも，葉酸摂取量を増やすことで，血中の葉酸濃度が正常なヒトと同程度の健康なレベルに保つことが可能となる。

─────────────────────────────────── ＊＊＊

(3) 倹約（節約）遺伝子仮説

　ヒトは長い歴史のなかで，食物の供給が不安定な厳しい自然環境のなかで生き抜いてきた。そのような厳しい環境のなかでは，少ないエネルギー量で生存でき，また，少しでも余剰のエネルギーができると，それを脂肪として体内に効率よく蓄えられる体質（遺伝素因）をもった個体が生存に有利になる。すなわち，エネルギーを倹約することのできる個体が，厳しい環境のなかで生き残ってきたのである。このようなエネルギーの倹約にはたらく遺伝子を倹約遺伝子という。飢餓状態を生き抜いてきた人々の，その子孫となるわれわれの遺伝子にも，倹約遺伝子群が獲得されているという。

　この倹約遺伝子仮説は，1960年代に，アメリカのミシガン大学のジェイムズ・ニール（J. V. Neel）が提唱した。β3-AR 遺伝子は倹約遺伝子の代表的なものである。β3-AR 遺伝子に変異があると，カテコールアミンの作用が脂肪細胞内に伝達されず，肥満を起こしやすくなる。アメリカ，アリゾナ州に住むピマ族は，高率に肥満または糖尿病を発症しているが，彼らの遺伝子の変異は1/2の確率でみつかっている。

 飽食の今の時代においては，倹約遺伝子はかえって肥満や糖尿病をもたらす要因となっているのですね！

　この他，倹約遺伝子として，PPARγ，胃抑制ペプチド（gastric inhibitory polypeptide；GIP），脱共役たんぱく質3（uncoupling protein 3；UCP3）遺伝子等がある。PPARγ は PPAR ファミリーのなかでも脂肪細胞に特異的に存在している。脂肪細胞でのレプチンの発現抑制を介して，高脂肪食下でエネルギー貯蔵に作用する。GIP は，脂質の消化吸収を引き金とし，十二指腸（K細胞）より分泌され，膵臓のB細胞からのインスリン分泌を増強する消化管ホルモンである。高脂肪摂取下では，このホルモンは肥満を促進する遺伝子となる。UCP3は，全身の筋肉や褐色脂肪細胞に存在し，エネルギーを熱に変

換するたんぱく質である．そのため，UCP3遺伝子に変異のあるヒトでは，正常のヒトに比べて体が冷えやすく，太りやすくなる．

*** **もっと知りたい！** β3アドレナリン受容体（β3-adrenergic receptor; β3-AR）

　生体のエネルギー代謝は，カテコールアミン（アドレナリン，ノルアドレナリン）や甲状腺ホルモンによって調節されている．カテコールアミンの作用は，細胞膜に存在するαおよびβという2つのタイプのアドレナリン受容体（AR）によって細胞内部へ伝えられる．さらに，これらのARは，α1, α2, β1, β2, β3という5つのサブタイプに分類されている．これらのサブタイプのなかで，β3-ARは脂肪細胞膜に存在する（図11-7）．

　アドレナリンあるいはノルアドレナリンはβ3-ARに結合することで，脂肪細胞に蓄積された脂肪の分解を促進する．β3-ARは図のように7回膜貫通型の構造をとるが，408個のアミノ酸のうちの64番目のアミノ酸が，通常はトリプトファンであるのに対して，遺伝子に変異のあるヒトではその部分がアルギニンに置き変わっている．それが受容体の機能を低下させる．この変異があると，カテコールアミンの作用が脂肪細胞内に伝達されず，エネルギー消費量が低下する．その結果，肥満を起こしやすく，インスリン抵抗性の病態にかかりやすくなる．日本人ではこの変異をもっている人は約1/3である．欧米人より多く，驚くべきことにピマインディアンにつぐ高い確率とされる．日本人が欧米人と同様の食事をしていると，より高率に肥満や糖尿病が発症することを示したものである．

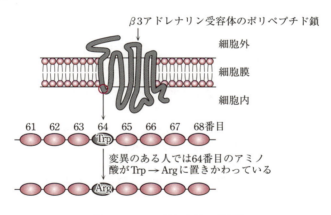

図11-7　β3アドレナリン受容体

***

練習問題 —— 国家試験対策

11章　遺伝子と栄養

第38回（2024年）　68番

1　遺伝子多型に関する記述である。誤っているのはどれか。1つ選べ。
　(1)　一塩基多型は SNPs と呼ばれる。
　(2)　後天的要因により生じる。
　(3)　出現頻度には人種差がある。
　(4)　生活習慣病の発症要因となる。
　(5)　ヒトの集団の1%以上にみられる。

解答：2
　(1)　○　一塩基多型は，single nucleotide polymorphism (s)，SNP あるいは SNPs と呼ばれ，1つの塩基だけが別の塩基に置き換わっているものをいう。
　(2)　×　遺伝子の塩基配列は先天的に決まるものであり，食習慣や運動習慣などの生活習慣要因で引き起こされるものではない。
　(3)　○　遺伝子多型の出現頻度には，人種差や地域差が存在する。
　(4)　○　生活習慣病は，遺伝要因と環境要因が相互に影響しあって発症する多因子疾患である。発症関連遺伝子は発症の危険因子となることから感受性遺伝子とよばれる。
　(5)　○

第35回（2021年）　68番

2　遺伝形質に関する記述である。最も適当なのはどれか。1つ選べ。
　(1)　遺伝子多型は，遺伝子変異の発生頻度が集団の1%未満である。
　(2)　遺伝子多型は，食習慣の影響を受けて生じる。
　(3)　遺伝子多型の出現頻度は，人種による差異がない。
　(4)　β_3アドレナリン受容体遺伝子の変異は，肥満のリスクを高める。
　(5)　倹約（節約）遺伝子は，積極的にエネルギーを消費するように変異した遺伝子である。

解答：4
　(1)　×　遺伝子多型とは，病的影響を与えることのない遺伝子の違いであって，さらに，集団の1%以上の頻度で存在する場合をいう。
　(2)　×　遺伝子の塩基配列は先天的に決まるものであり，食習慣や運動習慣などの生活習慣要因で引き起こされるものではない。
　(3)　×　遺伝子多型の出現頻度は，人種による差異がある。例えば，アルコールの代謝に必要となるアルデヒド脱水素酵素（ALDH2）の遺伝子変異をもつヒトは，欧米人に比べて日本人で多い。
　(4)　○　β_3アドレナリン受容体の変異により，ホルモンであるカテコールアミンの作用が脂肪細胞内に伝達されず，エネルギー消費量が低下する。その結果，肥満を起こしやすく，インスリン抵抗性の病態にかかりやすくなる。
　(5)　×　倹約（節約）遺伝子は，積極的にエネルギーを蓄積するように変異した遺伝子である。

参考文献　　＊　＊　＊　＊　＊　＊

島薗順雄：「栄養学の歴史」，朝倉書店（1989）
ウォルター・グラットザー，水上茂樹訳：「栄養学の歴史」，講談社サイエンティフィク（2008）
田川邦夫著：「からだの働きからみる代謝の栄養学」，タカラバイオ株式会社（2003）
女子栄養大学管理栄養士国家試験対策委員会編：「管理栄養士国家試験　受験必修過去問集2025」，女子栄養大学出版部（2024）
柴田克己，合田敏尚編集：「基礎栄養学　改訂第6版」，南江堂（2020）
厚生労働省：「平成29年国民健康・栄養調査報告書」，http://www.mhlw.go.jp/CONTENT/000451755.pdf
香川靖雄編著：「時間栄養学」女子栄養大学出版部（2019）
久米和彦著：「時間の分子生物学」，講談社（2011）
香川明夫監修：「食品成分表2024」，女子栄養大学出版部（2024）
五明紀春，三浦理代共著：「スタンダード食品学　管理栄養士・栄養士のためのフードリテラシー改訂版」，アイ・ケイコーポレーション（2016）
日本アミノ酸学会翻訳小委員会訳：「たんぱく質・アミノ酸の必要量— WHO／FAO／UNU 合同専門協議会報告—」，医歯薬出版（2009）
厚生労働省：「日本人の食事摂取基準2025年版」策定検討会報告書
Gallagher D, Belmonte D, Deurenberg P, Wang Z, Krasnow N, Pi-Sunyer FX, Heymsfield SB.; Organ-tissue mass measurement allows modeling of REE and metabolically active tissue mass., Am J Physiol., 275(2 Pt 1), 1998

用語解説 ── 本文中太字の用語の説明

アシドーシス（酸血症）：血液のpHが正常値である7.4±0.05より低くなり，酸性に傾いた状態。呼吸不全などが原因でCO_2の排泄が低下したために起こるものを呼吸性アシドーシス，酸性物質（ケトン体や乳酸など）の蓄積によって起こるものを代謝性アシドーシスという。ケトン体によるアシドーシスは，特にケトアシドーシスとよばれる。脱力感，眠気，吐き気，血圧低下などの症状がみられ，症状が進行するとショック，昏睡，死に至る。

RNAポリメラーゼ：RNA合成酵素ともいう。DNAの遺伝情報を写し取り，mRNAを合成する過程を転写というが，この転写の過程を触媒する酵素である。

アルカリホスファターゼ：アルカリ性の条件下で，リン酸化合物を加水分解する酵素。最適pHは10付近である。

アルギナーゼ：尿素サイクルの反応に関わる酵素の一つ。アルギニンを加水分解して尿素とオルニチンを生成する反応を触媒する。その反応にはマンガンを必要とする。哺乳動物では肝臓に分布する。

α-1,4結合：でんぷんの直鎖部分にみられるグリコシド結合の方式の一つ。1つのα-D-グルコースは炭素1位のヒドロキシ基，もう1つのグルコースは炭素4位のヒドロキシ基部分，その両者が脱水縮合したものをいう。

α-1,6結合：でんぷん（アミロペクチン）の枝分かれ部分にみられるグリコシド結合の方式の一つ。1つのa-D-グルコースは炭素1位のヒドロキシ基，もう1つのグルコースは炭素6位のヒドロキシ基部分，その両者が脱水縮合したものをいう。

安定同位体：同位体とは，元素の性質を示す「陽子」の数は同じだが，「中性子」の数が異なるため，全体の重さ（＝質量数）が異なる原子をいう。通常，不安定であるが，同位体のなかには安定なものも存在する。これを，安定同位体という。

アンモニア：NH_3で表される。常温では，無色で刺激臭のある気体。水に易溶性。体液中にはNH_4^-で存在。神経毒であるため，脳障害をきたす。肝臓疾患により尿素回路が障害されると，アンモニアを処理できなくなり，高アンモニア血症となる。

イソフラボン：フラボノイド系色素の一つ。フラボノイド系色素の特徴は，無色あるいは淡黄色を呈し，アルカリ性で黄色あるいは黄橙色を呈する。大豆のイソフラボン（ダイジン，ゲニスチン）にはエストロゲン（女性ホルモン）類似作用がある。

エイコサノイド：プロスタグランジン（PG），プロスタサイクリン（PGI），トロンボキサン（TXA），ロイコトリエン（LT）などの生理活性物質の総称をいう。細胞膜リン脂質に存在する炭素数20のアラキドン酸（n-6系），ジホモγリノレン酸（n-6系），エイコサペンタエン酸（EPA）（n-3系）から産生され，強力かつ多様な生理活性を示す。

エステル結合：ヒドロキシ基（−OH）とカルボキシ基（−COOH）との反応でできる結合をいう。トリアシルグリセロールはグリセロール（アルコール）のヒドロキシ基と脂肪酸のカルボキシ基との間で脱水縮合（水がとれて結合する）して生成されたものであり，その結合をエステル結合という。

エンテロペプチダーゼ：以前は，エンテロキナーゼとよんでいた。十二指腸粘膜にあるたんぱく質分解酵素である。トリプシノーゲンのアミノ末端から6番目のリシンと，7番目のイソロイシン間のペプチド結合を切り離しトリプシンを生成する。この切断によって，トリプシンは，たんぱく質分解酵素としての活性をもつようになる。

界面活性物質（界面活性剤）：水になじみやすい部分（親水基）と，油になじみやすい部分（疎水基）を持ち合わせている物質の総称。水に界面活性物質を少量加えると，水の表面張力を低下させ

ることができる。胆汁酸は界面活性物質の一種であり，水に溶けにくい油脂の乳化作用をもつ。

カゼインホスホペプチド(casein phosphopeptide；CPP)：カゼインを部分加水分解して得られるホスホセリン残基を含むペプチドの総称。牛乳中のたんぱく質であるカゼインが，膵液中のトリプシンにより部分的に加水分解されて生成される。機能性成分として注目されており，腸管でのカルシウム吸収率の向上，骨中カルシウムの増加効果が期待される。カゼインホスホペプチドを関与成分とし，「カルシウム等の吸収を高める」との表示が許可された特定保健用食品がある。また，カゼインホスホペプチド−非結晶リン酸カルシウム複合体を関与成分とし，「歯の健康維持に役立つ」との表示が許可されたものもある。

活性酸素：化学反応性の高い酸素原子を含む低分子物質。ROS (reactive oxygen species) と略称される。狭義にはスーパーオキシドアニオン，ヒドロキシラジカル，過酸化水素，一重項酸素の4者を意味するが，一酸化窒素なども含める場合がある。ROSは核酸のグアニンを酸化して遺伝子の変異を起こし，老化や癌の原因となる。また低比重リポたんぱく質(LDL)を酸化型LDLに変えて，動脈硬化のリスクを高める。

カロテノイド：カロテノイド系色素は緑葉組織に広く分布する脂溶性の黄・橙・赤の色素である。バターや卵黄などの動物性食品にも植物由来のカロテノイドが含まれる。アルコールに不溶のカロテン類（炭素・水素のみ）と可溶のキサントフィル類（炭素・水素・酸素）に大別される。抗酸化作用，抗がん作用，免疫増強作用をもつ。一部のカロテノイドはプロビタミンAとしてのはたらきをもつ。

間脳：中脳と大脳半球との間にあり，大脳半球に取り囲まれている。間脳には第三脳室が納められている。間脳の上後部から松果体が，下部からは下垂体が突出している。間脳は視床と視床下部からなる。

キサンチンオキシダーゼ：キサンチンを尿酸へと代謝する反応を触媒する酵素。キサンチンは，核酸の構成成分であるプリン塩基が分解されると生じる。この酵素の欠損により，キサンチン尿症が発症する。

グリコシド結合：糖のヒドロキシ基(OH)が他の糖やアルコールのヒドロキシ基(OH)との間で，脱水縮合（水がとれて結合する）してできる結合をいう。

β-クリプトキサンチン：キサントフィル類（カロテノイド系色素）の一つ。うんしゅうみかんに多く含まれ，抗酸化能をもつ。

抗利尿ホルモン：バゾプレシンともよばれる。抗利尿ホルモン(antidiuretic hormon；ADH)は視床下部で合成され，下垂体後葉から分泌される。腎臓の集合管において，水の再吸収を促進し，体液量と血漿浸透圧の調節を行っている。循環血漿量が減少し，血漿浸透圧が上昇すると分泌され，体液を保持する。

骨吸収：骨の細胞には破骨細胞と骨芽細胞とがある。破骨細胞は古い骨を溶かす作用があり，これを骨吸収という。骨吸収に続いて骨形成が起こる。

骨形成：骨吸収後に，骨芽細胞がコラーゲン等を骨表面に分泌して修復し，そこでカルシウムが付着して新しい骨が形成される。このことを骨形成という。骨形成が通常より低下して起こる骨粗鬆症を低回転骨粗鬆症，逆に骨吸収が上回って起こる骨粗鬆症を高回転骨粗鬆症という。多くの骨粗鬆症は低回転骨粗鬆症である。

コドン：たんぱく質を構成する約20種のアミノ酸を規定する3塩基。すなわち，塩基の3ツ組によって，一つのアミノ酸を意味する。全生物に共通。アデニン，グアニン，シトシン，ウラシルの塩基が3つでつくる組み合わせは64通りあり，アミノ酸によっては数種類のコドンをもち，翻訳の開始や終了を意味するコドンもある。

コラーゲン：皮膚，血管，腱，歯などほとんどの組織に存在する繊維状のたんぱく質のこと。からだを構成する全たんぱく質の約30％を占める。全コラーゲン量の40％は皮膚に，20％は骨や軟骨に存在，それ以外は，血管や内臓等に広く分布する。コラーゲンは熱によって溶ける性質をもつため，皮や骨付き肉のスープや魚の煮汁等の料理から，日常的に摂取している。コ

ラーゲンが熱によって変性したものがゼラチンである。

細胞間質液：組織間液，組織液ともいう。細胞の周りに存在する液体のこと。細胞外液は細胞間質液と血漿およびリンパ液から成るが，細胞間質液は体重の15％，血漿およびリンパ液は5％を占める。

視交叉上核：suprachiasmatic nucleus；SCN。視床下部の視神経が交叉しているところ。神経細胞が約1万個集まった直径1〜2mmの神経細胞のかたまり部分であり，中枢の時計(主時計)が存在している。視交叉上核の約1万個の神経細胞のいずれにもリズムがあって，同時にはたらいている。

視床下部：全身の自律機能を統制する脳の中枢。間脳の一部。わずか4gしかないが，そのはたらきとしては，摂食行動，飲水行動，性行動，体温調節，情動行動，下垂体前葉ホルモンの分泌調節，下垂体後葉ホルモンの分泌調節，生理時計機能などがある。視床下部では，血液−脳関門を欠き，神経細胞が直接血液と接している。

シトクロム：酸化還元機能をもつヘムたんぱく質の一種。電子伝達系(呼吸鎖)を構成する。動物，植物，真核微生物のようなミトコンドリア呼吸鎖をもつ全ての生物に存在する。ヘム鉄の酸化還元を通じて，シトクロム還元酵素から電子を受容し，シトクロム酸化酵素に電子を供与する。

シュウ酸：野菜のあく成分の一つ。アカザ科の野菜(ほうれんそう，おかひじき，ふだんそう等)に特に多く含まれる。カルシウムと結合して不溶性シュウ酸となるので，これを含む野菜のカルシウム吸収率は劣る。

消化酵素：食物中の成分の消化に関わる酵素。加水分解により，高分子化合物を低分子に分解する。

食塩感受性：食塩を摂取することで大きく血圧が上昇するヒトの場合を食塩感受性という。それに対して，それほど血圧が上昇しないヒトの場合を食塩非感受性という。本態性高血圧患者の約半数が食塩感受性であることが報告されている。

神経ペプチド：神経細胞に含有されるペプチド。脳内に多いが，末梢神経系にも存在する。神経伝達物質，あるいはホルモンとして，細胞間の情報伝達にはたらいている。分泌機能，摂食量の調節，学習や記憶，生殖等に関与する。

スタキオース：ショ糖にガラクトースが結合したものをラフィノースといい，ラフィノースにガラクトースが結合した四糖類をスタキオースという。大豆に多く含まれ難消化性，腸内細菌の栄養となる。

ステロイドホルモン：ステロイドを基本構造とするホルモンの総称。構造に含まれる炭素数によって大別される。炭素数18のステロイドは卵胞ホルモン，炭素数19は男性ホルモン，炭素数21は副腎皮質ホルモンや黄体ホルモンを含む。コレステロールを原料として合成される。

赤芽球：骨髄に存在する赤血球系の幼若な細胞。前赤芽球から生じる。赤芽球のうち，最も幼若なものが塩基好性赤芽球，ついで，多染性赤芽球となり，正染性赤芽球は最も成熟したものである。正染性赤芽球は，さらに成熟，脱核して赤血球となる。前赤芽球から正染性赤芽球まで4〜5日を要する。

仙髄：脊椎(背骨)のなかには，脊髄と呼ばれる筋肉や感覚を司る神経が通っており，頸髄・胸髄・腰髄・仙髄に分けられる。脊髄神経のうち，仙骨神経および尾骨神経が出発する部位が仙髄であり，脊髄でも下方，腰部分に位置する。

蠕動運動：消化管の物理的運動の一つ。食物塊に対して，口側が強く収縮すると，肛門側の方は弛緩し，その収縮輪は口側から肛門側に伝わる。これにより食物塊は次第に肛門側に移動される。

脱共役たんぱく質(uncoupling protein；UCP)：ミトコンドリア内膜に存在する膜たんぱく質。電子伝達のエネルギーをATP合成に変換する機構を共役とよび，この共役を解除して熱エネルギーに変えATP合成を低下させることを脱共役とよぶ。すなわち，UCPは電子伝達のエネルギーを熱に変えるたんぱく質のことである。

タンニン：ポリフェノールを基本構造にもち，水溶性で，植物に広く分布する物質の総称。茶，ぶどう酒，かきなどの渋味物質である。鉄と結

合しタンニン鉄となり，鉄吸収を阻害する。鉄欠乏性貧血時は，食事中や食事直後の茶類の多量摂取は避ける。

超遠心分析：遠心分析とは，遠心機を使ってサンプルに遠心力をかけることによって，液体中の成分をその密度によって分離する方法をいう。生ずる遠心力はG（重力加速度）で示される。数千Gまでかけられるものを遠心機，数万G以上をかけられるものを超遠心機とよび，超遠心分析とはこの超遠心機によって行われる分離方法をいう。一般の遠心分離機では分離できないウイルスやたんぱく質の分離等に使用される。

DNAポリメラーゼ：DNA合成酵素ともいう。細胞分裂の際，DNAは複製され娘細胞に分配される。その際，DNAポリメラーゼは，1本鎖のDNAを鋳型として，それに相補的な塩基配列を持つDNA鎖を合成する。一部のウイルスを除くすべての生物に幅広く存在する。

デキストリン：数個のα-グルコースがグリコシド結合によって重合した物質の総称。でんぷんの一部が加水分解されることにより生じたもので，でんぷんとマルトース（グルコース2分子が結合した糖類）の中間体に相当する。

特定保健用食品：特別用途食品のうち食生活において特定の保健の目的で摂取をする者に対し，その摂取により当該保健の目的が期待できる旨の表示をする食品をいう。特別用途食品は，健康増進法第26条に基づき許可されている食品の総称である。販売に供する食品で特別の用途に適するようにつくられ，内閣総理大臣の許可を受けた食品である。

尿素回路：アミノ酸の窒素を最終代謝産物である尿素にする代謝経路のこと。肝臓で行われる。尿素の2つのアミノ基の片方は，アンモニアがカルバモイルリン酸となり尿素回路に導入されたものである。他方はアミノ酸のアミノ基がオキザロ酢酸に転移してアスパラギン酸となり尿素回路に導入されたものである。肝疾患によって尿素回路に支障をきたすと高アンモニア血症となる。

粘膜：体の内腔を覆っている表皮のこと。鼻内腔，口腔，食道，小腸などの表面部分は粘膜である。粘膜を構成している一番外側の細胞を粘膜細胞という。粘膜に対して，体の外側を覆っている表皮を皮膚という。

濃度勾配：溶媒中における溶質の濃度の違い。濃度に空間的な濃淡があること。

脳浮腫：脳に生じた水腫で，水分量の増加により脳の容積が増大した状態をいう。おもな症状は頭蓋内圧の亢進による頭痛，嘔吐，うっ血乳頭などであり，さらに進行すると意識障害，徐脈，呼吸異常などが起こってくる。

発酵：微生物のはたらきによって有機物が分解され，ヒトにとって有用な成分をつくり出すこと。乳酸発酵によるヨーグルトの生成，アルコール発酵などによる酒の生成などは，食品加工技術のひとつとして応用されている。

非還元末端：アルドースの炭素1位にあるアルデヒド基，また，ケトースの炭素2位にあるケトン基は，他の化合物を還元する力をもつ。これらの糖が環状構造をとったときに，アルデヒド基とケトン基に相当する部位は「還元末端」と呼ばれ，その反対側が非還元末端となる。グルコースがつながったでんぷんの場合，グリコシド結合に使われていないアルデヒド基（炭素1位）側を還元末端，使われている側を非還元性末端という。

7α-ヒドロキシラーゼ：コレステロールの7位の炭素を水酸化（-OH付加）し，7α-ヒドロキシコレステロールをつくる酵素。コレステロールから胆汁酸が生成する代謝経路の初期段階で行われる。7α-ヒドロキシラーゼは，胆汁酸生成の鍵酵素であり，胆汁酸自身によって制御を受ける。

^{13}C標識アミノ酸：^{13}C標識アミノ酸とは，炭素の同位体を含んだアミノ酸のことをいう。同位体とは，元素の性質を示す「陽子」の数は同じだが，「中性子」の数が異なるため，全体の重さ（＝質量数）が異なる原子をいう。^{13}Cは質量数13の炭素をいい，これは，通常の炭素の重さ（原子量12）と異なる。このように，炭素の同位体を含んだアミノ酸を用いることで，物質の体内代謝や動態を知ることができる。

ピルビン酸カルボキシラーゼ：ピルビン酸をATPと二酸化炭素を反応させてオキサロ酢酸を合成する酵素をいう。補酵素としてビオチンを必要とする。

フィチン酸：米ぬかやふすまに含まれる有機リン酸化合物の一つ。カルシウムやマグネシウムなどが結合してフィチンになる。カルシウム，マグネシウム，鉄，亜鉛などの吸収を阻害する。

複合脂質：中性脂肪，またそれを構成する脂肪酸などの単純脂質に，リン酸，糖，窒素を含むアミンなどが加わった脂質のこと。リン脂質はリン酸を，糖脂質は糖質を，たんぱく脂質はたんぱく質を分子中に含んでいる。

プロビタミンA：プロ（pro-）は前のという意味をもつ。植物界に広く分布するカロテノイドの一部は，動物体内でビタミンAに転換されることから，プロビタミンAとよばれる。β-カロテンがもっともビタミンAとしての生理活性が強く，その他α-カロテンおよびγ-カロテン，クリプトキサンチンなどがある。

分節運動：消化管の物理的運動の1つ。腸管が間隔をあけて収縮し，次には，収縮部位と弛緩部位とが入れ替わる運動をいう。これによって，食物と消化液が混和される。

ペプチド結合：1つのアミノ酸のカルボキシ基ともう1つのアミノ酸のアミノ基から1分子の水が取れてできる結合のこと。

ヘモジデリン：ヘモグロビン由来の黄褐色または褐色の顆粒状あるいは結晶様の鉄を含む色素。ヘモグロビンが網内系やマクロファージに貪食され分解される過程で生じる。ヘモジデリン鉄はフェリチン鉄より再利用されにくい。

抱合：体内の有害物質と結合し，尿や胆汁へ排泄しやすくする解毒機構をいう。グルクロン酸は胆汁酸と結合して，胆汁酸を胆汁中に排泄させる。グルクロン酸抱合とよばれる。

傍糸球体装置：腎臓の濾過装置である糸球体のそばにあり，血圧の変動を感知し，レニンを内分泌する。また，遠位尿細管を通る尿の流量によって，糸球体濾過量の調節も行う。

ホルモン感受性リパーゼ：脂肪細胞に存在するトリアシルグリセロールをグリセロールと遊離脂肪酸に分解する酵素。空腹になるとグルカゴンやノルアドレナリンによってホルモン感受性リパーゼは活性化され，食後はインスリンによって不活性化される。脂肪組織から血中へ遊離脂肪酸が動員されるうえで重要な酵素である。

ミエリン鞘（ミエリンしょう）：髄鞘（ずいしょう）ともいう。神経の情報を伝える軸索の周囲を取り囲んでいる絶縁性のリン脂質の層のこと。ミエリン鞘が取り巻いている神経線維を，有髄線維といい，取り巻いていない無髄線維に比べて，神経伝達は速い。脊椎動物は有髄神経線維をもつ。

水中毒：体内の水が他の溶質，特にナトリウムに比べて著しく増加した病態をいう。多飲を伴う高温作業や，抗利尿ホルモンが何らかの原因によって分泌過剰になった場合に発現する。強度の低ナトリウム血症を認める。

ミセル：油となじみやすい（疎水性）部分と水になじみやすい（親水性）部分をもつ分子が，水のなかで油になじみやすい部分を中心にして球状に集まったものをいう。中心部が疎水性であるので，水に溶けにくい油性の物質を，ミセルの内部に取り込むことができる。

メラトニン：眠りを誘うホルモン。脈拍，体温，血圧を低下させる作用を有し，網膜が感受した光量に応じて脳の松果体から分泌される。メラトニンの血中濃度は昼に低く夜に高く，睡眠と関連している。起床時刻が遅いとメラトニンの分泌パターンが後方にシフトし，不眠症の要因となる。

モノアミン：1つのアミノ基が2つの炭素鎖により芳香環につながった化学構造をもつ物質の総称。アドレナリン，ノルアドレナリン，ドーパミン，セロトニン，ヒスタミン等，神経伝達物質として重要なものが多い。

門脈：胃，小腸，大腸など腹腔の消化管と脾臓からの静脈血を集めて，肝臓に直接運ぶ静脈のことをいう。

有機化合物：炭素原子を含む化合物のこと。有機化合物の一般的性質としては，可燃性であり，

融点や沸点が低く，常温で固体のものでも300℃以下で融解するものが多い。アミノ酸，カルボン酸，有機塩類のように水に溶けてイオンに解離するものもある。分子はそれぞれ特有な立体構造をもち，エネルギー的にも安定な形をとる。

有機溶媒：溶媒とは，固体，液体あるいは気体の溶質を溶かす液体の呼称である。有機溶媒とは，アルコール，ベンゼン，アセトン，トルエン，ヘキサンなど有機化合物の溶媒のことをいう。

ユビキチン：76個のアミノ酸からなるたんぱく質。あらゆる細胞に存在するたんぱく質ということで，英語のubiquitousにちなんで名付けられた。細胞内の半減期の短いたんぱく質（がん遺伝子産物，増殖因子受容体等）が分解される際にはたらく。分解されるたんぱく質はまずATPを使ってユビキチンと結合する。このユビキチンが目印となって，たんぱく質の分解を行う巨大な酵素複合体であるプロテアソームに取り込まれる。

溶血：赤血球が破壊され，その成分が血漿中に出る現象。ビタミンEが欠乏すると，赤血球膜を構成している多価不飽和脂肪酸の酸化が進み，膜が不安定となる。そのため，溶血しやすくなる。赤血球の破壊が亢進することで起こる貧血を溶血性貧血という。

ラフィノース：ショ糖（グルコースとフルクトースでできた二糖類）にガラクトースが結合した三糖類。非還元糖。大豆に多く含まれ難消化性，腸内細菌の栄養となる。

ランゲルハンス島：すい島（すいとう）ともいう。すい臓の組織内に島状に散在する内分泌を営む細胞群をいう。その数は20〜200万個程度である。19世紀のドイツの病理学者ランゲルハンス(P. Langerhans)氏に由来する。ランゲルハンス島の細胞群は3種類に分類され，A細胞はグルカゴン，B細胞はインスリン，D細胞はソマトスタチン（インスリンやグルカゴンの分泌抑制作用を有する）を内分泌している。

リガンド：特定のたんぱく質（受容体）の決まった部位に，特異的に結合する比較的低分子の化合物のこと。

リソソーム：細胞内小器官の一つ。一重の膜で包まれた小胞で内部構造をもたない。加水分解酵素を含み，細胞内成分の消化（分解）を行う。それにより，異物の除去，自己消化，生理活性物質の制御等の作用を行う。

リポたんぱくリパーゼ：リポたんぱく質中のトリアシルグリセロールを分解する酵素。キロミクロンやVLDLによって運ばれたトリアシルグリセロールは毛細血管壁に存在するリポたんぱく質リパーゼによって分解される。生じた遊離脂肪酸は各組織へ取り込まれ利用される。リポたんぱく質リパーゼ欠損により原発性（家族性）脂質異常症を呈する。

リンパ液：細胞間に貯留した液体を血管内に戻すためのシステムをリンパ管系という。そのなかに流れる液体をリンパ液という。

レチノイドX受容体：標的遺伝子の転写を制御する核内受容体の一つ。PPARとヘテロ二量体を形成し転写を調節する。

ロドプシン：視紅ともいう。目の網膜に存在する色素たんぱく質。オプシンとよばれるたんぱく質とビタミンAのアルデヒド型（レチナール）からなる。ロドプシンは桿体細胞（薄暗い光のなかで物の形を識別する細胞）内部に積み重なって存在する円盤状の膜に存在する。ビタミンAが欠乏するとロドプシンが減少し，その結果，弱い光を感じなくなる。

ワーファリン：抗血液凝固剤（抗凝血薬ともいう）の一種。肝臓でのプロトロンビン合成阻害作用をもつことから，心筋梗塞や脳梗塞などの血栓症の治療に用いられる。ワーファリンはビタミンKの構造類似体である。そのため，ビタミンKの多い食事を多量にとると，ワーファリンの効果は弱まる。したがって，ビタミンKを多量に含む納豆は，ワーファリン服用患者では禁忌である。

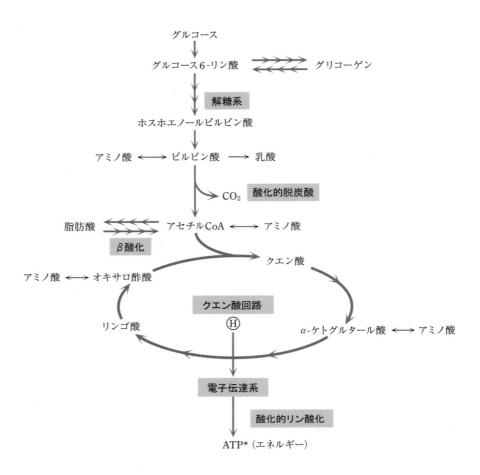

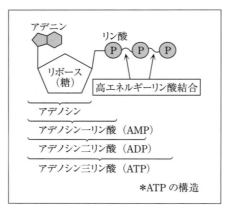

付図　エネルギー産生経路

索　引

あ
亜鉛フィンガー………………129
悪性貧血………………………110
味細胞……………………………14
アシドーシス…………………142
アスコルビン酸………………111
アセチル CoA…………………70
アディポサイトカイン………166
アトウォーターの係数………148
アノイリナーゼ………………104
アミノ酸…………………………76
アミノ酸価…………………86, 88
アミノ酸評点パターン…………88
アミノ酸プール…………………81
アミノ酸補足効果………………90
アミロース………………………43
アミロペクチン…………………43
アラニンアミノトランスフェ
　ラーゼ………………………106
アリチアミン…………………104
アルカローシス………………142
アルドステロン…………126, 141
α-アミラーゼ……………………31
アルブミン………………………78
アンジオテンシン……………141
安静時代謝量…………………150

い
EPA………………………………61
胃液………………………………24
胃腺………………………………24
一価不飽和脂肪酸………………60
遺伝子…………………………162
遺伝子多型……………………167
遺伝子発現……………………165
インスリン………………………47

う
ウイルソン病…………………130
ウェルニッケ・コルサコフ
　症候群………………………104

え
エイコサノイド…………62, 71, 72
HMG - CoA 還元酵素……68, 165
HDL…………………………63, 67
栄養政策…………………………4
栄養と栄養素……………………2

エキソペプチダーゼ……………33
SOD……………………………129
Na⁺-K⁺ATP アーゼ……………139
エネルギー産生栄養素………146
エネルギー産生栄養素
　バランス………………………9
エネルギー代謝率……………152
エルゴカルシフェロール………99
LDL…………………………63, 67
エンテロペプチダーゼ…………35
エンドペプチダーゼ……………34

お
オステオカルシン……………102

か
壊血病…………………………112
化学的消化………………………22
ガストリン………………………27
脚気……………………………104
活性型ビタミンD……100, 113, 125
活動代謝量……………………150
ガラクトース……………………45
カルシウム結合たんぱく質…124
カルシウム／リン比…………125
カルシトニン…………………125
カルニチン………………………65
カロテノイド……………………98
肝臓…………………………26, 51
γ-カルボキシグルタミン酸…102
含硫アミノ酸……………………88

き
機械的消化………………………22
基準アミノ酸パターン…………88
基礎代謝基準値………………159
基礎代謝量……………………148
機能カルシウム………………122
吸収………………………………22
巨赤芽球性貧血…………108, 110
キロミクロン……………35, 63, 64
筋肉………………………………51

く
空腹感……………………………13
グリコーゲン………………43, 45, 70
グルコース………………………45
グルコース・アラニン…………79
グルコース 6-ホスファターゼ……49

グルコーストランスポーター……48
グルタチオンペルオキシ
　ダーゼ………………………131
くる病…………………………100
クレブス…………………80, 146
グレリン……………………16, 17
グロブリン………………………78
クワシオルコル…………………7

け
血液凝固…………………114, 122
血糖値……………………………46
ケト原性アミノ酸………………91
ケトン体…………………………66
ゲノム……………………162, 163
倹約遺伝子……………………168

こ
口腔………………………………23
抗酸化作用…………112, 113, 114
甲状腺ホルモン…………130, 134
高張性脱水……………………141
抗利尿ホルモン………………140
コエンザイム A………………107
呼吸商…………………………158
克山病…………………………131
骨粗鬆症………………………124
骨軟化症………………………100
コバラミン……………………109
コリ回路…………………………50
コレカルシフェロール…………99
コレシストキニン…………17, 27
コレステロール……………58, 72

さ
サーカディアン・リズム………18
佐伯　矩…………………………7
細胞間質液……………………138

し
視覚サイクル……………………97
視交叉上核………………………18
視床下部…………………………14
脂肪エネルギー比率……………70
脂肪組織…………………………51
受動輸送…………………………29
消化………………………………22
消化酵素…………………………22
脂溶性ビタミン…………………95

小腸 25	短鎖脂肪酸 53,54,55	**は**
正味たんぱく質利用率 86	胆汁酸 26,32,33,35	バー夫妻 70
食塩感受性 126	胆汁酸の腸肝循環 69	排便 39
食事摂取基準値 8	タンニン 128	パラトルモン 100,122,125
食事誘発性体熱産生 150	たんぱく質維持必要量 92	半減期 80
食物繊維 55	たんぱく質効率比 85	バンツー鉄沈着症 129
食欲 13	たんぱく質節約作用 52,91	**ひ**
除脂肪体重 149	**ち**	PDCAサイクル 10
神経管閉鎖障害 109	チアミン 103	ビタミンB_1節約作用 53,70
神経ペプチド 15	窒素出納 82,83	非たんぱく質性呼吸商 158
身体活動レベル(PAL) 153,159	中鎖脂肪酸 39	必須アミノ酸 77,85,87
真の消化吸収率 40	中性脂肪 58	必須脂肪酸 71
す	朝食 20	非ヘム鉄 128
膵液 25	貯蔵カルシウム 122	ヒューマンカロリメーター 156
推奨量 9	**て**	ピリドキサール 106
膵臓 25	DHA 61	ピリドキサミン 106
推定平均必要量 9	DNA 162	微量ミネラル 120
水分必要量 140	低張性脱水 141	**ふ**
水溶性ビタミン 95	鉄欠乏性貧血 128	フィードバック調節 68
スクラーゼ 31	**と**	VLDL 63,64,67
スクロース 43	糖原性アミノ酸 91	フィッシャー比 79
ステロイドホルモン 69	動作強度 152	フィロキノン 101
ストレス 112	糖新生 50	不可避窒素損失 86
せ	動的平衡状態 83	不可避鉄損失量 133
制限アミノ酸 88	糖尿病 47	不可避尿 140
生物学的消化 22	時計遺伝子 19	不感蒸泄 140
生物学的評価法 85	トコフェロール 100	浮腫 141
生理的燃焼値 146,147	ドラモンド 99	物理的燃焼値 146,147
セクレチン 27	トランス脂肪酸 73	プテロイルモノグルタミン酸 109
赤血球 127	トランスフェリン 81	フラビンアデニンジヌクレオチド 105
摂食行動 14	トリプトファン 106	フルクトース 45
潜在性鉄欠乏状態 128	**な**	プレアルブミン 81
そ	ナイアシン 105	プレバイオティクス 54
促進拡散 29	内因子 110,111	プロイルモノグルタミン酸 108
た	内因性成分 40	プロテアソーム 82
第一制限アミノ酸 88,90	ナトリウム依存性グルコーストランスポーター1 29	プロトロンビン 102
代謝水 140		プロモーター 164
体組成 3	**に**	分岐鎖アミノ酸 79
耐容上限量 10	ニコチンアミドアデニンジヌクレオチド 105	**へ**
多因子遺伝病 167	二重標識水法 156	β-カロテン 96
唾液腺 23	日周リズム 18	β-クリプトキサンチン 96
多価不飽和脂肪酸 60	乳酸 50	β3アドレナリン受容体 169
ダグラスバッグ 157	**の**	β酸化 66,70
ダグラスバッグ法 155	能動輸送 29	ヘム鉄 128
脱共役たんぱく質3遺伝子 168		ヘモクロマトーシス 129
脱水 141		ペラグラ 106
多量ミネラル 120		
単一遺伝子病 167		

ペルオキシソーム増殖剤
　活性化受容体 ………… 165
ベルナール ……………… 48

ほ

芳香族アミノ酸 ……… 79, 88
飽和脂肪酸 ……………… 60
補酵素 ………………… 103
ホプキンス …………… 101
ホモシステイン ……… 108, 115
ホルモン感受性リパーゼ … 50, 65

ま

膜消化酵素 ……………… 28
マラスムス ……………… 7

み

味覚 …………………… 13
見かけの消化吸収率 …… 40
ミセル ………………… 32
味蕾 …………………… 14
ミルクアルカリ症候群 … 124

め

メタボリックシンドローム … 7, 166

メッツ ………………… 150
メナキノン類 ………… 101
目安量 ………………… 10
メンケス病 …………… 130

も

目標量 ………………… 10
モノアミン …………… 16
門脈系 ………………… 38

ゆ

遊離脂肪酸 ……………… 58
ユビキチン ……………… 82

ら

ラクターゼ ……………… 31
ラクトース ……………… 43
ラボアジェ …………… 154

り

リービッヒ ……………… 83
リパーゼ ………………… 32
リポたんぱく質 ………… 62
リン脂質 ………………… 58
リンパ管 ………………… 35

リンパ管系 …………… 39

る

ルブネルの係数 ……… 147

れ

レジスタントスターチ …… 53
レシチン ………………… 59
レシチン-コレステロールア
　シルトランスフェラーゼ … 67
レチナール …………… 95, 96, 97
レチノイン酸 ………… 95, 97, 113
レチノール …………… 95, 96, 98
レチノール活性当量 …… 98
レチノール結合たんぱく質 … 81
レニン ………………… 141
レプチン ………………… 17

ろ

ローズ ………………… 88

わ

ワーファリン ………… 102

執筆者紹介

川端　輝江（かわばた　てるえ）
　　東京都出身，博士（栄養学），管理栄養士
　　女子栄養大学教授（栄養学部），専門は基礎栄養学

庄司久美子（しょうじ　くみこ）
　　埼玉県出身，博士（栄養学），管理栄養士，アメリカ登録栄養士
　　女子栄養大学専任講師（栄養学部），専門は基礎栄養学・応用栄養学

新編　基礎栄養学
―栄養素のはたらきを理解するために―

初　版　2025年2月10日

著　者© 　川端　輝江
　　　　　庄司久美子

発行者　　森田　富子
発行所　　株式会社 アイ・ケイ コーポレーション
　　　　　東京都葛飾区西新小岩4-37-16
　　　　　メゾンドールI&K／〒124-0025
　　　　　　Tel 03-5654-3722（営業）
　　　　　　Fax 03-5654-3720

表紙デザイン　㈱エナグ　渡部晶子
組版　㈲ぷりんてぃあ第二／印刷所　㈱エーヴィスシステムズ

ISBN978-4-87492-406-8 C3077